*UNTERRICHTSIDEEN*

# Fit und stark fürs Leben 3/4

**Persönlichkeitsförderung zur Prävention von Aggression, Stress und Sucht**



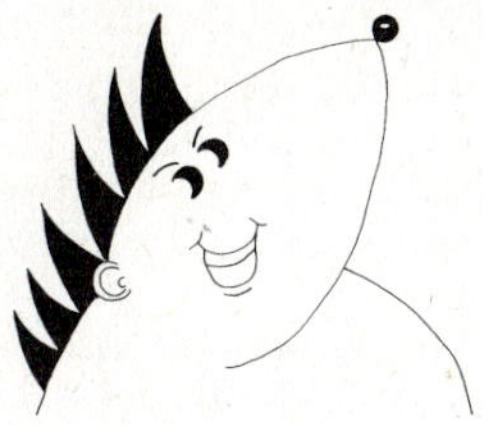

von

Martin Aßhauer
Fritz Burow
Reiner Hanewinkel

Grafik
Wolf-Rüdiger Burow
(unter Mitarbeit von Elfriede Rummel)

Dieses Werk entstand auf der Grundlage eines Projekts des Ministeriums für Bildung, Wissenschaft, Forschung und Kultur des Landes Schleswig-Holstein und der Europäischen Kommission (Programm Europa gegen den Krebs)

Ernst Klett Grundschulverlag
Leipzig Stuttgart Düsseldorf

**Projektleitung**

Fritz Burow
Dr. Reiner Hanewinkel

**Pädagogische Beratung**

Eva Burchardt
Ingelore Deeke
Hinnerk Frahm
Birgit Giese
Maren Ihnen
Dr. Inge Koch
Alexandra Müller
Sonja Radke
Verena Schneider-Prengel
Gudrun Zander

## Quellenverzeichnis

**Texte**

S. 49, S. 82 u. S. 106 nach: Klaus W. Vopel, Im Wunderland der Fantasie, Kinder ohne Stress, Band 2, Salzhausen, iskopress Verlags GmbH, 4. Auflage 1996

S. 61 nach Else Müller, Auf der Silberlichtstraße des Mondes; © Fischer Tb Verlag GmbH Frankfurt am Main 1985

S. 68 nach Hubert Teml, Entspannt lernen, Linz Veritas, 6. Auflage 1998

S. 89f u. S. 104fe nach Sabine Friedrich, Volker Friebel, Entspannung für Kinder, © 1989 by Rowohlt TbV GmbH, Reinbek

S. 91 Else Müller, Du spürst unter deinen Füßen das Gras. © Fischer Tb Verlag GmbH, Frankfurt am Main 1983

**Lieder**

S. 43, Text: Jürgen Schöntges, in: Freche Lieder – Liebe Lieder, © Büchergilde Gutenberg, Frankfurt am Main und Wien 1987

S. 67, Text: Rolf Krenzer, Musik: Ludger Edelkötter
© Mit freundlicher Genehmigung Impulse Musikverlag
Ludger Edelkötter, 48317 Drensteinfurt

S. 77, Text und Melodie: Renate Steiner, in: Franz und Renate Steiner, Die Sinne, Veritas Linz, 5. Auflage 1997

S. 93, KNISTER/Paul Maar, Frühling, Spiele, Herbst und Lieder, Ravensburger Buchverlag Otto Maier GmbH 1981, S. 135

S. 101f, Musik und Text: Rolf Zuchowski
© MUSIK FÜR DICH Rolf Zuchowski OHG, Hamburg

1. Auflage 1 5 4 3 2 | 2003

Dieses Werk folgt der reformierten Rechtschreibung
und Zeichensetzung.
Die letzte Zahl bezeichnet das Jahr dieses Druckes.

Internetadresse: http://www.klett-verlag.de

Redaktion: Sibylle Miller, Martin Steinmann

Grafik: Wolf-Rüdiger Burow, Berlin
Elfriede Rummel, Dietmannsried
Satz: Steffen Hahn GmbH, Kornwestheim
Druck: Druckhaus Götz GmbH, Ludwigsburg
ISBN 3-12-196122-5

Gedruckt auf Recyclingpapier,
hergestellt aus 100 % Altpapier.
Umschlag mit PP-Folie kaschiert,
umweltverträglich und recycelbar.

# Inhalt

**Hinweis:**
Auf der Randspalte erfolgen die Querverweise auf die zu den Aufgaben gehörenden Kopiervorlagen wie folgt:

# Verzeichnis der Fantasiereisen, Entspannungs- und Imaginationsübungen

# Vorwort

Das hier vorgestellte Projekt „Fit und stark fürs Leben" will die Persönlichkeitsförderung an Schulen gestalten helfen. Mit Hilfe von Unterrichtseinheiten, die in Form eines Spiralcurriculums jeweils für erste und zweite, dritte und vierte, fünfte und sechste sowie siebente und achte Klassenstufen entwickelt werden, sollen Strukturierungshilfen und methodische Anregungen zur Umsetzung des globalen Zieles „Persönlichkeitsförderung" für den Unterrichtsalltag gegeben werden. Das vorliegende Manual ist für die dritte und vierte Klassenstufe vorgesehen.

Ursprünglich auf suchtprotektiven Gedanken basierend, geht „Fit und stark fürs Leben" in seinem Ansatz weit über ein Programm etwa zur bloßen Rauchprävention hinaus. Das Ziel der Stärkung der Persönlichkeit von Schülerinnen und Schülern bedeutet entsprechend der Empfehlungen der Weltgesundheitsorganisation (WHO, 1994a, 1994b, 1994c) Arbeit an verschiedenen sozialen Kompetenzen, am Selbstwertgefühl und an Problemlösefertigkeiten, sodass sich langfristig für die entsprechenden Personen die Lebensqualität erhöht.

Im vorliegenden Manual wird zunächst der theoretische Hintergrund offen gelegt, auf dem die Unterrichtseinheiten entwickelt wurden. Im Anschluss daran sind zwanzig Unterrichtsvorschläge aufgeführt, die eine Übertragung der theoretischen Ziele auf den Unterricht in der Schulklasse ermöglichen. Dabei werden einzelne Übungen und Spiele detailliert beschrieben, benötigtes Material liegt als Kopiervorlage bei.

Zur Erfüllung eines umfassenden Erziehungsauftrages wird von allen Lehrerinnen und Lehrern viel Engagement und die Bereitschaft neue Wege zu gehen gewünscht. Wir freuen uns, wenn Sie den Weg von „Fit und stark fürs Leben" wählen um dem Ziel der Persönlichkeitsförderung an Schulen etwas näher zu rücken.

„Fit und stark fürs Leben" ist mit Unterstützung des Bildungsministeriums des Landes Schleswig-Holstein und durch eine Förderung seitens der Europäischen Kommission im Rahmen des 3. Aktionsplanes „Europa gegen den Krebs" entstanden. Dem Bildungsministerium ist zu danken, da es nicht nur die administrative Leitung des Projektes übernommen hat, sondern auch für die schulischen Voraussetzungen des Modellversuches Sorge trug. Prof. Dr. Roman Ferstl vom Institut für Psychologie an der Universität Kiel hat uns im Verlauf der Manualentwicklung beratend zur Seite gestanden. Bedanken möchten wir uns auch bei Frau RD Gudrun Zander und Frau Dr. Inge Koch vom L.I.S.A. in Mecklenburg-Vorpommern, Frau Li Maren Ihnen und Herrn SR Franz Christiansen aus Nordschleswig/Dänemark und Herrn OStD Günter Rickers vom IPTS Schleswig-Holstein für die tatkräftige Unterstützung und Hilfe bei der Dissemination. Unser Dank gilt weiterhin und vor allem den Lehrerinnen und Lehrern, die uns während der Entwicklungsphase engagiert berieten, sowie den Kolleginnen und Kollegen, die die Unterrichtsstunden mit großem Enthusiasmus durchgeführt haben.

Martin Aßhauer
Fritz Burow
Reiner Hanewinkel

# 1 Vorüberlegungen zum Thema

## 1.1 Suchtprävention – Theorien und Modelle

**Allgemeines**

Die Schule hat als Ort der präventiven Arbeit den Vorteil, dass hier alle Kinder erreicht werden können. Daher wurden für diesen Interventionsort bereits zahlreiche Ansätze entwickelt, die im folgenden Überblick zusammengefasst wurden.

*Evaluationsergebnisse zu verschiedenen Präventionskonzepten im Bereich der Schule*

| Konzept | Substanzspezifität | Effektivität |
|---|---|---|
| Informationsvermittlung | spezifisch | Wissen: + <br> Einstellung/Verhalten: – (+) |
| Affektive Erziehung | unspezifisch | Wissen: entfällt <br> Einstellung/Verhalten: 0 (+) |
| Alternativen zu Drogen | unspezifisch | Wissen: entfällt <br> Einstellung/Verhalten: + |
| Standfestigkeitstraining | spezifisch | Wissen: + <br> Einstellung/Verhalten: + |
| Lebenskompetenztraining | spezifisch + unspezifisch | Wissen: + <br> Einstellung/Verhalten: ++ |

(+/–: positive/negative Wirkung, 0: keine Wirkung, ( ): jeweilige Wirkung unsicher)

*(verändert nach Bühringer, 1994)*

Es ist zu erkennen, dass fünf in ihrem theoretischen Ansatz unterschiedliche Präventionskonzepte voneinander abgegrenzt werden können. Aufgeführt ist, inwieweit diese Konzepte substanzspezifisch sind, d.h. ob sie konkret gegen eine einzige Substanz wie z. B. Tabak, Alkohol oder illegale Drogen Prävention betreiben wollen (substanzspezifische Konzepte) oder ob sie eher das Ziel haben unabhängig von der Art des Suchtmittels Abhängigkeit global zu verhindern (substanzunspezifische Konzepte). Der Grad der Effektivität der einzelnen Ansätze wurde von Bühringer (1994) zum einen hinsichtlich des anschließenden Wissens um die Gefahren von verschiedenen Suchtmitteln, zum anderen aber auch hinsichtlich einer Veränderung der Einstellung gegenüber solchen Substanzen und schließlich auch des Verhaltens (z. B., ob anschließend tatsächlich weniger geraucht wird) überprüft. Im Folgenden wird auf die fünf Konzepte einzeln eingegangen.

**Informationsvermittlung**

*Die fünf Ansätze im Einzelnen*

Dieser als klassisch zu bewertende Ansatz war und ist auch heute noch *die* schulische Präventionsstrategie. Grundannahme hierbei ist, dass rationale Entscheidungen das Verhalten in besonderer Weise beeinflussen. Konkret bedeutet dies, dass

das Wissen z. B. über das Rauchen und die negativen (gesundheitlichen) Konsequenzen des Zigarettenkonsums den Einstieg in das Rauchen verhindern soll.
Im Wesentlichen lassen sich bei dieser substanzspezifischen Vermittlung von Informationen drei Methoden unterscheiden:

*Methoden*

- Warnende, abschreckende Herangehensweise (z. B. Darstellung von Fotos von Raucherbeinen in Biologielehrbüchern)
- Tatsachenbezogene Strategie (z. B. Schilderung der Drogenwirkung, statistische Daten zu Abhängigkeit, Unfällen, Kosten, usw.)
- Personenbezogene Methode (z. B. Filme über Drogenkonsumenten und Diskussion ihrer Situation, Motive, Perspektiven, etc.)

Solche Programme führen allerdings meist nur zur Kenntniserhöhung, haben jedoch nur geringe oder keine Wirkung auf Einstellungen und Verhalten. Einige Studien belegen sogar, dass Abschreckung oder reine Wissensvermittlung den Konsum durch Erweckung von Neugier und Experimentierfreude erhöhen können. Als nützlich haben sich nur Informationen zu unmittelbaren, von den Schülern negativ bewerteten Effekten (z. B. gelbe Zähne durch Zigarettenrauchen) erwiesen (vgl. Künzel-Böhmer, Bühringer & Janik-Konecny, 1993). Sinnvoll scheinen auch Informationen zu sein, die Fehleinschätzungen hinsichtlich der Verbreitung von Drogenkonsum in der Bevölkerung korrigieren. Es ist belegt, dass Schüler und Schülerinnen den Gebrauch legaler und illegaler Drogen meistens überschätzen und somit falsche (und ungünstige) Normvorstellungen haben (vgl. Leventhal & Keeshan, 1993).
Angesichts dieser Erkenntnisse stellt Informationsvermittlung in neueren Präventionsprogrammen nur einen untergeordneten Teil des Gesamtkonzepts dar.

### Affektive Erziehung

Dieser humanistisch ausgerichtete Ansatz betont die Entwicklung der Schülerpersönlichkeit in ihrer Gesamtheit. Dabei wird eine Stärkung des Selbstwertgefühls der Jugendlichen und der adäquate Ausdruck der eigenen Wertvorstellungen, Gedanken und Gefühle angestrebt. Der Konsum von Tabak oder von anderen schädigenden Substanzen wird innerhalb dieses Ansatzes als ein Ausdruck einer mangelnden Persönlichkeitsentwicklung angesehen. Die Prävention erfolgt aus diesem Grund völlig substanzunspezifisch. Die Inhalte werden in der Regel durch Diskussionen und unterschiedliche Klassenaktivitäten vermittelt.
Zur Beurteilung der Effektivität bestätigen verschiedene Studien (Ross, Saavedra, Shur, Winters & Felner, 1992; Tobler, 1986), dass die affektive Erziehung den Suchtmittelkonsum nicht verringert. Da in neueren und erfolgreichen Präventionsprogrammen (z. B. der Life-Skills-Ansatz, siehe S. 9) ebenfalls eine Persönlichkeitsentwicklung angestrebt wird, lässt sich folgern, dass zwar die Ziele, die die affektive Erziehung verfolgt, adäquat sind, dass jedoch ineffektive Methoden zu deren Umsetzung verwendet werden. Der entscheidende Mangel dürfte in der geringen Berücksichtigung konkreter Verhaltensübungen liegen.

### Alternative Erlebnisformen

Dieser Präventionsansatz geht davon aus, dass der Konsum von Rauschmitteln positiv erlebte Gefühle wie Entspannung, Entlastung und Aufregung vermittelt, die sonst im Alltagsleben nicht erreicht werden können. Es wären also alternative Erlebnisformen zu finden, die diese Gefühle ebenfalls erzeugen können und so den „Griff zur Droge“ überflüssig machen. Bei der Umsetzung dieses Ansatzes können nach Swisher und Hu (1983, zitiert nach Künzel-Böhmer u. a., 1993) folgende Methoden unterschieden werden:

*Methoden*

- Durchführung verschiedener Aktivitäten (z. B. eine Bergwanderung)
- Verknüpfung bestimmter Bedürfnisse mit spezifischen Tätigkeiten auf individueller Ebene (z. B. der Ausbau individueller Hobbys)
- Teilnahme an vorhandenen Aktivitäten (z. B. in Sportgruppen)
- Unterstützung von Jugendgruppen bei selbst gewählten Aktivitäten (z. B. Einrichtung einer Jugendteestube)

Zur Bewertung dieses Ansatzes sind bisher wenig kontrollierte Studien bekannt. Es scheint, dass diese Programme dann Erfolge zeigen, wenn sie mit Jugendlichen aus speziellen Risikogruppen (beginnende Delinquenz, fehlende Arbeits- und Freizeitmöglichkeiten) und mit hoher Intensität durchgeführt werden.

**Standfestigkeit bei sozialer Beeinflussung**

Grundgedanke der so genannten Standfestigkeitstrainings ist es, die Jugendlichen mit solchen spezifischen Kompetenzen zu versehen, die es ihnen ermöglichen, in Risikosituationen einem allgemeinen Gruppendruck zu widerstehen und das Angebot zum Suchtmittelgenuss abzulehnen. In den USA werden solche Methoden deshalb auch als „Saying No“-Programme bezeichnet. Folglich konzentriert sich dieser Ansatz insbesondere auf interpersonale Beziehungen zu Gleichaltrigen („peers“). In einem behavioralen Training im Sinne der Förderung sozialer Kompetenzen kommen Techniken wie Rollenspiel, Modelllernen und positive Verstärkung zur Anwendung. So wird das „Neinsagen“ an konkreten Risikosituationen nachgespielt und eingeübt. Aufgrund dieser situationsgebundenen Vorgehensweise haben Standfestigkeitstrainings in erster Linie substanzspezifische Anteile. Zusammenfassend zeigte sich in den meisten Studien, in denen diese Methoden verwendet wurden, zumindest ein Aufschub des Konsumbeginns (vgl. Bühringer, 1994). Häufig wurden entsprechende Programme zur Prävention des Rauchens eingesetzt. Dabei können positive Effekte auch auf der Verhaltensebene als gesichert gelten – es werden in der Regel Reduktionen in der Prävalenz des Rauchens von 30 % bis 75 % berichtet (vgl. die Literaturübersicht von Vartiainen, Tossavainen, Koskela und Korhonen, 1994). Die größte Wirkung haben Standfestigkeitsprogramme aber offenbar dann, wenn sie in höheren Schulklassen (etwa ab Klasse 7) eingesetzt werden. Hier gewinnt auch der soziale Druck der „peer group“ deutlich an Relevanz. In höheren Altersstufen (Klasse 10) profitieren vor allem Schüler und Schülerinnen, die sich noch in einer „Probierphase“ befinden – viele dieser Schüler stellten nach Teilnahme das Rauchen wieder ein (nach Vartiainen u. a., 1994). Wichtig ist dabei auch die Einbeziehung von gleichaltrigen und älteren „peer leaders“.

**Allgemeine Bewältigungsfertigkeiten (Life Skills)**

Die Ansätze zur Förderung der Lebenskompetenzen („life skills approach“, vgl. Botvin, Dusenbury, Baker, James-Ortiz, Botvin & Kerner, 1992; Ellickson & Bell, 1990; Glynn, 1989; Lopez & Fuchs, 1990) basieren auf der Theorie des sozialen Lernens nach Bandura (1969) sowie der Theorie des Problemverhaltens nach Jessor und Jessor (1977). Sie weisen konzeptuelle Ähnlichkeiten mit den Standfestigkeitstrainings auf, da sie auch mit konkreten Verhaltensübungen wie z. B. Rollenspielen arbeiten. Die Life-Skills-Ansätze sind jedoch komplexer, da sie nicht nur in erster Linie auf individuelle Risikosituationen zugeschnitten sind. Es wird vielmehr angestrebt, *effektive Fähigkeiten zur Bewältigung schwieriger Situatio-*

*nen und Belastungen im sozialen und persönlichen Bereich aufzubauen.* Ähnlich wie bei der affektiven Erziehung sollen also persönliche Fertigkeiten und Stärken entwickelt werden. Bei der Umsetzung dieser Ziele steht jedoch die konkrete, praktische Übung im Vordergrund. In gewissem Sinne stellt der Life-Skills-Ansatz also eine Kombination aus Standfestigkeitstraining und affektiver Erziehung dar.
Auch die hier dargestellte Unterrichtseinheit „Fit und stark fürs Leben" ist in die Gruppe der Lebenskompetenztrainings einzuordnen. Der Gebrauch psychoaktiver Substanzen wird dabei als sozial gelerntes und funktionales Verhalten aufgefasst, das aus einem Zusammenspiel von Einflüssen der sozialen Umwelt und personalen Faktoren wie Kognitionen, Einstellungen und Überzeugungen heraus entsteht. Kennzeichnend für diesen Ansatz ist die Integration substanzspezifischer Komponenten (z. B. konkrete Zigarettenangebote ablehnen können) in einen weitaus umfassenderen Teil zur Förderung genereller sozialer Kompetenzen und Coping-Strategien. Dem liegt die Annahme zugrunde, dass es nicht ausreicht, den Schülerinnen und Schülern etwa nur Fertigkeiten des Widerstandes gegen sozialen Druck zu vermitteln, da möglicherweise einfach die Motivation fehlt, diese Fertigkeiten einzusetzen. Vielmehr sollen die Schüler mit grundlegenden sozialen und persönlichen Kompetenzen ausgestattet werden, die ihnen helfen sollen, vordergründig positive Effekte des Rauchens (z. B. Hemmung sozialer Ängste, Stressreduktion, Problemverdrängung, Anerkennung von „peers", Zusammengehörigkeitsgefühle) auf „natürlichem" Wege zu erreichen.

Als typische Inhaltsbereiche des Life-Skills-Ansatzes können zusammenfassend aufgeführt werden:

*Typische Inhaltsbereiche des Life-Skills-Ansatzes*

- Vermittlung ausgewählter Informationen (z. B. Verbreitung, soziale Akzeptanz und Konsequenzen von Drogengebrauch, Prozess des Abhängigwerdens)
- Thematisierung und ggf. Modifikation des Selbstbildes (z. B. Steigerung des Selbstwertgefühls)
- Vermittlung grundlegender Bewältigungsfertigkeiten (z. B. Stressmanagement, Angstbewältigung, Entscheidungen treffen, Problemlösefertigkeiten, Entspannungsübungen)
- Training sozialer Kompetenzen (z. B. Standfestigkeit gegen sozialen Druck und Beeinflussung, Kommunikations- und Kontaktfertigkeiten)

Die Vermittlung dieser Inhalte erfolgt auf der Grundlage lerntheoretischer und verhaltensmodifikatorischer Erkenntnisse unter Verwendung von Diskussion, Rollenspielen, Entspannungsverfahren, Kontraktmanagement und Selbstinstruktionen.
Die Bewertungen der vorliegenden Studien zu diesem Ansatz durch Bruvold (1993), Tobler (1986) und Künzel-Böhmer u. a. (1993) machen eine hohe Effektivität dieses Ansatzes nicht nur auf der Wissensebene, sondern auch auf der Einstellungs- und Verhaltensebene deutlich. Dabei ist die Wirksamkeit gerade bei der Prävention von Zigarettenrauchen gut belegt. Im Allgemeinen werden Konsumverringerungen in Größenordnungen zwischen 40 % und 80 % berichtet, wobei Effekte sogar noch nach sechs Jahren nachgewiesen werden konnten (Botvin, Baker, Dusenbury, Botvin & Diaz, 1995). Darüber hinaus konnten in der Arbeitsgruppe um Botvin auch Programmwirkungen in Bezug auf die anvisierten Lebenskompetenzen gezeigt werden. Auffrischungssitzungen sowie die Einbeziehung von „peer leaders" verstärken die Effizienz dieses Ansatzes besonders in den höheren Klassen.
Der Life-Skills-Ansatz wird auch von der Weltgesundheitsorganisation (WHO, 1994a, 1994b, 1994c) aufgegriffen. Dies soll im folgenden Kapitel ausgeführt werden.

## 1.2 Persönlichkeitsförderung – Der Ansatz der WHO

### Allgemeines

Im Folgenden werden die Grundzüge der von der Weltgesundheitsorganisation (WHO, 1994a, 1994b, 1994c) propagierten Life-Skills-Erziehung dargestellt. Aus Sicht der WHO sollten alle pädagogischen Möglichkeiten dahin gehend ausgeschöpft werden, Schülerinnen und Schüler zu befähigen, ihr Selbstwertgefühl zu entwickeln, ihren Lebensmut zu fördern, sie zu aktiver und kreativer Lebensgestaltung zu motivieren und sie konfliktfähig für die Bewältigung schwieriger Lebensphasen zu machen.
Deshalb definiert die WHO Lebenskompetenzen (Life Skills) als

*Definition der Life Skills (WHO)*

„... diejenigen Fähigkeiten ..., die einen angemessenen Umgang sowohl mit unseren Mitmenschen als auch mit Problemen und Stresssituationen im alltäglichen Leben ermöglichen. Solche Fähigkeiten sind bedeutsam für die Stärkung der psychosozialen Kompetenz." (WHO, 1994b, S.1).

Durch eine solche Stärkung der psychosozialen Kompetenz wird auch ein entscheidender Schritt in Richtung eines gesunden Lebens getan, denn immer dann, wenn gesundheitliche Probleme durch Verhaltensweisen entstehen, die gezeigt werden, weil eine Unfähigkeit vorhanden ist, mit Problemen, Anforderungen und Stress adäquat umzugehen, genau dann kann die Stärkung der psychosozialen Kompetenz wirksam sowohl die psychische als auch die körperliche Gesundheit fördern.
Die WHO befürwortet die gezielte Förderung von Life Skills insbesondere an Schulen aber auch deshalb, weil das Vorhandensein solcher Fähigkeiten im Allgemeinen deutlich überschätzt wird. Zahlreiche Studien belegen, dass es in den unterschiedlichsten Kulturkreisen viele junge Menschen gibt, die nicht oder nur unzulänglich mit diesen Fähigkeiten ausgestattet sind. Dies könnte nach Ansicht der WHO darauf zurückzuführen sein, dass die Erziehung zu psychosozial kompetentem Verhalten in der Familie oft nicht mehr geleistet werden kann. Ohne an dieser Stelle auf die Ursachen für diesen Missstand eingehen zu wollen, seien nur ein paar Schlagwörter wie „hohe Scheidungsrate", „Alleinerziehung", „berufliche Zwänge" oder „familienfeindliche Strukturen" genannt.
Die Life Skills rücken damit in die Nähe von anderen wichtigen Kompetenzen, von denen wir auch hoffen, dass sie im Laufe ihres Lebens von jungen Menschen erlernt werden. Dies sind Fertigkeiten wie Schreiben, Rechnen und Lesen, die man ja auch nicht von allein erlernt, sondern um derentwillen wir Kinder in die Schule schicken. Es erscheint also angemessen, Life Skills an Schulen zu vermitteln und somit die Stärkung der psychosozialen Kompetenz zum Inhalt der Lehrpläne zu machen.
Die WHO schlägt konkret die Arbeit an fünf Gruppen von Life Skills vor. Diese lassen sich folgendermaßen überschreiben (modifiziert nach der WHO, 1994a):

*Fünf Bereiche von Life Skills*

1. Selbstwahrnehmung und Einfühlungsvermögen
2. Umgang mit Stress und negativen Emotionen
3. Kommunikation
4. Kritisches Denken/Standfestigkeit
5. Problemlösen

Diese Liste aufgezählter Basisbereiche erhebt keinen Anspruch auf Vollständigkeit. Auch sind die Kompetenzen nicht als unabhängig voneinander anzusehen. So ist es z. B. durchaus vorstellbar, dass eine verbesserte Problemlösefertigkeit zu einem effektiveren Stressmanagement führt, und der Aufbau einer individuellen Bezugsnorm, die für den Bereich des kritischen Denkens wichtig ist, geht wohl immer mit einer differenzierteren Selbstwahrnehmung einher.

**Selbstwahrnehmung und Einfühlungsvermögen**

Angestrebt wird in diesem Bereich zunächst ein differenziertes und reflektiertes Bild von der eigenen Person. Dies setzt Kenntnisse der eigenen Stärken und Schwächen voraus, gleichzeitig aber auch ein gewisses Maß an positivem Selbstwertgefühl und Vertrauen in die eigenen Fähigkeiten. Das Gefühl der Einzigartigkeit der eigenen Person wird gestärkt.

*Steigerung des Selbstwertgefühls*

Durch die Steigerung des Selbstwertgefühls sollen die Kinder unabhängiger von Maßstäben werden, die in ihrer Umwelt gelten. Dadurch läuft das Kind etwa weniger Gefahr, unkritisch Einstellungen und Verhaltensweisen aus der „peer group" zu übernehmen. Eventuell kann es auch dem Gruppendruck z. B. hinsichtlich des Rauchens besser widerstehen, da es für eine positive Selbsteinschätzung die Anerkennung der anderen in nicht so starkem Maße braucht.

*Empathie*

Über eine angemessene Selbstwahrnehmung hinausgehend ist der Mensch auch in der Lage, die inneren Vorgänge anderer zu erkennen und Mitgefühl zu zeigen. Empathie, d. h. das Vermögen sich in andere Personen hineinversetzen zu können, ihre Gedanken nachvollziehen und ihre Gefühle identifizieren und nachempfinden zu können, ist eine wesentliche Voraussetzung für adäquates Verhalten in zahlreichen sozialen Interaktionen. Empathische Fähigkeiten unterstützen unter anderem das Verständnis und die Akzeptanz von Personen aus anderen Kulturkreisen oder sozialen Schichten, helfen Missverständnissen und Konflikten vorzubeugen und machen nicht zuletzt auch sensibler im Umgang mit Menschen, die Hilfe benötigen. Daher sollte nach den Vorschlägen der WHO (1994a) in Verbindung mit der Selbstwahrnehmung auch Einfühlungsvermögen geschult werden.

Zur Stärkung der Selbstwahrnehmung und des Selbstwertgefühls von Schülerinnen und Schülern im Unterricht ist viel Arbeitsmaterial vorhanden, das bereits von vielen Lehrkräften in ihren Klassen verwendet wird. So wird vielfach das so genannte Ich-Buch eingesetzt, in dem die Kinder ihre ganz persönlichen Eigenschaften (z. B. Körpergröße, Gewicht und Augenfarbe), ihre ganz persönlichen Vorlieben (z. B. Hobbys, Lieblingsspeise, Lieblingsfarbe) und ihre ganz persönliche Umgebung (z. B. Familie, Freunde, Wohnort) eintragen können. Das Arbeiten am Ich-Buch führt zum Nachdenken über die eigene Person, schult die Selbstwahrnehmung und ist gleichzeitig kreativ. Werden die Ich-Bücher mit denen anderer Kinder verglichen, können auch Empathie und Toleranz gesteigert werden.

*Ich-Buch*

Die englische Organisation TACADE (The Advisory Council on Alcohol and Drug Education, 1993) schlägt weitere Übungen zur Selbstwahrnehmung vor, die ebenfalls die Reflexion über die eigene Person fördern sollen. Sie hält die Arbeit in kleinen Gruppen für relevant, damit die Kinder sich selbst wie auch gegenseitig besser kennen lernen und ihre Meinungen austauschen. Dies soll dazu führen, dass zum einen die eigene Position gefestigt wird, zum anderen jedoch auch die anderen Kinder als eigenständige Persönlichkeiten wahrgenommen werden. So wird betont, dass jede Person einzigartig ist und dass gerade in dieser Einzigartigkeit ein großes Potenzial zu sehen ist. Als zweiter, positiver Effekt neben dem der Suchtprävention wird dabei sicher auch die Heranführung zu mehr Toleranz und so die Verringerung von Minderheitendiskriminierung angestrebt.

*Einzigartigkeit jeder Person erkennen*

Das hier vorgestellte Programm greift sowohl die Ideen des Ich-Buchs als auch von TACADE auf. Die ersten vier Abschnitte dieses Programms beschäftigen sich im Wesentlichen mit Inhalten der Selbstwahrnehmung. Für die Arbeit an dieser

Dimension ist kein weiteres Vorwissen der Kinder erforderlich, denn in diesem Bereich sind sie selbst die Experten. Darüber hinaus wird das Einfühlungsvermögen der Kinder gestärkt. Ein weiteres wichtiges Ziel dieser ersten Unterrichtsabschnitte ist es, dass sich die Kinder darüber bewusst werden, welche Menschen zu ihrem engsten Bezugskreis gehören. Dabei wird angestrebt, dass möglichst jedes Kind einen solchen Bezugskreis wahrnimmt und sich selbst als ein wertvolles Mitglied betrachtet. Isolation und das Gefühl fehlender Zugehörigkeit gelten u. a. als wichtige Risikofaktoren für die Entstehung von Drogenmissbrauch und Abhängigkeitsverhalten.
Grundsätzlich bildet das Wissen um die eigene Person und ein Vertrauen in die eigenen Kompetenzen eine wichtige Voraussetzung für die weitere erfolgreiche und motivierte Arbeit an den anderen Dimensionen.

**Umgang mit Stress und negativen Emotionen**

Ausgeprägte Lebenskompetenz zeigt sich in diesem Bereich vor allem im effektiven Umgang mit belastenden Situationen. Die Kinder sollen wirksame Strategien zum Umgang mit Stress und negativen Emotionen wie Angst und Ärger kennen lernen. In der Folge bedeutet dies, dass viele Situationen nicht mehr als Belastung, sondern vielmehr als Herausforderung angesehen werden.
Ein in der Psychologie vielfach zur Veranschaulichung von Stressreaktionen verwendetes Modell stammt von Lazarus (Lazarus & Launier, 1981; Laux, 1983). Nach Lazarus ist von Stress immer dann zu sprechen, wenn Anforderungen aus der Umgebung oder innere Anforderungen (z. B. Werte, erwünschte Ziele) die Bewältigungsfähigkeiten einer Person beanspruchen oder übersteigen. Stress wird somit definiert als ein bestimmtes Verhältnis zwischen Anforderungen (Stressoren) und Reaktionsmöglichkeiten der Person. Aufseiten der Person spielen Bewertungsprozesse die entscheidende Rolle. Erst wenn Anforderungen auf eine bestimmte Weise bewertet werden, werden aus potenziellen Stressoren aktuell wirksame Stressoren.

*Bedeutung des Bewertungsprozesses*

Lazarus unterscheidet drei Kategorien von Bewertungsprozessen:

a) erste Bewertungen
b) zweite Bewertungen
c) Neubewertungen

*Stresskonzept (nach Lazarus)*

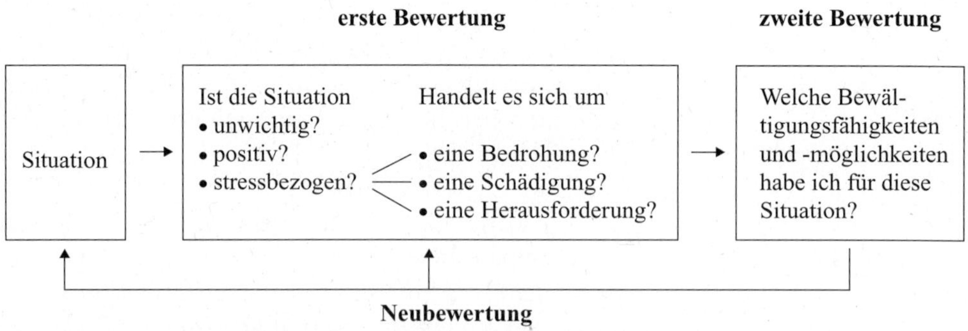


Bei der *ersten Bewertung* kann die Person die Situation entweder als unwichtig, positiv-angenehm oder als stressbezogen einschätzen. Bei einer stressbezogenen Bewertung wird die Situation daraufhin beurteilt, ob sie eine Bedrohung, eine Schädigung oder eine Herausforderung enthält.
Nun erfolgt eine *zweite Bewertung*. Die Person prüft, welche Bewältigungsfähigkeiten und -möglichkeiten konkret für diese Situation zur Verfügung stehen.

Natürlich beeinflussen sich beide Bewertungsprozesse gegenseitig: z. B. kann die Erwartung, eine bestimmte Anforderung bewältigen zu können, eine erste Bewertung als „bedrohlich“ verhindern. Die zweite Bewertung würde analog zur ersten Bewertung als stressbezogen bezeichnet, wenn die Person ihre Möglichkeiten als nicht ausreichend für eine Bewältigung der jeweiligen Anforderung einschätzt. Bei den *Bewältigungsformen* lassen sich offene Handlungen von inneren psychischen Vorgängen unterscheiden. Zu Handlungen zählen etwa Problemlöseverhalten, Vermeidungs-, Flucht- und Angriffsverhalten, Suche nach sozialer Unterstützung, Entspannungsübungen oder Konsum von Genussmitteln. Zu den intrapsychischen Formen lassen sich z. B. Verdrängung, Verharmlosung, Ablenkung oder Selbstbemitleidung, aber auch positive Selbstermutigung rechnen. *Neubewertungen* können jederzeit eine Änderung der ersten oder zweiten Bewertungen bewirken, z. B. aufgrund neuer Hinweise aus der Umgebung oder neuer eigener Überlegungen.

Dirks, Klein-Heßling und Lohaus (1993) entwickelten auf der Grundlage einer Vereinfachung des Stressmodells von Lazarus ein Programm zur Stressbewältigung im Grundschulalter, das folgende zentrale Bausteine umfasst:

*Bausteine zur Stressbewältigung*

1. Kennenlernen eines anschaulichen Stressmodells
2. Wahrnehmung eigener Stressreaktionen
3. Erkennen von Stresssituationen
4. Einsatz von Bewältigungsstrategien

In Anlehnung an diese Gliederung sollen die Kinder im Projekt „Fit und stark fürs Leben“ zunächst eine Vorstellung davon entwickeln, was Stress ist. Dann sollen sie in die Lage versetzt werden, individuelle Stresssituationen und -symptome zu erkennen. Dies erfolgt im Wesentlichen mit Hilfe von Vorstellungsübungen und Selbstbeobachtungsaufgaben. Im nächsten Schritt lernen sie auf kindgerechte Weise verschiedene Bewältigungsstrategien kennen und bekommen die Möglichkeit diese in Rollenspielen und Detektivaufträgen einzusetzen.

Ein wichtiges Element der Dimension „Stressmanagement“ bildet in dieser Unterrichtseinheit auch das Erlernen von bewusster Entspannung. Dazu werden vor allem Fantasiereisen eingesetzt (siehe S. 22 „Entspannungsteil“).

*Umgang mit Angst*

Der Umgang mit Angst bildet einen weiteren Schwerpunkt dieser Dimension, da Angst eng mit Stressreaktionen zusammenhängt. Lazarus und seine Mitarbeiter (Lazarus & Averill, 1972) konnten zeigen, dass Angst entsteht, wenn eine Person eine Situation als bedrohlich beurteilt („erste Bewertung“) und keine Möglichkeit zur Vermeidung oder Beseitigung der Bedrohung findet („zweite Bewertung“). Weiterhin nehmen diese Autoren an, dass bei einer aktiven Beseitigung einer Bedrohung (z. B. durch Aggression) Ärger als begleitende Emotion auftritt. Allgemein besteht heute Einigkeit darüber, dass bei der Entstehung und Aufrechterhaltung von Phänomenen wie Stress, Angst und Ärger vorausgehende und begleitende kognitive Bewertungsprozesse eine entscheidende Rolle spielen. Bevor in höheren Klassen stärker auf solche Bewertungsprozesse eingegangen wird, werden den Kindern im Grundschulalter zunächst grundlegende Fertigkeiten und Erfahrungen zum Erkennen negativer Emotionen bei sich und anderen, sowie zu den Ausdrucks- und Bewältigungsmöglichkeiten solcher Emotionen vermittelt.

## Kommunikation

*Förderung der Kommunikationsfähigkeit*

Hier liegt der Schwerpunkt auf eindeutigem verbalen wie auch nonverbalen Kommunikationsverhalten. Es wird angestrebt den Kindern ein vielfältiges Repertoire von Ausdrucksmöglichkeiten zur Verfügung zu stellen und ihr Gespür für Stimmungen und Gefühle anderer Personen zu schulen. Eigene Gefühle können so besser differenziert und verbalisiert und Missverständnisse im zwischenmenschlichen Umgang eher vermieden werden. In diesem Bereich lebenskompetente Personen können ihre Interessen wirksam und bestimmt durchsetzen ohne die Bedürfnisse anderer zu übergehen.

Es gibt bereits verschiedene andere Programme, die zur Förderung der Kommunikationsfähigkeit sowie der sozialen Kompetenz entwickelt wurden. So stellen Petermann und Petermann (1994, 1995, 1996) Trainings mit Kindern und Jugendlichen vor, in denen sozial kompetentes Verhalten mit handlungsorientierten Methoden eingeübt wird. Dabei stellt das Rollenspiel eine wichtige Komponente zur Zielerreichung dar. Allerdings muss angemerkt werden, dass die Trainings von Petermann und Petermann hauptsächlich für den klinischen Kontext entwickelt wurden, beispielsweise für sozial unsichere oder aggressive Kinder. Dementsprechend sind sie eher für die Arbeit mit Kleingruppen geeignet, eine simple Übertragung auf den Klassenkontext griffe zu kurz. Der Einsatz von Rollenspielen ist jedoch auch in ganzen Klassen realisierbar. In der hier vorgestellten Unterrichtseinheit für die dritten und vierten Klassen kommen Rollenspiele nicht nur im Bereich des Kommunikationstrainings zum Einsatz, sondern auch beim Standfestigkeitstraining und bei der Stressbewältigung.

*Rollenspiel*

Bevor das sozial kompetente Kommunikationsverhalten in alltagsrelevanten Rollenspielen (z. B. Kontaktaufnahme) eingeübt und gefestigt wird, erfolgt allerdings eine vertiefte Beschäftigung mit grundlegenden Kommunikationsregeln und -formen wie z. B. richtiges Zuhören und Erzählen oder nonverbaler Ausdruck. Diese Fertigkeiten werden durch altersadäquate, spielerische Übungen vermittelt.

**Kritisches Denken/Standfestigkeit**

*Eigene Ideen . . .*

*. . . realistische Ziele*

Diesem Bereich wird Individualität im Denken zugeordnet. Ideen anderer werden nicht unreflektiert übernommen, sondern kritisch bewertet. Eigene Ideen sind kreativ. Statt sich immer wieder mit anderen zu vergleichen und so zu bewerten, wird eine individuelle Bezugsnorm (Vergleich der eigenen Kompetenzen jetzt und früher) gewählt. Sich selber realistische Ziele zu setzen, ist hier von Bedeutung.

Die Dimension des kritischen Denkens erscheint bei Grundschülern stark mit Problemlösefertigkeiten verknüpft. Zudem wird man eigenständiges Denken eher von Personen mit einem gewissen Ausmaß an positivem Selbstwertgefühl erwarten können. Auch wenn diese Dimension wichtig ist, um etwa negative Beeinflussungen durch Medien oder durch Gruppendruck zu verhindern, erscheint eine praktische Umsetzung für die betroffenen Altersstufen nur mit Einschränkungen möglich. Dementsprechend sind auch nur wenige Forschungsergebnisse auf diesem Gebiet veröffentlicht worden. So greift beispielsweise TACADE (1993) in seiner 33 Schulstunden umfassenden Unterrichtseinheit das Thema „Kritisches Denken“ nur in einer Stunde auf.

In den hier vorgestellten Unterrichtseinheiten werden zunächst Voraussetzungen wie Selbstwahrnehmungs- und Kommunikationsfertigkeiten eingeübt. Weiterhin werden die Kinder beim Problemlösetraining zu divergentem Denken und der Erkenntnis hingeführt, dass es meist mehr als eine mögliche Lösung für Probleme gibt.

Darüber hinaus wird in diesem Unterrichtsprogramm jedoch angestrebt den Kindern so früh wie möglich *Standfestigkeit* und Selbstsicherheit im Umgang mit Gleichaltrigen zu vermitteln. Hierfür werden grundlegende Fertigkeiten wie Widerstand gegen Gruppendruck, „Neinsagen“ und die kritische Bewertung von Meinungen anderer geübt. Diese Fertigkeiten spielen nicht nur bei der Prävention süchtigen Verhaltens eine entscheidende Rolle, sondern z. B. auch bei der Tolerierung und Integration von Außenseitern und Minderheiten.

**Problemlösen**

*Vermittlung von Strategien*

Diese Fähigkeit zeigt sich in einer verbesserten Entscheidungsfindung. Probleme werden analysiert, konkrete Ziele gesetzt. Entscheidungsalternativen werden strukturiert gegeneinander abgewogen, Vor- und Nachteile differenziert und gewichtet. Dies scheint im Bereich der Gesundheitsförderung besonders wichtig, da schwer wiegende Probleme, die aufgrund mangelnder Fertigkeiten ungelöst bleiben, Stress erzeugen und so langfristig die körperliche Verfassung schwächen können.
Eine Verbesserung von Problemlösestrategien hat zur Folge, dass auch Selbstbild und Stressmanagement gefördert werden – die Personen machen insgesamt die Erfahrung, mit ihrem Leben besser zurechtzukommen. Aus diesem Grund sind Problemlösetrainings im klinisch-psychologischen Bereich – beispielsweise bei der Therapie von Depressionen – sehr effizient. Allerdings werden dort die Trainings meist nur in Kleingruppen durchgeführt. Zudem handelt es sich bei diesem Klientel häufig um Erwachsene, die ihre Verhaltensstile auf kognitivem Weg analysieren und modifizieren können. Für Grundschüler erscheint ein solcher Zugang jedoch zu theoretisch und auf den Klassenverband nur schwer übertragbar.

*Selbstinstruktionstraining*

Eine Ausnahme bildet ein von *Meichenbaum* (1995) entwickeltes Selbstinstruktionstraining, das seiner Meinung nach auch im Klassenzimmer angewandt werden kann. Dieses Training geht vor allem auf die Schwierigkeiten von impulsiven Kindern ein. Als Hauptziel soll das Kind erreichen, sein Handeln bewusst selbst regulieren zu können. Dazu gehören:

*Ziele*

- Kontrolle des verbalen und nonverbalen Ausdrucks
- das Unterdrücken von impulsiven Reaktionen
- das Beibehalten der Aufmerksamkeit gegenüber relevanten Inhalten
- die Erinnerung an die eigentliche Zielsetzung einer begonnenen Aufgabe
- Umgang mit Misserfolg

Es wird zunächst deutlich, dass Meichenbaum das Problemlösen nicht unabhängig von kommunikativen Kompetenzen sieht. Wesentliches Ziel der Selbstanweisung ist es allerdings, bei der Lösung von Problemen einmal gesetzte Ziele zu berücksichtigen. Die Problemanalyse stellt dabei einen wichtigen Aspekt dar, der durch eine Selbstinstruktion wie „Halt, denk nach!“ forciert werden soll und so die impulsive Reaktion unterdrückt. Ist das Problem dann analysiert, folgt die Generierung von verschiedenen Handlungsmöglichkeiten, über die zunächst nähere Informationen eingeholt werden können und die in einem vierten Schritt hinsichtlich ihrer Effizienz zur Zielerreichung bewertet werden. Erst dann erfolgt die Auswahl einer Handlungsalternative. Deren Erfolg wird später kritisch bewertet. Aus diesem Grund ist das Lernen des Umgangs mit Misserfolg wichtig.

*Ablauf des Problemlösevorganges (nach Meichenbaum, 1995)*

**Schritt 1:** Problemanalyse
**Schritt 2:** Alternativen und Möglichkeiten benennen
**Schritt 3:** Nähere Information besorgen, Ziele berücksichtigen
**Schritt 4:** Vor- und Nachteile aller Möglichkeiten auflisten
**Schritt 5:** Entscheidung treffen und Gründe dafür nennen
**Schritt 6:** Überprüfung der Entscheidung, gegebenenfalls Modifikation

Ebenso entwickelten auch *Shure* und *Spivack* (1988) ein Training zum interpersonalen, kognitiven Problemlösen speziell für jüngere Kinder. Dabei unterteilen sie den Ablauf dieses Trainings in drei Phasen. Die erste umfasst die Verbesserung des

Sprachverständnisses, des Denkens und der Aufmerksamkeit. Die Kinder üben beispielsweise die Verwendung von Begriffen wie „einige – alle", „wenn – dann" oder „gleich – unterschiedlich". Der zweite Teil des Trainings umfasst den Bereich der Kommunikation und des Ausdrucks von Gefühlen. Somit sehen Shure und Spivack (1988) ähnlich wie Meichenbaum (1995) die Verbesserung der Kommunikationsfähigkeit als notwendige Voraussetzung für effektives Problemlösen an. Erst der dritte Teil des Trainings wendet sich dann den eigentlichen Problemlösekompetenzen zu. Dieser dritte Teil hat drei Schwerpunkte:

*Schwerpunkte des Problemlösetrainings (nach Shure und Spivack)*

- Alternativlösungen finden
- Handlungskonsequenzen erkennen
- Denken in Wenn-Dann-Beziehungen:
  Welche Lösungen führen zu welchen Folgen?

Insgesamt sprechen die vorliegenden Evaluationsergebnisse für die Effektivität des Programmes von Shure und Spivack (1988).
Zusammenfassend lässt sich festhalten, dass sowohl die Problemanalyse, die von Meichenbaum (1995) spezifiziert wurde, als auch die Generierung von Alternativen, wie sie Shure und Spivack (1988) thematisieren, wichtige Bestandteile von Problemlösetrainings sind, die sich auch für die Einübung mit jüngeren Kindern eignen. Darum wird auf diese beiden Punkte in der Unterrichtseinheit „Fit und stark fürs Leben" besonderes Gewicht gelegt. Darüber hinaus sollen die Dritt- und Viertklässler jedoch lernen, dass jede Lösungsmöglichkeit Vor- und Nachteile hat und zu unterschiedlichen Folgen führt. Erst wenn diese Konsequenzen bedacht sind, soll sich das Kind für eine Lösung entscheiden und in die Tat umsetzen.
Ein weiterer Schritt im Problemlöseablauf – die Bewertung des Erfolgs der gewählten Strategie – soll erst höheren Klassen erlernt werden.

**Körperbewusstsein und Informationsvermittlung**

*Verantwortungsbewusstsein für die eigene Gesundheit*

*Informationen über negative Effekte des Rauchens*

Die Dimension „Körperbewusstsein und Informationsvermittlung" wurde zusätzlich zu den vorherigen in die Unterrichtseinheit integriert, obwohl sie nicht explizit in den Empfehlungen der WHO auftritt. Ziel der Arbeit an dieser Dimension ist es, den eigenen Körper besser kennen zu lernen bzw. zu beobachten um so langfristig die Verantwortlichkeit für die eigene Gesundheit zu fördern. Außerdem sollen ausgewählte Informationen über Schadstoffe des Rauchens und deren gesundheitliche Folgen vermittelt werden. Dies erfolgt über die Schilderung bzw. Demonstration unmittelbarer negativer Effekte des Rauchens (gelbe Zähne, schlechter Atem, „Teerexperimente", etc.) oder die Aufklärung über Mythen und falsche Vorstellungen. Derartige substanzspezifische Informationen sind ein notwendiger Bestandteil von Präventionsprogrammen und werden nun in den Klassenstufen 3 und 4 erstmals vermittelt. Im Zusammenhang mit dem Standfestigkeitstraining wird so auch die Argumentierfähigkeit der Kinder gefördert.
In den Stunden, die sich mit Körperbewusstsein beschäftigen, lernen die Kinder zunächst Veränderungen am eigenen Körper festzustellen, Entwicklungsvorgänge zu erkennen und Unterschiede zu anderen Kindern zu erfahren. So stellen sie fest, dass ihr Körper einzigartig ist, was wiederum auch für die oben beschriebene Dimension der Selbstwahrnehmung bedeutsam ist. Weiterhin werden nicht nur die körperliche Weiterentwicklung, sondern auch der Zuwachs an Kompetenzen transparent gemacht. Auch dies trägt zur Entwicklung eines positiven Selbstbildes der Kinder bei.
Durch dieses verbesserte Körperbewusstsein wird der Grundstein zum Verständnis der Körperfunktionen und schließlich ihrer Beeinflussung durch Tabakkonsum gelegt. Im Manual für die dritten und vierten Klassen werden allerdings nur solche Körperfunktionen behandelt, die für Kinder dieser Altersgruppe einen klar

erkennbaren Zusammenhang zum Rauchen aufweisen (vor allem die Atmungsorgane). Dies geschieht im Stationenlernverfahren, welches den Kindern ein ihren Interessen und Möglichkeiten entsprechendes selbstbestimmtes Arbeiten und Lernen ermöglicht.
Auch die Demonstration der Schadstoffe der Zigarette und ihre Auswirkungen auf die Atmungsorgane erfolgt über didaktische Methoden, die spezifisch auf diese Altersgruppe zugeschnitten sind. Hierzu kommen Experimente und Übungen zum Einsatz, die den Kindern eine ungefährliche aber dennoch eindrucksvolle sinnliche Erfassung der Schadstoffe ermöglichen.
Es wird deutlich, dass diese Dimension immer mehr spezifisch auf das eigentliche Ziel des entsprechenden Programmes zugeschnitten werden muss. Dies ist vermutlich der Grund, warum sie sich in die Empfehlungen der WHO, die möglichst substanzunspezifisch eine globale Richtlinie zur Erstellung suchtprotektiver Konzepte vorgeben wollen, nur schwer integrieren ließ.

## 1.3 Das Ritual – Ablauf der Unterrichtsabschnitte

### Theoretische Überlegungen

*Definition*

Der Begriff „Ritual“ stammt ursprünglich aus dem religiös-ethnischen Bereich. So wird vom Duden (Die deutsche Rechtschreibung, 1996) ein Ritual als „religiöser Brauch, Zeremoniell“ bezeichnet. Dabei machen bestimmte Sprachformeln, Gesten und Handlungen ein Ritual aus, denn „Rede und Gebärde, Gesang und Opfer – die Formen expressiven Handelns – sind die symbolischen Transformationen, die der Geist eines Stammes oder einer Völkerschaft in bestimmten Stadien ihrer Entwicklung und ihres Gemeinschaftslebens natürlicherweise hervorbringt.“ (Langer, 1990, S. 58).
Seit jeher ist das Ritual die Sprache der Religion. So gab es Gebets- oder Opferriten (die zum Teil noch heute ausgeführt werden), die sich in einer bestimmten, festgelegten Zeremonie vollzogen. Dieses vorgeschriebene Ritual schuf Gemeinschaft unter den Vollziehenden, eine Art soziale Solidarität. Verstöße gegen die Einhaltung des Rituals bewirkten Sanktionen, beispielsweise einen Ausschluss aus der Gemeinschaft. Die Zeremonie bzw. das Ritual wurde zumeist unverändert von Generation zu Generation weitergegeben.
Zu allen Zeiten und in allen Kulturen dienten Rituale auch dazu, Übergänge zu vollziehen und kenntlich zu machen, z. B. durch „Initiationsriten“. Später entwickelten sich Rituale ebenfalls in den Bereichen Familie, Alltag und Schule.

*Familienrituale*

Jede Familie besitzt Rituale. Diese Rituale stellen eine Verbindung zur Vergangenheit dieser Familie her, beeinflussen ihr gegenwärtiges Leben und zeigen einen Weg in die Zukunft auf, indem Zeremonien, Traditionen, Objekte, Symbole und Formen des Zusammenseins, die bereits zum Teil von früheren Generationen stammen, an nachfolgende Generationen weitergegeben werden. Dabei sind die in den Ritualen enthaltenen Symbole oder symbolischen Handlungen effektive Mittel, um Erinnerungen wachzurufen. Da sie handlungsorientierte Elemente enthalten, sprechen Rituale alle Altersgruppen an.
Familienrituale bieten so zum einen die Möglichkeit eine Verbundenheit zwischen der Geschichte einer Familie und den individuellen Lebenswegen ihrer Mitglieder herzustellen. Ferner können sie ein Gefühl der Familienzugehörigkeit und der persönlichen Identität vermitteln. Zum anderen bieten Rituale Orientierungspunkte, die in der heutigen Zeit von vielen Menschen gesucht werden. Dies erscheint besonders wichtig, da sich die Familienstruktur im Laufe der Zeit grundlegend

gewandelt hat. So gibt es multikulturelle Familien oder Menschen, die durch Ehescheidung oder Wiederheirat zu mehr als einer Familie gehören. Rituale können dann eine Hilfe zur Bewältigung familiärer Veränderungen darstellen, denn sie verbinden Menschen und würdigen das jeweilige kulturelle Erbe (Imber-Black & Roberts, 1993).

*Alltagsrituale*

Alltagsrituale wie Essen, Schlafen, Grüßen vermitteln ein Gefühl für den menschlichen Lebensrhythmus, da sie den (All-)Tag in Abschnitte gliedern. Sie sorgen für Kontinuität und Sicherheit, sodass nicht jeden Tag beispielsweise die Essenszeit oder die Sitzordnung am Tisch zwischen Familienmitgliedern ausgehandelt werden müssen. Es handelt sich jedoch nicht um Routine, wenn zum Beispiel ein Kind seinen Teddy beim Einschlafen im Arm hält. Das Symbol, der Teddy, bedeutet für das Kind zusätzlich Schutz, Nähe und Geborgenheit.

*Rituale in der Schule*

In Bezug auf die Schule stellen Rituale Symbolhandlungen dar, die von den Beteiligten sofort verstanden werden. Ein Ritual wirkt signalhaft und kann verbal oder auch mit Hilfe gestischer Symbole vermittelt werden. Die Wirkung entfaltet sich in einer Art szenischen Mitvollzugs, nicht aufgrund von Reflexion.

Ein Merkmal eines Rituals ist dessen zyklische Wiederholbarkeit, durch die es gewissermaßen tradiert wird. Dadurch entsteht u. a. eine Rhythmisierung des gemeinschaftlichen Lebens. Genauso gibt es auch im Unterricht Rituale, die den Unterricht strukturieren und dem Zusammenleben und -arbeiten eine verlässliche Orientierung geben. Nach Einführung eines Rituals stellt dies etwas Vertrautes und Bekanntes für die Schülerinnen und Schüler dar und kann Stabilität, Verlässlichkeit, Sicherheit und Vorfreude vermitteln, also „Halt“ bieten. Somit können Rituale innerhalb der Schule eine Orientierungshilfe bieten, die der in den letzten Jahren zunehmenden Vereinzelung, Unsicherheit und Orientierungslosigkeit der Kinder außerhalb der Schule entgegentreten könnte.

*Konfliktreduzierung*

Auch dienen Rituale der Konfliktreduzierung, indem sie unter Beteiligten Gemeinsamkeit über Interessengegensätze hinweg schaffen. Dennoch dürfen Rituale die Schülerinnen und Schüler nicht nur zu einer kritiklosen Anpassung veranlassen oder ritualisierte Umgangsformen zu schablonenhaften Reaktionen führen, sodass die äußere Form wichtiger wird als der Inhalt und die eigentlichen Ziele (Steffensky, 1984).

Hinzu kommt, dass Rituale – im Unterschied zu Regeln und Verboten – nicht nur einen rationalen Kern haben, sondern eben auch eine bestimmte Symbolkraft entfalten, die schwer rational fassbar ist. Meyer (1980) gibt zu bedenken, dass durch Unterrichtsrituale auch institutionelle Macht ausgeübt wird und unter Umständen Bedürfnisse und Interessen der Schüler und Schülerinnen unterdrückt werden. Er wirft die Frage auf, ob Rituale unausweichlich die hierarchische Struktur des Unterrichts festigen oder inwiefern demokratische Rituale entwickelt werden können, in denen sich die Beteiligungsmöglichkeiten aller Schülerinnen und Schüler am Unterricht erhöhen würden.

*Flexibilität notwendig*

Also darf die den Ritualen eigene Kontinuität nicht bedeuten, dass diese nicht modifiziert werden könnten. Eine Grundvoraussetzung dafür, dass Rituale sinnvoll eingesetzt werden können, ist die, dass sie angenommen werden. Führt die Lehrkraft ein Ritual ein, das die Schülerinnen und Schüler nicht von sich aus „einfordern“, so reduziert sich die Funktion des Rituals auf ein bloßes Disziplinierungsmittel und entspricht somit nicht dem intendierten pädagogischen Ziel. In diesem Fall sollte das Ritual verändert bzw. abgeschafft werden.

Das Verwenden von Ritualen im Unterricht und die dadurch erzeugte Spannung von Freiheit und Verlässlichkeit, von Spontaneität und Regelbindung erfordert somit kritische Reflexion seitens der Lehrkraft.

## Allgemeiner Ablauf der Unterrichtsabschnitte

Die Gestaltung der Unterrichtseinheit umfasst neben der Umsetzung der von der WHO vorgesehenen Dimensionen im Hauptteil der einzelnen Abschnitte ebenfalls ein Ritual, dessen fünf immer wiederkehrende Punkte zum einen der Strukturierung der einzelnen Abschnitte dienen, zum anderen auch den Kindern das Wiedererkennen der Unterrichtseinheit „Fit und stark fürs Leben" erleichtern. So kann leichter an bisher in dieser Einheit Gelerntes angeknüpft werden (kontextabhängiges Lernen).

*Leitfigur „Igor Igel"*

Aus demselben Grund tritt zur Veranschaulichung der unterschiedlichen Inhalte immer wieder das Maskottchen *„Igor Igel"* auf. Dieser agiert zum einen als Modell, indem er den Kindern als Cartoon das angestrebte Verhalten vormacht, zum anderen dient er dem Wiedererkennen der Unterrichtseinheit, sodass bereits gelernte und im Gedächtnis verankerte Inhalte leichter zugänglich sind. In erster Linie aber ist Igor Igel natürlich der Sympathieträger, der die Unterrichtseinheit kindgerechter macht und so den Spaß an der Arbeit fördert. Das in dieser Unterrichtseinheit eingesetzte Ritual umfasst eine gleich bleibende Reihenfolge der folgenden Gliederungspunkte:

*Das Ritual der Unterrichtseinheit*

1. Eröffnung
2. Besprechung der Hausaufgabe (an den dafür vorgesehenen Tagen)
3. Entspannungsteil
4. Hauptthema
5. Neue Hausaufgabe (an den dafür vorgesehenen Tagen)
6. Gemeinsamer Abschluss

Dabei ist dieses Ritual keinesfalls als starr anzusehen. Es gibt durchaus Abschnitte, in denen es angemessen ist, die Entspannungsübung bereits vor der Besprechung der Hausaufgabe durchzuführen. In manchen Abschnitten ist zudem keine Hausaufgabe zu besprechen bzw. zu verteilen. Dann entfällt dieser Gliederungspunkt natürlich. Im Folgenden wird auf die einzelnen Gliederungspunkte gesondert eingegangen.

### Eröffnung

Besonders in der Grundschule ist es sinnvoll, die einzelnen Abschnitte mit einer kleinen Eröffnung zu beginnen. Dies kann durch das Singen oder Hören eines Liedes, durch eine Gesprächsrunde oder durch ein kleines Bewegungsspiel geschehen. Ziel dieser Eröffnung ist es, den Kindern ein wenig Zeit zu geben sich in den Unterricht und die spezifischen, nun geltenden Regeln einzufinden. Zudem werden Assoziationen geweckt, wenn das Lied bzw. die Gesprächsrunde bereits aus vorherigen Unterrichtsstunden der Einheit „Fit und stark fürs Leben" bekannt ist. Der Zugang zu in diesen Stunden bereits Gelerntem ist damit erleichtert (Theorie der semantischen Netzwerke).
In der Unterrichtseinheit wird zur Eröffnung der einzelnen Abschnitte ein abwechslungsreicher Gebrauch von Liedern, Spielen und des Morgenkreises vorgeschlagen:

*Lied: Lass doch den Kopf nicht hängen*

Als immer wiederkehrendes Lied wurde „Lass doch den Kopf nicht hängen" ausgewählt. Es hat eine sehr eingängige, einfache Melodie und dient vor allem der Identifikation mit dem Projekt „Fit und stark fürs Leben". Der Liedtext wurde so modifiziert, dass er einige wichtige Lernziele der Unterrichtseinheit widerspiegelt. Text und Noten sind im Manual abgedruckt (s. S. 43).

*Morgenkreis*

Der Morgenkreis ist eine gemeinsame Gesprächsrunde. Dabei kann jedes Kind kurz zu einem vorgegebenen Thema Stellung nehmen. Die Sprecherrolle des jeweiligen Kindes kann zusätzlich durch einen Erzählstein oder -hut, den das jeweilige Kind in den Händen oder auf dem Kopf trägt, festgeschrieben werden. Alle anderen Kinder haben dann die Aufgabe still zu sein.

## Hausaufgaben

*Selbstbeobachtungsaufgaben und Fremdbeobachtungen*

Bei den Hausaufgaben handelt es sich vor allem um Selbstbeobachtungsaufgaben (manchmal auch Fremdbeobachtungen bzw. Interviews), die jeweils eine Woche lang (bzw. bis zur nächsten Projektstunde) durchgeführt werden sollen. Dadurch sollen im Unterricht erlernte Verhaltensweisen zusätzlich eingeübt und im alltäglichen Umgang mit anderen schließlich manifestiert werden. Dies geschieht in Anlehnung an Petermann und Petermann (1994) mit einem kindgerecht gestalteten Selbstbeobachtungsbogen, dem so genannten Detektivauftrag.

*Beispiel eines Detektivauftrags*

13

### Detektivauftrag 1

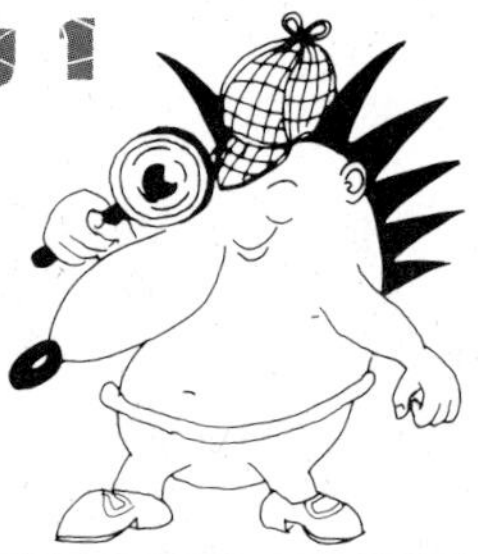

Ich heiße ____________________

und bin mein eigener Detektiv.

**Mein Auftrag lautet:**

**Ich verteile möglichst viele Kärtchen mit Satzgeschenken an verschiedene Personen. Dabei beobachte ich, wie die Personen reagieren.**

**Beobachtungen**

| Name der Person | Wie hat die Person reagiert? (bitte ankreuzen) |
|---|---|
| ____________ | ☺ 😐 ☹ |
| ____________ | ☺ 😐 ☹ |
| ____________ | ☺ 😐 ☹ |
| ____________ | ☺ 😐 ☹ |
| ____________ | ☺ 😐 ☹ |
| ____________ | ☺ 😐 ☹ |

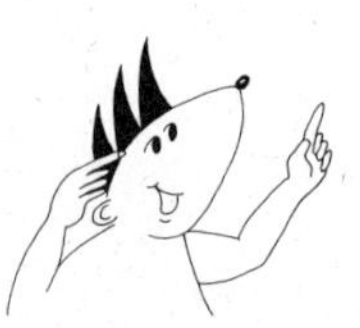

Notiz: Satzgeschenke sind nette Sätze, die man Mitmenschen zur Freude schenkt.



Die Verhaltensweisen, die im Laufe der Woche beobachtet werden sollen, entsprechen thematisch den einzelnen Abschnitten der Unterrichtseinheit und somit dem jeweiligen Hauptthema der Stunde:

*Themen der Beobachtungsaufgaben*

| Abschnitt | Hauptthema | Beobachtungsaufgabe |
|---|---|---|
| 3 | Wann ich mich gut fühle | Ich verteile möglichst viele Kärtchen mit Satzgeschenken an verschiedene Personen. Dabei beobachte ich, wie die Personen reagieren. |
| 4 | Meine besonderen Leute | Meine besondere Person heißt... |
| 5 | Zuhören und Erzählen | (Regel nach Wahl) |
| 7 | Kontakt aufnehmen | Finde heraus, wie groß du bei der Geburt und bei der Einschulung warst. |
| 8 | Mein Körper und ich verändern sich | Was ich jetzt kann, was ich früher nicht konnte. |
| 10 | Die Atmungsorgane und das Rauchen | Findet heraus, warum Leute rauchen. |
| 11 | Igor sagt manchmal „Nein" | Ich sage „Nein", wenn ich nicht will. Ich begründe meine Meinung. |
| 12 | Manchmal möchte ich „Nein" sagen können | Ich verändere etwas in meinem Alltag. |
| 13 | Igor und ich möchten Verständnis für andere aufbringen | Ich bringe Verständnis für andere auf. |
| 14 | Wenn ich Angst habe | Ich denke mir einen eigenen Mutspruch aus. |
| 15 | So ein Stress! | Hier bin ich im Stress. |
| 16 | Ich schaff das schon! | Heute habe ich einen Anti-Stress-Tipp ausprobiert. |
| 19 | Wenn ich in Zukunft nicht mehr weiter weiß... | (Bearbeitung eines individuellen Problems) |

Zur Einführung kann den Kindern erklärt werden, dass sie von nun an ihre eigenen Detektive sind. Wie jeder Detektiv bekommen sie nun verschiedene Aufträge bestimmte Dinge, die mit den „Igel-Stunden" zu tun haben, zu beobachten oder herauszufinden. Um die Motivation der Kinder anzuregen sollte betont werden, dass alle Beobachtungen, die die Kinder bei der Erledigung ihrer Aufträge machen, sehr wichtig für die „Igel-Stunden" sind.

### Entspannungsteil

*Fantasiereisen*

Nach der Eröffnung und dem Besprechen der Hausaufgaben ist in jedem Abschnitt ein kurzer Entspannungsteil vorgesehen. Es handelt sich dabei meist um Fantasiereisen. Sie sprechen die Vorstellungskraft der Jungen und Mädchen an und werden von vielen Autoren (z. B. Friebel & Friebel, 1989; Krowatschek, 1994; E. Müller, 1983; D. Müller, 1994; U. Petermann, 1994; Preuschoff, 1996; Teml & Teml, 1995; Vopel, 1989) bei der Arbeit mit Kindern für sinnvoll gehalten. Fantasiereisen kommen nicht nur bei Stressbewältigungsprogrammen regelmäßig zum Einsatz, sondern eignen sich auch sehr gut um in Kindern Bilder und Vorstellungen entstehen zu lassen, die der Persönlichkeitsentwicklung förderlich sind (Steigerung von Selbstwertgefühl, Selbstvertrauen, etc.). Auf diesen Aspekt wurde bei der Gestaltung und Auswahl der Fantasiereisen für dieses Manual besonders geachtet. Darüber hinaus dienen sie der Herstellung von Ruhe (vor kognitivem und sozialem Lernen) und sind somit zur Vorbereitung von Gruppenarbeit bestens geeignet. Auch aktivere und motorisch unruhige Kinder werden von diesen Verfahren am ehesten angesprochen (Krowatschek, 1994).

*Abgestimmt auf die jeweilige Stunde*

Die Fantasiereisen sind thematisch auf die einzelnen Stunden abgestimmt, d. h. bei der Dimension Selbstwahrnehmung wurden Fantasiereisen gewählt, die das Empfinden für das eigene Selbst vertiefen; bei der Stunde zur Wahrnehmung enger Bezugspersonen erfüllt auch die Fantasiereise das Bedürfnis der Kinder nach einem persönlichen Vertrauten; bei den Stunden zum Körperbewusstsein kommen körperbezogene Reisen zum Einsatz; beim Standfestigkeitstraining wird in der Fantasiereise die Widerstandskraft der Kinder betont; bei Angst- und Stressbewältigung enthalten die Reisen Bewältigungsstrategien; usw.

*Methodische Hinweise*

Kindern, die noch keine Erfahrungen mit Entspannungsübungen haben, kann erklärt werden, dass man Entspannung braucht um Kraft zu tanken und sich stark zu fühlen. Überzeugend für Kinder wirkt auch das Argument, dass viele Sportler Fantasiereisen als „geistiges Training" durchführen um in ihren Wettkämpfen nicht zu aufgeregt und nervös zu sein.

Der Text der Fantasiereisen wird ruhig und gleichmäßig gesprochen. Fantasiereisen bleben Innenbilder der Kinder, somit ist es wichtig, jeweils genügend Zeit durch Pausen zu lassen, damit sich die Bilder entwickeln können. Um vor allem jüngere Kinder für Fantasiereisen zu öffnen, kann man als Erklärung heranziehen, dass diese Reise wie das Erzählen eines Märchens abläuft. Störgeräusche, die im Schulkontext immer wieder vorkommen, können in die Entspannung integriert werden. Auch Aufforderungen an einzelne, eventuell störende Kinder können in die Geschichte eingewoben werden.

Jede Fantasiereise sollte in ritualisierter Form beginnen und enden. Das heißt, dass die Kinder zunächst eine bestimmte Sitzhaltung einnehmen, die eine Entspannung ermöglicht („Droschkenkutscherhaltung", der Entspannung im Sitzen wird hier der Vorzug gegeben, da die Entspannungserfahrungen so besser auf den Alltag übertragen werden können). Dann spricht die Lehrkraft eine einleitende Instruktion. Am Ende der Fantasiereise werden die Kinder in die Realität des Klassenraumes zurückgeführt, durch allmähliches Lauterwerden der Stimme, dann durch die Aufforderung tief zu atmen, sich zu recken, zu strecken, sich zu bewegen, um hellwach und wieder ganz da zu sein.

*Rückmelderunde*

Insbesondere nach der ersten Fantasiereise sollte eine gründliche Aufarbeitung erfolgen. Es bietet sich an, eine Rückmelderunde durchzuführen, in der jedes Kind sagen kann, wie es die Entspannung empfunden oder was es gesehen hat. Nach Anregung von Krowatschek (1994) ist es förderlich, wenn die Lehrkraft dabei Blickkontakt mit dem Kind hält und sich anschließend für die Rückmeldung – egal wie kurz oder ausführlich sie war – bedankt. Dadurch fühlen sich die Kinder ernst genommen, und dies trägt zu einer langfristigen, positiven Bewertung der Fantasiereise durch die Kinder bei.

Besonders in den ersten Abschnitten, in denen eine Fantasiereise durchgeführt wird, muss keine vollständige Entspannung erreicht werden. Auch wenn Kinder zunächst angeben nichts gesehen oder gefühlt zu haben, ist das Ziel der Entspannung oftmals schon erreicht, wenn sie nur zugehört haben. Mit der Zeit können sich die Empfindungen der Kinder durchaus steigern, sie können sich die Reise bildhafter vorstellen oder werden vielleicht auch mutiger über das Gesehene zu sprechen.

*Kurzentspannung im Sitzen*

In den letzten beiden Stunden der Unterrichtseinheit wird die „Kurzentspannung im Sitzen“ eingeführt. Sie enthält keine Fantasiegeschichte, sondern lenkt die Konzentration auf die Kontaktpunkte, die man bei der vorgeschlagenen Sitzhaltung spürt. Nach einigen Wiederholungen im Klassenverband kann die Übung von den Kindern leicht selbst praktiziert werden. Bei einer fortlaufenden Einübung können die (Selbst-)Instruktionen immer weiter reduziert werden, sodass es z. B. ausreichen kann, an den festen Kontakt zwischen Füßen und Boden zu denken um entspannter zu werden. Diese Selbstinstruktion kann dann z. B. auch während des Stehens erfolgen. Bei fortgeschrittener Beherrschung kann dieses Verfahren daher sehr flexibel in den unterschiedlichsten Alltagssituationen eingesetzt werden und eignet sich somit als Standard-Entspannungsmethode.

Ein *Verzeichnis sämtlicher Fantasiereisen und Entspannungsübungen* findet sich auf Seite 5.

### Hauptthema

In diesem Teil des jeweiligen Abschnittes wird gezielt an einer der von der WHO vorgeschlagenen Dimensionen gearbeitet. Mit Hilfe kindgerechter Methoden wird in die jeweiligen Themen eingeführt. Zudem wird auf einen methodischen Abwechslungsreichtum der Übungen in jedem Abschnitt geachtet, sodass z. B. nach einer konzentrierten Stillarbeit ein Bewegungsspiel durchgeführt wird.

*Methodenvielfalt*

Außerdem werden die Kinder spielerisch an die Methode des Brainstormings und der Gruppendiskussion herangeführt. Diese werden vor allem zur Erarbeitung ganz neuer Themen verwandt. Allerdings endet die Bearbeitung des Themas meist nicht mit diesem bloßen Gespräch, sondern es wird vielmehr darauf geachtet, dass die Kinder die Inhalte im Anschluss an die eher theoretische Darstellung handlungsorientiert einüben. Dies geschieht häufig in Kleingruppen. Dabei hat es sich als hilfreich erwiesen die Kinder in Dreiergruppen einzuteilen, wobei stets zwei Kinder als Akteure fungieren und das dritte als Beobachter der Situation. Nach einer Weile werden dann die Beobachter- und Akteurrollen getauscht. Dies ist besonders wichtig, da so der Perspektivenwechsel der Kinder forciert wird und sie sich besser in verschiedene Rollen einfühlen können. Im Anschluss an diese Gruppenarbeit kann dann wiederum im Klassenverbund geklärt werden, was leicht oder schwierig umzusetzen war oder welche Gefühle die Kinder bei dieser Kleingruppenaktivität empfanden.

*Kleingruppenaktivitäten*

*Strukturierte Rollenspiele*

Darüber hinaus werden in diesem Manual auch möglichst oft *strukturierte Rollenspiele* vorgeschlagen. Diese Rollenspiele sind eine äußerst effiziente Methode zur Einübung und Erprobung neuer Verhaltensweisen und sollten daher einen breiteren Zeitraum einnehmen. Dabei sollten die einzelnen Rollenspiele kurz gehalten werden, damit möglichst viele Kinder teilnehmen können. Jedes Kind muss nach seinem Spiel eine kleine *Rückmeldung* von den anderen erhalten. Darin soll gesagt werden, was das Kind gut gemacht hat, und eventuell können Verbesserungsvorschläge gemacht werden. Ausführliche Anleitungen und Regeln zur Durchführung der Rollenspiele sind im Manual auf den Seiten 61 bis 64 zu finden.

*Rückmeldung*

### Gemeinsamer Abschluss

Jeder Abschnitt endet mit diesem Teil des Rituals. In Abhängigkeit vom jeweiligen Hauptthema beinhaltet der „gemeinsame Abschluss“ oft kleine Spiele, in denen das Stundenthema nochmals umgesetzt wird. Ansonsten werden an dieser Stelle auch Lieder vorgeschlagen.

*Positiv empfundene Aktivität am Ende*

Ziel dieses Teils ist es in jedem Fall, dass die Kinder den Abschnitt gemeinsam mit einer Aktivität beenden, die allen Spaß macht und nicht die Gefahr von Misserfolgen in sich birgt. Dadurch wird die Einheit und somit auch das gelernte Verhalten mit positiven Gefühlen gekoppelt. Dies ist insofern entscheidend, als positiv bewertete Inhalte der einzelnen Abschnitte im Alltag von den Kindern eher umgesetzt werden.

## 1.4 Elternarbeit

*Elternversammlung*

Um die Unterrichtseinheit wirkungsvoll durchzuführen, ist eine enge Zusammenarbeit mit den Eltern der Schülerinnen und Schüler der Klasse anzustreben. Spätestens wenn die Kinder die neuartige Hausaufgabe in Form der Detektivaufträge zu Hause verwenden oder zeigen, werden die Eltern auf dieses Projekt aufmerksam werden. Es erscheint allerdings sinnvoll, nicht erst auf die Reaktion der Eltern zu warten, sondern diese ganz bewusst in den Ablauf der Unterrichtseinheit zu involvieren. Dafür sollte auf jeden Fall im Voraus eine Elternversammlung stattfinden, auf der die Ziele und Inhalte der Unterrichtseinheit offen gelegt, kennen gelernt, geübt und diskutiert werden.
Die Erfahrung zeigt, dass Eltern in der Regel stark an Präventionskonzepten gelegen ist. Ein Elternbrief, der zu einer Einführungsveranstaltung einlädt, könnte wie folgt aussehen:

*Elternbrief*

Liebe Eltern,
im kommenden Schulhalbjahr wird unsere Klasse … und somit auch Ihr Kind an dem Projekt „Fit und stark fürs Leben" unter Leitung der Lehrerin teilnehmen.
Ziel des Projektes ist die Persönlichkeitsförderung von Kindern an den Grundschulen. Sie gilt u. a. als wirksames Mittel zur frühzeitigen Suchtprävention (Rauchen, Süßigkeiten, Fernsehen, Computerspiele usw.). Da bisherige Ansätze wie die reine Vermittlung von Informationen im Heimat- und Sachunterricht und warnende Abschreckung im Biologieunterricht wenig Wirkung auf Einstellung und Verhalten der Schülerinnen und Schüler zeigten, folgt dieses Programm den Empfehlungen der Weltgesundheitsorganisation (WHO), die die Arbeit an so genannten Life Skills (praktische Lebenskunde/-kompetenz) von Kindern fordert. Dabei soll es um die Verbesserung und Förderung der Fähigkeiten der Kinder in folgenden Punkten gehen:

1. Selbstwahrnehmung und Einfühlungsvermögen
2. Kommunikation
3. Körperbewusstsein und Informationsvermittlung
4. Standfestigkeit und kritisches Denken
5. Umgang mit Stress und negativen Emotionen
6. Problemlösen

Während einer ca. 20-stündigen Unterrichtseinheit werden die persönlichkeitsfördernden Elemente spielerisch eingeübt.
Wir bitten Sie bei diesem Projekt um Ihre Unterstützung. Genauere Informationen über die Inhalte und spielerischen Übungen erhalten Sie auf der nächsten Elternversammlung. (Termin …)

Mit freundlichen Grüßen

## 1.5 Das Spiralcurriculum

Persönlichkeitsförderung, wie sie das Projekt „Fit und stark fürs Leben" anstrebt, dient auch der Gesundheitsvorsorge, denn durch die Stärkung der Life Skills kann auch Suchtprävention (vergl. Kap. 1.1) betrieben werden. Langfristig kann so auch ein Beitrag zur Vorbeugung schwerwiegender, durch das Rauchen begünstigter gesundheitlicher Probleme wie Herz-Kreislauf-Erkrankungen und Krebs geleistet werden.
Darum wird dieses Projekt im Rahmen des 3. Aktionsplans „Europa gegen den Krebs" von der Europäischen Union gefördert. In Zusammenarbeit mit Dänemark wollen die Bildungs- und Kultusministerien der Länder Schleswig-Holstein und Mecklenburg-Vorpommern ein Spiralcurriculum erarbeiten, das die Persönlichkeitsförderung zum festen Bestandteil des Schulalltags macht und gleichzeitig konkrete Hilfen bei der Umsetzung im Unterricht gibt.
Es ist notwendig Life Skills bereits in jungen Jahren zu vermitteln. Nur so kann gewährleistet werden, dass Kinder und Jugendliche ihre psychosoziale Kompetenz stärken und mit gesunden und positiven Strategien ausgestattet werden, die sie zur Bewältigung bevorstehender Herausforderungen – wie den Umgang mit dem Angebot legaler und illegaler Suchtmittel – benötigen. Ein sich über viele Jahre erstreckendes Spiralcurriculum erscheint hier deshalb als besonders sinnvoll, weil es eine an die Entwicklung der Kinder und der Umweltbedingungen optimal angepasste Förderung ermöglicht. Das bedeutet, dass

a) immer die Themen behandelt und die Fertigkeiten vermittelt werden, die für den jeweiligen Lebensabschnitt des Kindes am relevantesten sind.
b) die Inhalte so gestaltet werden können, dass sie aufeinander aufbauen und in altersadäquater Form wiederholt werden können.

*Klasse 1/2: Primärpräventiv – substanzunspezifisch*

Die Umsetzung erfolgt in den ersten Jahren rein primärpräventiv und noch relativ substanzunspezifisch, d. h. nicht direkt auf das Rauchen bezogen. In den ersten zwei Klassenstufen wird die erste Phase des Spiralcurriculums durchlaufen, indem grundlegende soziale Fertigkeiten und Bewältigungsformen spielerisch erprobt und eingeübt werden. Daran schließt sich eine darauf aufbauende Unterrichtseinheit für die Klassenstufen 3 und 4 an. Die grundlegenden Life Skills werden nun auf eine der fortgeschrittenen psychosozialen Entwicklung der Kinder angepasste Weise weiter gefördert.
Danach folgen weitere Unterrichtseinheiten auch für die Klassenstufen 5 und 6 sowie 7 und 8. Da viele Jugendliche in diesem Alter bereits erste Erfahrungen mit dem Rauchen gemacht haben, müssen sich die in diesem Rahmen entwickelten Programme zunehmend konkreter mit dem Tabakkonsum beschäftigen. Dies geht über einen rein primärpräventiven Ansatz hinaus, denn nun soll vielmehr verhindert werden, dass sich das gelegentliche Probieren zu einem gewohnheitsmäßigen Verhalten entwickelt.
Schüler und Schülerinnen zu lebenskompetenten Persönlichkeiten zu erziehen ist eine Aufgabe, die nicht in einer Unterrichtseinheit erfüllt werden kann, sondern erwartet vielmehr Engagement über die gesamte Schulzeit hinweg. Dazu möchte das Spiralcurriculum „Fit und stark fürs Leben" einen kleinen Beitrag leisten.

## 1.6 Persönlichkeits- und Gesundheitsförderung in der Schule

*Internationale Ebene*

Gesundheitserziehung und Gesundheitsförderung in Schulen sind auf nationaler und internationaler Ebene seit längerem zunehmend in das Gesichtsfeld schulischer Entwicklung getreten. Auf internationaler Ebene hat die Weltgesundheitsorganisation (WHO) mit der „Ottawa-Charta" vom 21.11.1986 und den „Adelaide-Empfehlungen" vom 9.4.1988 eine globale Strategie zur Gesundheitsförderung und Angleichung der Gesundheitspolitik einschließlich der Präventionsmaßnahmen im Bildungsbereich eingeleitet.
Die „Ottawa-Charta" entwickelt ein neues Leitbild zur Gesundheitsförderung in der Schule, der Medizin und der Gesamtpolitik. Gemeinsam werden diese Institutionen beauftragt eine gesundheitsförderliche Lebenswelt für Kinder und Erwachsene zu schaffen. Ein wesentlicher Teil in der Aussage der „Ottawa-Charta" ist die Entwicklung der persönlichen Kompetenzen. So muss die allgemeine Schulbildung das Ziel haben Menschen zu befähigen selbst mit ihren körperlichen Signalen umzugehen und ihr eigenes Leben gesundheitsgerechter zu gestalten. Eine gezielte Institutionalisierung der Gesundheitsförderung wird inzwischen in vielen Lehrplänen der Länder und in Fortbildungsangeboten für Lehrerinnen und Lehrer deutlich. Gesundheitsförderung gehört somit zu den wesentlichen Aufgaben, auf die schulische Erziehung Einfluss nehmen muss.

*Bundesrepublik Deutschland*

1992 bereits wurde von der Kultusministerkonferenz der Bundesrepublik Deutschland eine gemeinsame inhaltliche Basis zur Gesundheitserziehung bzw. Gesundheitsförderung geschaffen: „Gesundheitsrelevante Einstellungen lassen sich nicht allein über die Informations- und Wissensvermittlung in Schulen anbahnen. Ganzheitliche Konzepte und die Einbeziehung zu verantwortlicher Selbstbestimmung erhalten in der Schule zunehmend Bedeutung. Gesundheitserziehung wird somit als Auftrag zur Förderung einer gesundheitlichen Lebensweise und Lebenswelt im Hinblick auf die physische, psychische und soziale Gesundheit verstanden." (Kultusministerkonferenz vom 5.–6.11.1992)
Gesundheitsfördernde Maßnahmen werden in Deutschland in den allgemein bildenden Schulen im Pflicht-, Wahlpflicht- und Wahlbereich eingebunden. Dabei hat die Gesundheitserziehung und -förderung folgende besondere Ziele:

*Ziele*

- Schülerinnen und Schülern sollen Kenntnisse und Fähigkeiten vermittelt werden, welche die Entwicklung einer gesundheitsfördernden Lebensweise unterstützen.
- Schülerinnen und Schüler sollen befähigt werden, gesundheitsfördernde Entscheidungen zu treffen und so Verantwortung für sich und ihre Umwelt zu übernehmen.

Die Persönlichkeitsförderung von Kindern und Jugendlichen kann somit als ein Beitrag zur modernen Gesundheitserziehung verstanden werden.

## 1.7 Zur Gliederung der Unterrichtsabschnitte

Die Unterrichtsvorschläge gliedern sich in 20 Abschnitte und greifen die von der WHO vorgeschlagenen Bereiche (Dimensionen) auf:

- Selbstwahrnehmung und Einfühlungsvermögen
- Umgang mit Stress und negativen Emotionen
- Kommunikation
- Kritisches, kreatives Denken
- Problemlösen

Zusätzlich ist die Dimension „Körperbewusstsein und Informationsvermittlung" enthalten. Einen weiteren Schwerpunkt bildet ein Standfestigkeitstraining.
Aus Zeitmangel wird es manchmal nicht möglich sein alle vorgeschlagenen Aktivitäten durchzuführen. Hier liegt es im Ermessen der Lehrkraft sich auf Übungen zu beschränken, die für die Umsetzung der Dimensionen und das Erreichen der formulierten Ziele am wesentlichsten erscheinen. Denkbar wäre es z. B. in manchen Stunden auf die Fantasiereise oder die Eröffnungs- oder Abschlussaktivität zu verzichten.

### Struktur der einzelnen Unterrichtsabschnitte

a) Auf einen Blick

*Übersichtliche Aufbereitung der Unterrichtsabschnitte*

Nach dem kindgerechten Titel wird auf der jeweils ersten Seite unter der Überschrift *Auf einen Blick* der Unterrichtsabschnitt vorgestellt. Als Raster dient die Gliederung in *Dimension, Ziele, Stundenüberblick, benötigtes Material, Vorbereitungen* und *zusätzliche Aktivitäten.*

*Dimension*
*Ziele*
*Stundenüberblick*

Unter der Beschreibung der jeweiligen Dimension findet man zunächst die spezifischen Ziele, die mit Hilfe der Inhalte dieses Abschnittes erreicht werden sollen. Außerdem wird ein Überblick über den vorgeschlagenen Ablauf des jeweiligen Abschnittes gegeben, in dem die Aktivitäten stichwortartig dargestellt sind. Der Ablauf richtet sich dabei nach einem Ritual, das zum einen für die Kinder den Verlauf der Unterrichtsabschnitte vorhersagbar macht und zum anderen auch der Lehrkraft zur besseren Strukturierung dient. In der Regel finden folgende Unterrichtsphasen statt:

- *Eröffnung* – Hier wird stets ein Lied, ein kurzes Spiel oder der Morgenkreis gewählt. Dabei wird zum einen auf genügend Abwechslungsreichtum, aber auch auf einen Bezug zur Stunde geachtet.
- *Besprechung der Hausaufgabe* – Falls ein Detektivauftrag zu bearbeiten war, erfolgt eine Darstellung und Besprechung der Ergebnisse im Sitzkreis.
- *Entspannungsteil* – Es kommen überwiegend Fantasiereisen zum Einsatz, die das Thema der jeweiligen Stunde aufgreifen und intensivieren.
- *Hauptthema* – Mit unterschiedlichen Medien wird das jeweilige Hauptthema der Stunde erarbeitet. Bewegung und Malen spielen als altersadäquate Ausdrucksformen eine große Rolle. Meistens wird das Hauptthema des vorangegangenen Abschnittes im folgenden Abschnitt noch einmal kurz aufgegriffen oder sogar auf eine andere Art wiederholt, damit eine ausreichende Konsolidierung im Gedächtnis erfolgen kann. Rollenspiele werden zur handlungorientierten Einübung neuer Verhaltensweisen möglichst oft eingesetzt.
- *Hausaufgabe* – Den Detektivauftrag sollen die Kinder bis zur nächsten Projektstunde „erledigen". Diese Aufträge dienen der weiteren Einübung neuer Verhaltensweisen und ihrer Übertragung in den Alltag.
- *Gemeinsamer Abschluss* – Dieser dient dem Ausklang des Abschnittes. In Abschnitten, die sehr konzentrierte Mitarbeit von den Kindern erforderten, wer-

den in diesem Bereich Spiele vorgeschlagen, die Bewegungskomponenten enthalten. Manchmal kann auch eine Diskussion über die Erfahrungen in diesem Abschnitt stattfinden. Auch eine Geschichte oder Übung, um ruhiger zu werden, kann in manchen Abschnitten sinnvoll sein.

*Material, Vorbereitungen und zusätzliche Aktivitäten*

Die erforderlichen Materialien sowie spezifische Vorbereitungen, die die Lehrkraft gegebenenfalls treffen muss, sind aufgelistet. Außerdem sind zusätzliche Aktivitäten aufgeführt, die über die im Überblick angegebenen Inhalte hinaus durchgeführt werden können.

b) Methodische Anregungen

Nach diesem groben Überblick wird unter der Überschrift *Methodische Anregungen* der Ablauf und die einzelnen Elemente des Abschnittes genauer erläutert. Neue Übungen werden konkret dargestellt, die Verwendung des beigefügten Materials wird ausführlich erklärt. Darüber hinaus werden Empfehlungen gegeben, wie einzelne Spiele erklärt und Diskussionen angeleitet werden können. Meist wird auch der Sinn der jeweiligen Übungen erläutert, damit die Auswahl transparent bleibt.

**Reihenfolge der Unterrichtsabschnitte**

*Eröffnungsstunde*
Abschnitt 1: Starke Kinder

*Selbstwahrnehmung und Einfühlungsvermögen*
Abschnitt 2: Das bin ich
Abschnitt 3: Wann ich mich gut fühle
Abschnitt 4: Meine besonderen Leute

*Kommunikation*
Abschnitt 5: Zuhören und Erzählen
Abschnitt 6: Sprache ohne Worte
Abschnitt 7: Kontakt aufnehmen

*Körperbewusstsein und Informationsvermittlung*
Abschnitt 8: Mein Körper und ich verändern sich
Abschnitt 9: In meinem Körper
Abschnitt 10: Die Atmungsorgane und das Rauchen

*Standfestigkeit/Kritisches Denken*
Abschnitt 11: Igor sagt manchmal „Nein“
Abschnitt 12: Manchmal möchte ich „Nein“ sagen können
Abschnitt 13: Igor und ich möchten Verständnis für andere aufbringen

*Umgang mit negativen Emotionen/Stressmanagement*
Abschnitt 14: Wenn ich Angst habe
Abschnitt 15: So ein Stress!
Abschnitt 16: Ich schaff das schon!

*Problemlösen*
Abschnitt 17: Wenn ich nicht weiter weiß
Abschnitt 18: Ich denke nach
Abschnitt 19: Wenn ich in Zukunft nicht mehr weiter weiß . . .

*Abschluss*
Abschnitt 20: Igelrallye

## 1.8 Bericht über die Erprobungsphase

### Evaluationsmethode

Um die Einhaltung der Zielvorgaben des Projekts „Fit und stark fürs Leben“ sicherzustellen, die Wirksamkeit der Maßnahmen zu prüfen und das Curriculum kontinuierlich zu verbessern, wurde eine fortlaufende Programmevaluation vorgenommen. Für jede Unterrichtseinheit wird in der Erprobungsphase sowohl eine Prozessevaluation als auch eine Ergebnisevaluation durchgeführt.

*Prozessevaluation*

Im Rahmen der Prozessevaluation für die Klassenstufen 3 und 4 sollte untersucht werden, wie die praktische Umsetzung des Programms in der Schule erfolgte, wie die Unterrichtseinheit von den durchführenden Lehrkräften beurteilt wurde und welche Kritikpunkte und Verbesserungsvorschläge bestanden.
Als Messinstrument diente der *Stundenbeurteilungsbogen für Lehrkräfte*. Auf diesem Bogen wurden von den Lehrkräften direkt im Anschluss an jede der zwanzig Unterrichtsabschnitte der Unterrichtsablauf, die Lern- und Übungsinhalte sowie die Arbeitsmaterialien auf verschiedenen Dimensionen beurteilt und ggf. gezielte Verbesserungsvorschläge gemacht. Darüber hinaus wurden während und nach Abschluss der Projektphase Treffen zum gegenseitigen Erfahrungsaustausch durchgeführt.

*Ergebnisevaluation*

Die Ergebnisevaluation sollte überprüfen, ob die Teilnahme an dem Programm zu Verbesserungen in den psychosozialen Kompetenzen der Schüler(innen) führt und ob sich positive Veränderungen im Rauchverhalten, der Rauchabsicht und bei Einstellungen und Wissen in Bezug auf das Rauchen ergeben. Hierzu wurden zwei anonymisierte Fragebögen eingesetzt:

*Lehrerfragebogen*

*(A) Lehrerfragebogen über das Verhalten von Kindern und Jugendlichen:* Dieser Fragebogen basiert auf der deutschen Version der „Teacher's Report Form“ (TRF, Achenbach, 1991; Achenbach & McConaughy, 1997; deutsche Fassung: Arbeitsgruppe Deutsche Child Behavior Checklist, 1993). Er erfasst das Urteil von Lehrkräften über Verhaltens- und emotionale Auffälligkeiten von Kindern und Jugendlichen. Es wurde eine reduzierte Version mit 87 Fragen eingesetzt, aus denen sechs Skalen gebildet werden können (z. B. aggressives Verhalten, Aufmerksamkeitsstörungen, sozialer Rückzug). Bei den Fragen handelt es sich um Beurteilungen wie z. B. „Das Kind stört andere Schüler“ oder „Das Kind ist schüchtern“, die auf einer Skala von 0–2 kodiert werden (0 = nicht zutreffend, 1 = etwas zutreffend, 2 = genau zutreffend). Die Bögen wurden von den durchführenden Lehrkräften für jedes Kind ausgefüllt.

*Schülerfragebogen*

*(B) Fragebogen für Schülerinnen und Schüler:* Dieser Fragebogen wurde entwickelt um sowohl den selbstberichteten Zigarettenkonsum der Schüler(innen) als auch Wissen, Einstellungen, Verhaltensintentionen und Handlungskompetenzen in Bezug auf das Rauchen zu erfassen. Weiterhin waren Fragen zum Körperbewusstsein, Klassenklima und zum Selbstwertgefühl enthalten. Um den Fragebogen für die überwiegend 9-jährigen Schüler(innen) so einfach wie möglich zu gestalten, sollten alle 62 Fragen entweder mit „stimmt“ oder „stimmt nicht“ beantwortet werden.

Zur statistischen Absicherung von Veränderungen auf den beiden Messinstrumenten wurden die Klassen, in denen das Projekt durchgeführt wurde (sog. Experimentalgruppe) mit Klassen ohne Projektteilnahme (sog. Kontrollgruppe) verglichen. In beiden Gruppen wurden die Fragebögen zweimal erhoben: zu Beginn und am Ende der Projektphase.

*Durchführung der Ergebnisevaluation*

| | 1. Messzeitpunkt: Februar '97 (Beginn der Projektphase) | 2. Messzeitpunkt: Juni '97 (Ende der Projektphase) |
|---|---|---|
| Experimentalgruppe | Fragebogen A + B | Fragebogen A + B |
| Kontrollgruppe | Fragebogen A + B | Fragebogen A + B |

*Stichprobe*

Insgesamt nahmen 69 Schulklassen mit 1142 Schülerinnen und Schülern aus Schleswig-Holstein, Dänemark/Nordschleswig und Mecklenburg-Vorpommern an der Erhebung teil, davon 35 als sogenannte Experimentalklassen mit Projektdurchführung und 34 als Kontrollklassen ohne Projektdurchführung. Für den Schülerfragebogen liegen vollständige Datensätze aus 30 Experimental- und 24 Kontrollklassen mit insgesamt 950 Kindern vor. Für den Lehrerfragebogen existieren vollständige Datensätze aus 31 Experimental- und 24 Kontrollklassen mit insgesamt 998 Kindern. Es handelte sich überwiegend um dritte Klassenstufen. Das Durchschnittsalter der Schüler(innen) zu Projektbeginn betrug 9,2 Jahre.
Die Auswahl der Klassen erfolgte auf freiwilliger Basis, d. h. nach der Kontaktierung der am Projekt interessierten Schulleiter wurden von den betreffenden Schulen Lehrkräfte ausgewählt, die sich zur Durchführung bereit erklärten. Knapp 40 % der Schüler(innen) dieser Klassen hatten bereits in Klassenstufe 2 am ersten Teil des Curriculums teilgenommen. Für die Kontrollstichprobe wurden so weit wie möglich Parallelklassen der Experimentalklassen ausgewählt.

*Durchführung*

Die durchführenden Lehrkräfte (in der Regel Klassenlehrerinnen bzw. -lehrer) nahmen an einer 2-tägigen Fortbildungsveranstaltung teil. Die Fortbildung umfasste zunächst eine theoretische Vermittlung wichtiger psychologischer Konstrukte, die den verschiedenen Dimensionen der Einheit zu Grunde liegen (u.a. Selbstwahrnehmung, Kommunikationsverhalten, Angst- und Stressbewältigung, Problemlösen) sowie die praktische Einübung der damit zusammenhängenden Unterrichtsaktivitäten (Durchführung von Entspannungsübungen, Rollenspielen, Gruppenspielen und -diskussionen etc.). Anschließend wurden die Unterrichtsabschnitte der Einheit vorgestellt und konkrete Durchführungshinweise gegeben. Schließlich wurde die Bearbeitung der Evaluationsfragebögen erläutert.
Die Durchführung des Projektunterrichtes erfolgte zwischen Februar und Juni 1997. Der Unterricht fand zumeist einmal wöchentlich statt, wobei das Curriculum in den normalen Stundenplan integriert wurde. Während der Durchführungsphase fand ein Zwischentreffen zur Supervision statt. Nach Beendigung der Projektphase erfolgte ein Treffen zum gegenseitigen Erfahrungsaustausch und zur Mitteilung der Evaluationsergebnisse.

## Ergebnisse der Prozessevaluation

*Umsetzung des Programms*

Aus den von 32 Lehrkräften vorliegenden Stundenbeurteilungsbögen konnte eine hohe Durchführungstreue abgeleitet werden. 72 % der Lehrkräfte führten alle vorgesehenen zwanzig Unterrichtsabschnitte durch. Die übrigen Lehrkräfte konnten durchschnittlich 90 % der Abschnitte durchführen. Nur eine Lehrkraft brach die Durchführung aus krankheitsbedingten Gründen vorzeitig ab.
Weiterhin sollten die Lehrkräfte für jeden einzelnen Unterrichtsabschnitt einschätzen, welcher Anteil der vorgesehenen Inhalte von ihnen umgesetzt werden konnte. Es konnten im Mittel 87 % der vorgeschlagenen Aktivitäten durchgeführt werden. Allerdings wurden durchschnittlich 1,5 Schulstunden pro Abschnitt benötigt.

*Mitarbeit der Schülerinnen und Schüler*

Das Engagement der Schüler(innen) wurde über eine Einschätzung des prozentualen Anteils der konzentriert und aktiv mitarbeitenden Kinder erfasst. Danach arbeiteten im Mittel 90 % der Schüler(innen) konzentriert mit und 87 % beteiligten sich aktiv an den Spielen und Übungen.

*Allgemeine Beurteilung der Unterrichtsabschnitte*

Auf einer fünfstufigen Skala („stimmt gar nicht“ bis „stimmt völlig“) sollten die Lehrkräfte verschiedene Dimensionen des Unterrichtsgeschehens beurteilen. Diese allgemeinen Einschätzungen fielen äußerst positiv aus (siehe Abbildung). Die Lehrkräfte führten fast ausnahmslos gern den Projektunterricht durch und waren in aller Regel davon überzeugt, dass er auch den Schülern(innen) Spaß machte sowie Gewinn bringend für sie war. Die in der Abbildung angegebenen Prozentwerte beziehen sich auf die beiden Antwortkategorien „stimmt eher“ und „stimmt völlig“, wobei sogar die meisten Antworten auf die Kategorie „stimmt völlig“ entfielen.

*Stundenbeurteilung durch die Lehrkräfte*

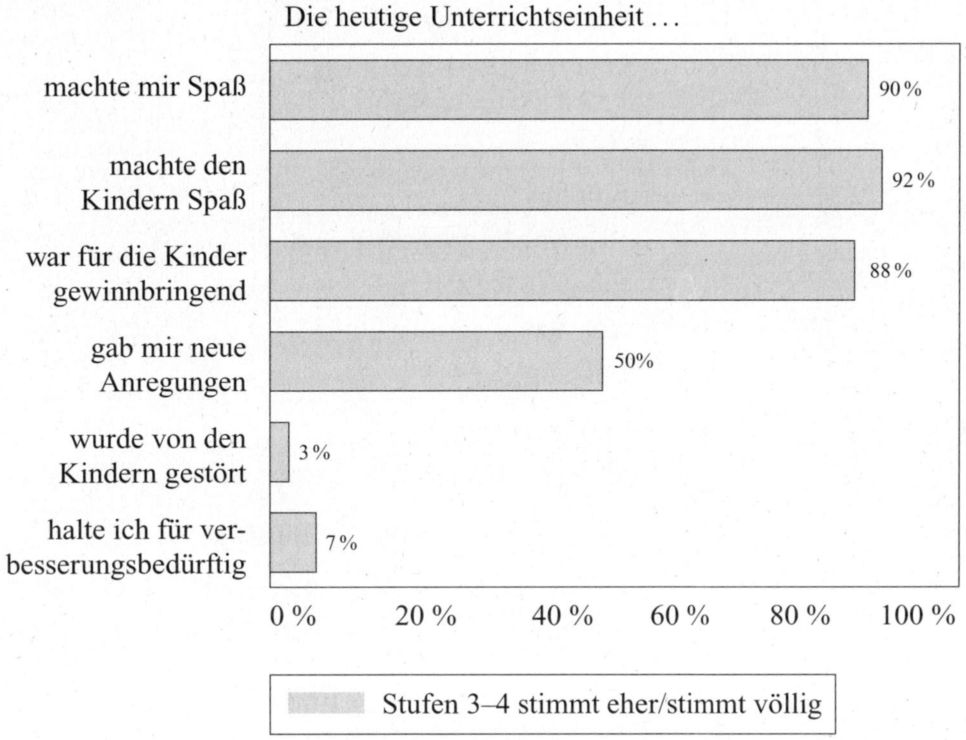


Nach Informationen der Lehrkräfte äußerten sich auch zahlreiche Eltern positiv über den Sinn und Nutzen des Curriculums. Viele Eltern beteiligten sich an den projektbezogenen „Hausaufgaben“ der Kinder, manche sogar an der Ausrichtung der feierlichen Abschlussstunden.

*Beurteilungen der Inhalte und Materialien*

Genauere Aufschlüsse über die Beurteilungen der Inhalte und Materialien der einzelnen Unterrichtsabschnitte vermittelt die auf der nächsten Seite folgenden Tabellen. Die Bewertungsskala reichte von 1 = sehr gut bis 5 = schlecht. Die über alle Abschnitte gemittelten Bewertungen liegen auf gleichmäßig hohem Niveau. Bei der lediglich durchschnittlichen Beurteilung der Zeitvorgaben muss berücksichtigt werden, dass auf Grund des Projektzeitplanes nur vier Monate zur Durchführung zur Verfügung standen. Für einen regulären Einsatz im Unterricht ist jedoch eine Streckung der Durchführung auf ein oder sogar zwei Jahre vorgesehen.

| | Bewertung |
|---|---|
| Praktikabilität | 1,6 |
| Altersangemessenheit | 1,4 |
| Zeitvorgaben | 3,2 |
| Arbeitsmaterialien | 1,6 |
| Übungsinhalte zur Zielerreichung | 1,6 |

Skala: 1 = sehr gut, 2 = eher gut, 3 = mittel, 4 = eher schlecht, 5 = schlecht

*Beurteilung der einzelnen Teile des Stundenrituals*

Ähnliche Ergebnisse ergab die Frage nach der Bewertung der einzelnen Teile des Stundenrituals. Alle Teile des Unterrichtsrituals erhielten im Durchschnitt gute bis sehr gute Bewertungen mit nur geringen Unterschieden zwischen den einzelnen Unterrichtsabschnitten.

| | Bewertung |
|---|---|
| Eröffnung | 1,5 |
| Hausaufgabenbesprechung | 1,8 |
| Entspannungsteil | 1,5 |
| Aktivitäten zum Hauptthema | 1,5 |
| Hausaufgabe | 1,6 |
| Gemeinsamer Abschluss | 1,5 |

Skala: 1 = sehr gut, 2 = eher gut, 3 = mittel, 4 = eher schlecht, 5 = schlecht

**Resultate der Ergebnisevaluation**

Im Rahmen der Ergebnisevaluation stellten die Lehrkräfte positive Effekte des Programms in Bezug auf das psychosoziale Verhalten der Schüler(innen) fest. Die Schüler(innen) der Experimentalgruppe zeigten im Vergleich mit der Kontrollgruppe auf drei der sechs Skalen des Lehrerfragebogens (TRF) statistisch signifikante Verbesserungen: bei ängstlich-depressiven Verhaltensweisen (Ängstlichkeit, Furchtsamkeit, Unterlegenheits- und Wertlosigkeitsgefühle), bei sozialen Problemen mit den Mitschülern und bei „delinquenten" Verhaltensweisen wie Lügen, Betrügen oder zu spät kommen.

*Signifikante Verbesserungen auf dem Fragebogen für Lehrkräfte*

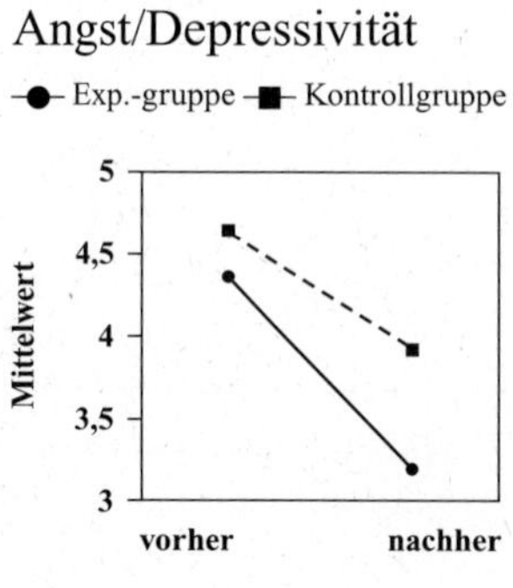


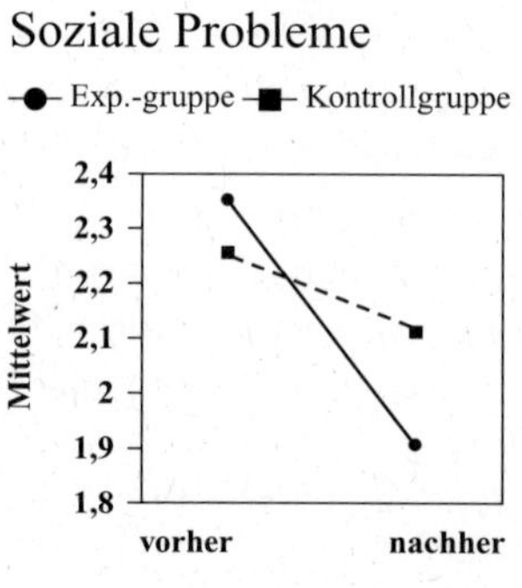


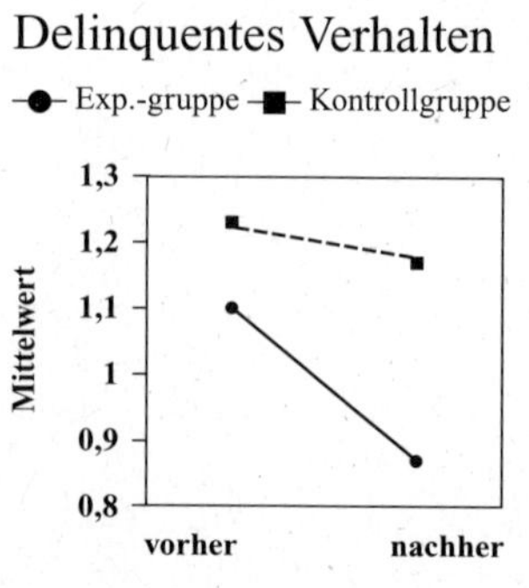

Auch in den Selbsteinschätzungen der Schüler(innen) zeigten sich statistisch signifikante Programmwirkungen. Bei den teilnehmenden Kindern verringerte sich sowohl der tatsächliche Zigarettenkonsum als auch die Absicht, in Zukunft zu rauchen. Die Aussage „Ich rauche ab und zu" bejahten vor Programmdurchführung 5,5 % der Schüler(innen), nachher nur noch 3,0 %. Dagegen stieg die Anzahl der gelegentlich rauchenden Schüler(innen) in der Kontrollgruppe von 4,3 % auf 5,7 %.

*Zigarettenkonsum und Rauchabsicht der Schüler(innen)*

„Ich rauche ab und zu"

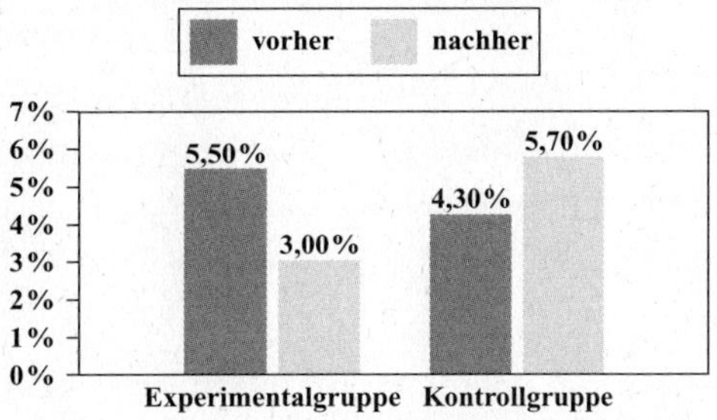


„Ich werde später bestimmt rauchen"

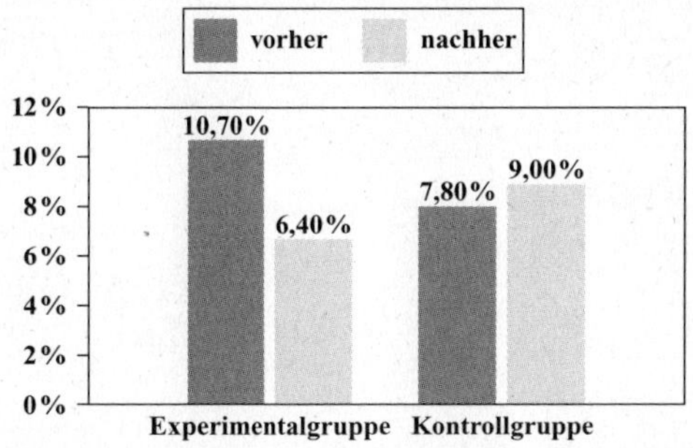


Darüber hinaus bekamen die teilnehmenden Schüler(innen) eine negativere Einstellung zum Rauchen und negativere Erwartungen in Bezug auf die Konsequenzen des Rauchens. Außerdem verbesserte sich ihr Körperbewusstsein.

Keine Veränderungen ergaben sich hinsichtlich der Wahrnehmung sozialer Normen bezüglich des Rauchens, des motivationalen Zustandes (Neugierde), des Klassenklimas und des Selbstwertgefühls.

## Fazit

Die Ergebnisse der Prozessevaluation belegen ein hohes Maß an Programmumsetzung und Durchführungstreue. Anhand mündlicher und schriftlicher Rückmeldungen der durchführenden Lehrkräfte kann dies zum einen auf die als sehr hilfreich empfundenen zweitägigen Fortbildungsseminare zurückgeführt werden. Zum anderen wurden die klare Strukturierung der Unterrichtseinheit, die detaillierten methodischen Vorschläge und die damit verbundene leichte Umsetzbarkeit der Unterrichtsaktivitäten besonders hervorgehoben. In den Bewertungen der Lehrkräfte spiegelte sich insgesamt eine hohe Akzeptanz des Curriculums wider. Die allgemeine Unterrichtsatmosphäre, die Themen und Inhalte der einzelnen Unterrichtsabschnitte, sowie die Arbeitsmaterialien und konkreten Übungsvorschläge erhielten durchgehend gute bis sehr gute Noten. Nach Aussagen der Lehrkräfte waren auch die Schüler(innen) von den „Igelstunden" in aller Regel begeistert.

Trotz dieser guten Ergebnisse bestand eine wichtige Aufgabe der Prozessevaluation darin, Verbesserungsvorschläge der Lehrkräfte zu erheben. Die auf den Beurteilungsbögen vermerkten Vorschläge konnten sehr Gewinn bringend bei der Überarbeitung der Unterrichtsabschnitte genutzt werden. Auf eine nachträgliche, radikale Kürzung der Unterrichtsabschnitte wurde allerdings verzichtet. Die Lehrkräfte benötigten zwar im Mittel 1,5 Stunden pro Abschnitt. Sie sprachen sich aber übereinstimmend gegen eine umfassende Kürzung der Abschnitte mit dem Argument aus, dass bei einer Ausdehnung der Durchführungsphase auf ein oder sogar zwei Schuljahre die Zeitproblematik zu vernachlässigen sei. Davon abgesehen wurde die Möglichkeit begrüßt, auch Auswahlmöglichkeiten zwischen verschiedenen Aktivitäten zu haben.

Von besonderem Interesse war auch die Frage, ob die Integration von Inhalten mit Bezug zum Thema Rauchen für Schüler(innen) ab der 3. Klassenstufe adäquat ist. Diese Frage kann aus Sicht der vorliegenden Ergebnisse bejaht werden. Anhand der Beurteilungsbögen zeichnete sich ab, dass diese substanzspezifischen Unterrichtsbausteine tendenziell sogar etwas positiver bewertet wurden als die anderen Stunden. Dieser Effekt konnte durch mündliche und schriftliche Auskünfte der Lehrkräfte erhärtet werden. Danach zeigten die (überwiegend 9-jährigen) Kinder ein starkes Interesse an den Informationen und Experimenten zur Vermittlung der vom Rauchen ausgehenden Gesundheitsgefahren. Die Erklärung hierfür wird darin gesehen, dass nicht auf Abschreckung gesetzt wird bzw. keine Hinweise auf die für Kinder uninteressanten Spätfolgen des Rauchens erfolgen. Statt dessen wird auf solche negative Effekte des Rauchens hingewiesen, die für Kinder unmittelbar einsichtig oder natürlicherweise abstoßend sind (z. B. Demonstration von braunen Verfärbungen und Gestank durch Trockendestillation einer Zigarette im Reagenzglas).

Die Ergebnisevaluation deutet darauf hin, dass das Programm einen positiven Einfluss auf die psychosozialen Kompetenzen der Kinder hat. Darüber hinaus können Effekte des Programms auf die Rauchabsicht, die Konsequenzerwartungen und Einstellungen in Bezug auf das Rauchen und den tatsächlichen Zigarettenkonsum belegt werden. Letzteres ist auf Grund des niedrigen Alters der untersuchten Stichprobe (9,2 Jahre!) von besonderer Relevanz für den Zeitpunkt des Einsatzes von Präventionsprogrammen. Es erscheint sowohl unter dem Aspekt der Rauchprävention als auch der Persönlichkeitsentwicklung sinnvoll mit dieser Form der Gesundheitsförderung bereits in der Grundschule zu beginnen.

# 1.9 Literatur

**Achenbach, T. M. (1991).** Manual for the teacher's report form and 1991 profile. Burlington, VT: University of Vermont Department of Psychiatry.

**Achenbach, T. M. & McConaughy (1997).** Empirically based assessment of child and adolescent psychopathology: practical applications. Developmental Clinical Psychology and Psychiatry, Vol. 13. Thousand Oaks, CA: Sage.

**Bandura, A. (1969).** Principles of behavior modification. New York: Holt, Rinehart & Wilson.

**Botvin, G. J., Baker, E., Dusenbury, L., Botvin, E. M. & Diaz, T. (1995).** Long-term follow-up results of a randomised drug abuse prevention trial in a white middle-class population. Journal of the American Medical Association, 273, 1106–1112.

**Botvin, G. J., Dusenbury, L., Baker, E., James-Ortiz, S., Botvin, E. M. & Kerner, J. (1992).** Smoking prevention among urban minority youth: Assessing effects on outcome and mediating variables. Health Psychology, 11, 290–299.

**Bruvold, W. H. (1993).** A meta-analysis of adolescent smoking prevention programs. American Journal of Public Health, 83, 872–880.

**Bühringer, G. (1994).** Aktuelle Konzepte zur Primärprävention des Substanzmissbrauchs mit Schwerpunkt „Schulische Prävention". In: Deutsche Hauptstelle gegen die Suchtgefahren (Hrsg.): Suchtprävention. Schriftenreihe zum Problem der Suchtgefahren, Bd. 36 (S. 55–64). Freiburg im Breisgau: Lambertus.

**Denis, A., Heynen, S. & Kröger, C. (1993).** Fortschreibung der Expertise zur Primärprävention des Substanzmissbrauchs. IFT-Berichte, Bd. 72, München.

**Dirks, S., Klein-Heßling, J. & Lohaus, A. (1993).** Programm zur Stressbewältigung im Grundschulalter. Westfälische Wilhelms-Universität Münster, Berichte aus dem Psychologischen Institut III.

**Döpfner, M. & Melchers, P. (1993).** Lehrerfragebogen über das Verhalten von Kindern und Jugendlichen. Deutsche Bearbeitung der Teacher's Report Form (TRF) der Child Behavior Checklist. Einführung und Anleitung zur Handauswertung, Köln: KJFD, Arbeitsgruppe Kinder-, Jugend- und Familiendiagnostik.

**Ellickson, P. L. & Bell R. M. (1990).** Drug prevention in junior high: A multi-site longitudinal test. Science, 247, 1299–1305.

**Friebel, S. & Friebel, V. (1989).** Entspannung für Kinder. Übungen zur Konzentration und gegen Ängste. Reinbek: Rowohlt.

**Glynn, T. J. (1989).** Essential elements of school based smoking prevention programs. Journal of School Health, 59, 181–188.

**Imber-Black, E. & Roberts, J. (1993).** Vertrauen und Geborgenheit. Familienrituale und alte Bräuche neu entdeckt. Düsseldorf: Econ Verlag.

**Jessor, R. & Jessor, S. L. (1977).** Problem behavior and psychosocial development. New York: Academic Press.

**Krowatschek, D. (1994).** Entspannung in der Schule. Dortmund: borgmann publishing.

**Künzel-Böhmer, J., Bühringer, G. & Janik-Konecny, T. (1993).** Expertise zur Primärprävention des Substanzmissbrauchs. Schriftenreihe des Bundesministeriums für Gesundheit, Bd. 20. Baden-Baden: Nomos Verlagsgesellschaft.

**Langer, S. (1979).** Philosophie auf neuem Wege. Das Symbol im Denken, im Ritus und in der Kunst. Mittenwald: Mäander Kunstverlag.

**Laux, L. (1983).** Psychologische Stresskonzeptionen. In: H. Thomae (Hrsg.): Enzyklopädie der Psychologie, Bd. 1 (S. 453–535). Göttingen: Hogrefe.

**Lazarus, R. S. & Averill, J. R. (1972).** Emotion and cognition: With special reference to anxiety. In: C. D. Spielberger (ed.): Anxiety: Current trends in theory and research, vol. 2 (p. 241–283). New York: Academic Press.

**Lazarus, R. S. & Launier, R. (1981).** Stressbezogene Transaktionen zwischen Person und Umwelt. In: J. R. Nitsch (Hrsg.): Stress. Theorien, Untersuchungen, Maßnahmen (S. 213–259). Bern: Huber.

**Leventhal, H. & Keeshan, P. (1993).** Promoting healthy alternatives to substance abuse. In: S. G. Millstein, A. C. Petersen & E.O. Nightingale (eds.): Promoting the health of adolescents. New directions for the twenty-first century (p. 260–284). New York: Oxford University Press.

**Lohaus, A. & Klein-Heßling, J. (1996).** Stress bei Kindern – Hilfen zur Bewältigung. Konzeptionierung und Erprobung eines Stressbewältigungstrainings für Kinder im Grundschulalter, Abschlussbericht zum Modellprojekt. Düsseldorf: Techniker Krankenkasse.

**Lopez, H. & Fuchs, R. (1990).** Rauchen. In: R. Schwarzer (Hrsg.): Gesundheitspsychologie (S. 185–197). Göttingen: Hogrefe.

**Meichenbaum, D.W. (1995).** Kognitive Verhaltensmodifikation, 2. Aufl. Weinheim: Psychologie Verlags Union.

**Meyer, H. (1980).** Leitfaden zur Unterrichtsvorbereitung. Frankfurt a. M.: Cornelsen Verlag Scriptor.

**Müller, D. (1994).** Fantasiereisen im Unterricht. Braunschweig: Westermann.

**Müller, E. (1983).** Du spürst unter deinen Füßen das Gras. Autogenes Training in Fantasie- und Märchenreisen. Frankfurt: Fischer.

**Petermann, U. (1994).** Materialien zu Imaginationsverfahren für Kinder. In: F. Petermann & D. Vaitl (Hrsg.): Handbuch der Entspannungsverfahren, Bd. 2: Anwendungen. Weinheim: Psychologie Verlags Union.

**Petermann, F. & Petermann U. (1995).** Training mit aggressiven Kindern, 7. Aufl. Weinheim: Psychologie Verlags Union.

**Petermann, F. & Petermann U. (1996).** Training mit Jugendlichen, 5. Aufl. Weinheim: Psychologie Verlags Union.

**Petermann, U. & Petermann, F. (1994).** Training mit sozial unsicheren Kindern, 5. Aufl. Weinheim: Psychologie Verlags Union.

**Preuschoff, G. (1996).** Kinder zur Stille führen. Meditative Spiele, Geschichten und Übungen. Freiburg: Herder.

**Ross, J. R., Saavedra, P. S., Shur, G. H., Winters, F. & Felner, R. D. (1992).** The effectiveness of an after-school programm for primary grade latchkey students on precursors of substance abuse. Journal of Community Psychology, OSAP Special Issue, 22–38.

**Shure, M. B. & Spivack, G. (1988).** Interpersonal cognitive problem solving. In: R. H. Price, E. L. Cowen, R. P. Lorion & J. Ramos-McKay (eds.): 14 ounces of prevention. A casebook for practitioners, reprint 1994 (p. 69–82). Washington: American Psychological Association.

**Steffensky, F. (1994).** Rituale als Lebensinszenierungen. Pädagogik, 46, 56.

**Swisher, J. D. & Hu, T.-W. (1983).** Alternatives to drug abuse: Some are and some are not. National Institute on Drug Abuse Research Monograph Series, 47, 141–153.

**TACADE, The Advisory Council on Alcohol and Drug Education (1990).** Skills for the primary school child, 2. Ed.

**Teml, H. & Teml, H. (1995)**. Komm mit zum Regenbogen: Fantasiereisen für Kinder und Jugendliche; Entspannung, Lernförderung, Persönlichkeitsentwicklung, 5. Aufl. Linz: Veritas.

**Tobler, N. S. (1986).** Meta-analysis of 143 adolescent drug prevention programs: Quantitative outcome results of program participants compared to a control or comparison group. The Journal of Drug Issues, 16, 537–567.

**Vartiainen, E., Tossavainen, K., Koskela, K. & Korhonen, H. J. (1994).** Smoking prevention in youth. In: L. J. Filer jr., R. M. Lauer & R.V. Luepker (Eds.): Prevention of atherosclerosis and hypertension beginning in youth (p. 264–272). USA: Lea & Febinger.

**Vopel, K. (1989).** Im Wunderland der Fantasie. Kinder ohne Stress, Band 2. Hamburg: Iskopress.

**WHO (1994a).** Life skills education in schools, parts 1 and 2. Geneva: WHO, Divison of Mental Health.

**WHO (1994b).** "Life Skills". Praktische Lebenskunde – Rundschreiben. Zusammenfassung der englischen "Skills for Life Newsletter" No. 1–3. Geneva: WHO, Divison of Mental Health.

**WHO (1994c).** Training workshops for the development and implementation of life skill programmes: Part 3 of the document on life skills education in schools. Geneva: WHO, Divison of Mental Health.

# 2 Unterrichtsabschnitte

## 2.1 Starke Kinder

**Auf einen Blick**

*Ziele*

- in die Inhalte und Rituale der Unterrichtseinheit einführen
- Vertrautheit und Vorhersehbarkeit schaffen
- die Kinder zur aktiven Mitarbeit motivieren

**Stundenüberblick**

1. **Eröffnung:** Einführung
2. **Entspannungsteil:** Einführung, erste Atemübung
3. **Hauptthema:** Erarbeiten von Gruppenregeln, Erstellen und Unterzeichnen des Vertrages
4. **Gemeinsamer Abschluss:** Lied hören bzw. singen („Lass doch den Kopf nicht hängen")

*Benötigtes Material*

- Atemübungen
- Gummibänder
- Bilder für Gruppenregeln und Vertrag (KV 1–7)
- großer Bogen Papier oder Pappe, Klebstoff, Malstifte
- Lied „Lass doch den Kopf nicht hängen"
- evtl. Musikkassette mit Lied „Lass doch den Kopf nicht hängen"

*Vorbereitungen*

- Atemübung lernen
- Bilder für Vertragsregeln auf gewünschtes Format vergrößern
- evtl. eigene Symbole für zusätzliche Regeln entwerfen
- evtl. einen fertigen Vertrag für jedes Kind kopieren
- Liedtext kopieren, Lied evtl. einüben

*Zusätzliche Aktivitäten*

- Basteln einer *Igor-Igel-Hand- oder -Fingerpuppe* (KV 8) im Werkunterricht oder unter Mithilfe der Eltern. Bei Verwendung als Handpuppe ist die Vorlage zu vergrößern. Die Puppen können als Maskottchen mit nach Hause genommen werden bzw. im Unterricht Verwendung finden (Puppenspiele)
- *„Igor-im-Versteck-Tastkiste":* Igelfiguren aus verschiedenen Materialien und Formen als Vorstellung ertasten lassen
- jedes Kind gestaltet seinen *eigenen Vertrag* (auf DIN-A3-Papier)
- die Kinder unterschreiben mit einem *Fingerabdruck*
- *andere Lieder* zum Thema Stärke/Persönlichkeitsförderung singen (z. B. „Starke Kinder", Text siehe „Fit und stark fürs Leben 1/2", S. 41ff.)

**Methodische Anregungen**

***1. Eröffnung***

In der heutigen Eröffnungsstunde sollte zunächst eine altersgerechte Aufklärung der Kinder über die allgemeinen Ziele des Fit-und-stark-fürs-Leben-Programmes erfolgen. Es kann z. B. erklärt werden, dass

- sie lernen werden mit schwierigen Dingen im Alltag besser umzugehen
- sie lernen werden sich mit anderen Kindern besser zu vertragen
- sie über sich selbst und ihren Körper interessante Dinge erfahren werden
- die Gefahren des Zigarettenrauchens behandelt werden
- viele neue Gruppenspiele durchgeführt werden.

Um den Kindern ein Gefühl der Vertrautheit und Vorhersehbarkeit zu vermitteln, kann das Unterrichtsmaterial offengelegt werden.

2. Entspannungsteil

Da die Entspannung ein fester Bestandteil des Unterrichtsrituals ist, sollte bereits an dieser Stelle eine konkrete Einstiegsübung durchgeführt werden.
Es kann erkärt werden, dass die Entspannungsübungen ein regelmäßiger Teil des Unterrichts sein werden und dazu dienen sich wohl zu fühlen und das Lernen zu erleichtern. Die Begriffe Anspannung – Entspannung können mit Hilfe eines *Gummibandes* illustriert werden. Die Kinder können einige Situationen nennen, in denen sie vielleicht Entspannung gebrauchen könnten (beim Zahnarzt, wenn man nicht einschlafen kann, bei einer Klassenarbeit...).

*Atemübung oder Fantasiereise*

Zum Einstieg wird eine *Atemübung* vorgeschlagen (siehe unten), die schon einige Fantasieelemente enthält. Die Wahrnehmung der Atmung ist ein grundlegender Baustein aller Entspannungsverfahren und bietet auch Kindern, die noch keine Erfahrung mit Entspannungstechniken haben, einen guten Zugang. (Später werden überwiegend Fantasiereisen durchgeführt.)

*Methodische Hinweise zur Atemübung*

Die Atmung steht in sehr engem Zusammenhang mit der körperlichen und psychischen Befindlichkeit. In Stresssituationen „bleibt einem die Luft weg", wenn einem „der Atem ausgeht" muss man aufgeben.
Der häufigste und in der Regel unbewusste Fehler beim Atmen ist ein zu flaches Atmen in den Brustraum hinein. Dies führt zu einem Gefühl der Anspannung; man schnürt sich gewissermaßen selbst „die Luft ab". Entspanntes bzw. entspannendes Atmen findet in Richtung Bauchraum statt (man hat einen „langen Atem"). Die Bauchatmung lässt sich leicht durch Handauflegen kontrollieren: Wenn sich die Bauchdecke regelmäßig hebt und senkt und der Brustkorb weitgehend unbewegt bleibt, atmet man entspannt. Das bewusste, langsame und kontrollierte Ausatmen, wie es in der folgenden Übung mit der Vorstellung der „Pusteblume" realisiert wird, ist ebenfalls eine wichtige Atemtechnik. Sie kann z. B. zum Abbau erhöhter physiologischer Erregung eingesetzt werden.

*Sprechtext*

## Atmung beobachten – richtiges Atmen

*Die Lehrkraft sitzt mit den Kindern im Kreis (Alternative: auf Decken legen).*

Wenn man richtig atmet, holt man sich Kraft und Energie aus der Luft. Man braucht sich dabei gar nicht anzustrengen, der Atem kommt und geht ganz von selbst.

Setzt euch bequem hin. Wir legen nun unsere Hände locker auf die Oberschenkel. Wer mag, kann versuchen bei der Übung die Augen zu schließen. Dann könnt ihr noch besser auf euren Atem achten und entspannen.

Wir achten nun auf unseren Atem. Wir beobachten, wie unser Atem ganz von selbst kommt und geht (...). Wir müssen gar nichts tun. Der Atem kommt und geht von selbst (...).

Wir legen nun eine Hand auf den Bauch (. . .). Wir spüren die Bewegung beim Atmen (. . .). Bei jedem Einatmen hebt sich die Bauchdecke ein wenig, bei jedem Ausatmen senkt sie sich (. . .).

Horcht auf das leise Geräusch, das ihr beim Ein- und Ausatmen macht (. . .). Wir genießen das gleichmäßige Ein- und Ausatmen. Der Atem kommt und geht von selbst wie die Wellen des Meeres: auf und ab, ein und aus (. . .).

Wir stellen uns nun vor, dass wir eine Pusteblume in der Hand halten (entsprechende Handhaltung einnehmen). Wir versuchen nun ganz vorsichtig die kleinen, weißen „Fallschirme" der Blüte wegzublasen, mit spitzem Mund, damit sie lange in der Luft bleiben (. . .).

Nun atmen wir normal weiter. Wir legen wieder eine Hand auf den Bauch und zählen 10 Atemzüge innerlich mit (. . .).

Jetzt atmen wir etwas tiefer ein und aus (. . .). Wir bewegen unsere Finger, strecken die Arme und räkeln uns (ggf.: und öffnen die Augen).

Kinder, die schon in der ersten oder zweiten Klasse umfangreiche Erfahrungen mit Entspannungsübungen gesammelt haben, können auch direkt mit Fantasiereisen beginnen. Auf Seite 5 befindet sich ein *Verzeichnis sämtlicher Übungen.*

*Rückmeldung*

Nach der Übung gibt jedes Kind eine kurze *Rückmeldung* auf die zentralen Fragen „Wie war die Übung für dich?" und „Wie fühlst du dich jetzt?". Hierbei ist es wichtig mit dem Kind Blickkontakt zu halten und die Antworten nicht zu kommentieren. Ein kurzes freundliches „Danke" fördert die Redebereitschaft der Kinder.

***3. Hauptthema***

Für die Kinder, die das Programm noch nicht kennen, erfolgt nun die erste Vorstellung von *Igor Igel.* Mit „Fit-und-stark-fürs-Leben"-erfahrenen Kindern sollte das heutige Hauptthema abgewandelt werden (z. B. Auffrischen der Klassenregeln, darüber hinaus aber Durchführung einer anderen Aktivität). Igor Igel begleitet die Kinder wieder durch das gesamte Programm. In dieser ersten Stunde hilft er beim

*Klassenregeln*

Lernen der *Regeln,* die in den Unterrichtssunden gelten sollen. Die durch Igor Igel veranschaulichten Regeln können durch andere Regeln, die in dieser Klasse besonders wichtig erscheinen, ergänzt oder ersetzt werden.

*Vertrag*

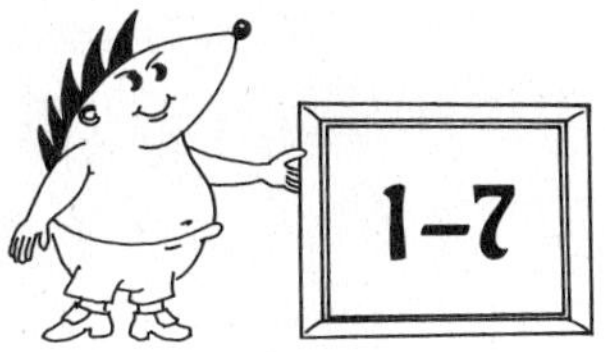


Nach dem gemeinsamen Erarbeiten der Gruppenregeln werden die Regel-Bilder auf ein großes Plakat geklebt. Dieses stellt den *Vertrag* dar, der von nun an für alle gilt. Dabei kann erklärt werden, was ein Vertrag ist und welche Folgen daraus entstehen. Es empfiehlt sich von Anfang an Absprachen mit den Kindern darüber zu treffen, wie mit Regelverstößen umgegangen werden soll. In der Anfangsphase ist natürlich vor allem Lob für das erfolgreiche Einhalten der Regeln wichtig.
Alle Kinder sollen auf dem Vertragsplakat unterschreiben. Durch einen symbolischen Händedruck wird der Vertrag besiegelt. Hierzu bildet die Lehrkraft mit den Kindern einen großen Kreis und alle fassen sich gegenseitig an den Händen. Die Lehrkraft „startet" den Händedruck in eine Richtung, und die Kinder lassen ihn ringsum wandern. Anschließend wird das Plakat gut sichtbar aufgehängt. *Dieses Vertragsplakat sollte während der gesamten Dauer aller Unterrichtseinheiten zu sehen sein. Die Lehrkräfte sollten die Kinder immer wieder auf die Regeln aufmerksam machen.* Zusätzlich kann jedem Kind eine Kopie eines vorgefertigten Vertrages mit allen Regeln feierlich überreicht werden.
Es ist von Vorteil den Vertrag auch den anderen Fach- und Klassenlehrern und -lehrerinnen vorzustellen. Falls sich das gesamte Kollegium über die Regeln einigen kann, müssen sich die Kinder nicht mehr Stunde für Stunde auf andere Regeln einstellen. Wenn die Regeln am nächsten Elternabend den Eltern vorgestellt werden, kann der Geltungsbereich der Regeln noch erweitert werden.

*Beispiel für die Gestaltung des Vertrages (KV 1–7)*

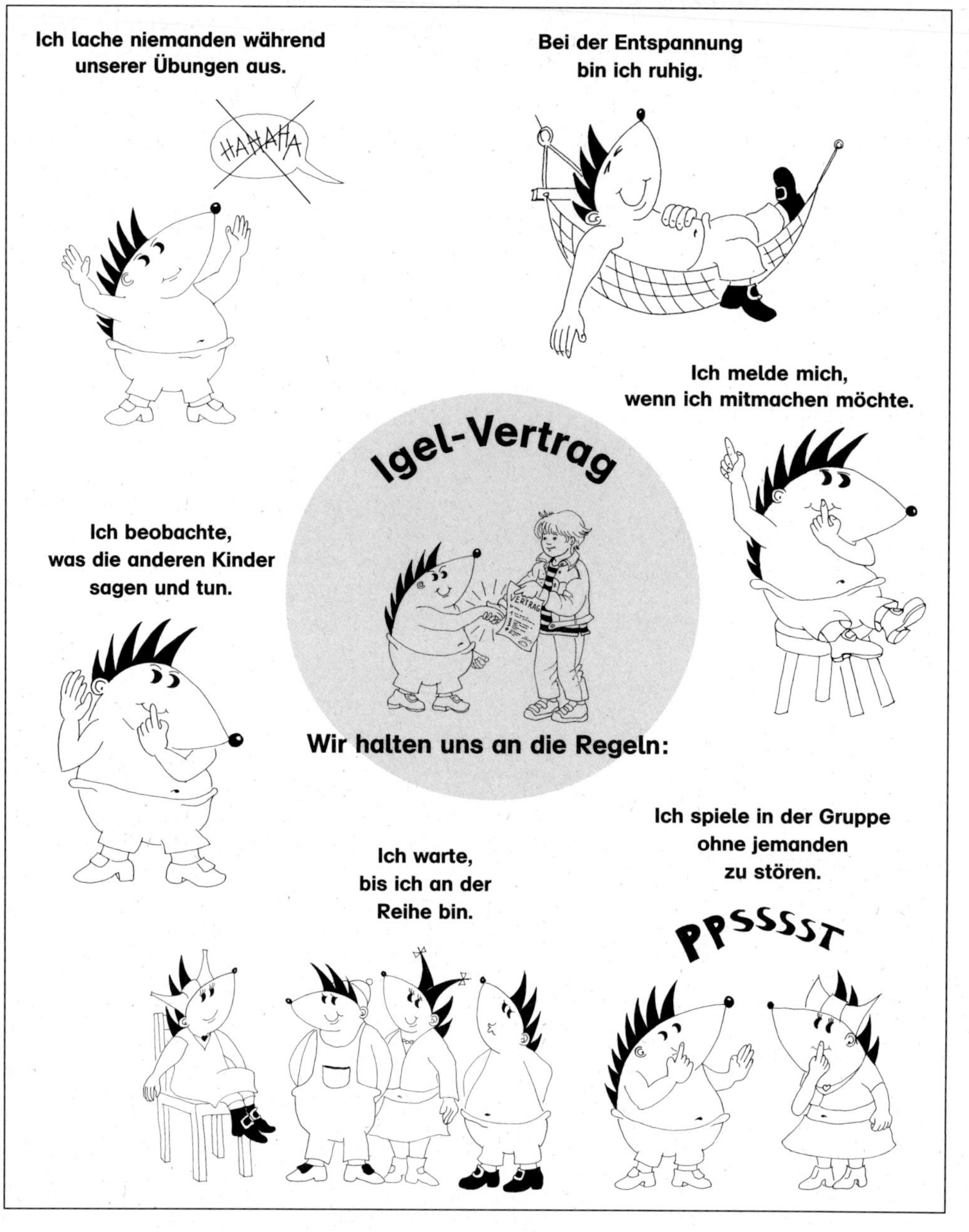
Ich lache niemanden während unserer Übungen aus.
HAHAHA
Bei der Entspannung bin ich ruhig.
Ich melde mich, wenn ich mitmachen möchte.
Igel-Vertrag
Ich beobachte, was die anderen Kinder sagen und tun.
Wir halten uns an die Regeln:
Ich spiele in der Gruppe ohne jemanden zu stören.
Ich warte, bis ich an der Reihe bin.
PPSSSST

***4. Gemeinsamer Abschluss***

Zum Ausklang des heutigen Abschnittes wird das Lied *„Lass doch den Kopf nicht hängen“* gesungen. Verteilen Sie den Liedtext (S. 43) und animieren Sie die Kinder zum Mitsingen – eine Begleitung auf einem Instrument wäre wünschenswert. Das Lied hat eine sehr eingängige, einfache Melodie und soll u. a. zur Bildung positiver Assoziationen mit dem „Fit-und-stark-fürs-Leben“-Programm beitragen. Eine Besprechung des Textes kann zu einem späteren Zeitpunkt erfolgen.

*Evtl. zusätzliche Lieder singen*

Zusätzlich können mit den Kindern auch noch andere Lieder zum Thema Stärke und Persönlichkeitsförderung gesungen werden, z. B. „Starke Kinder“ von Rolf Zuckowski (vgl. „Fit und stark fürs Leben“, 1. und 2. Schuljahr, Ernst Klett Grundschulverlag, Leipzig 1998, S. 41–43).

*Lied*

**Lass doch den Kopf nicht hängen** (Musik: Amerikanisches Volkslied „Tom Dooley“)

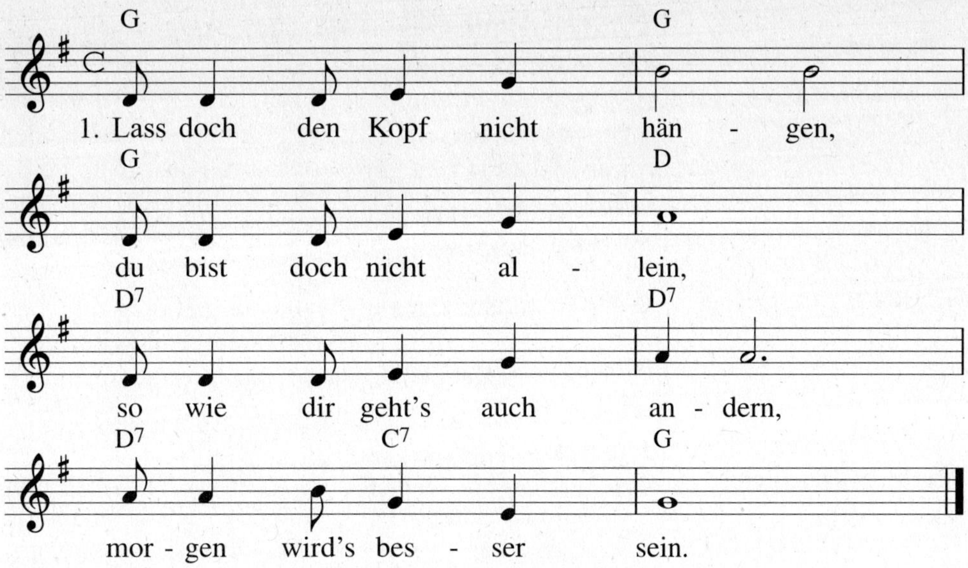


1 Refr.:
Lass doch den Kopf nicht hängen,
du bist doch nicht allein,
so wie dir geht's auch andern,
morgen wird's besser sein.

2. Geht dir mal was daneben,
hast du mal Pech statt Glück,
glaub nicht, das wird so bleiben,
schau vorwärts, nicht zurück.

Refr.:
Lass doch den Kopf nicht hängen …

3. Hast du mal Krach mit Freunden
und mit den Eltern Streit,
erst noch mal drüber reden,
vielleicht war's nicht so gemeint.

Refr.:
Lass doch den Kopf nicht hängen …

4. Fühlst du dich ganz alleine,
denkst, dass dich keiner mag,
hol dir doch ein paar Freunde,
das wird ein schöner Tag!

Refr.:
Lass doch den Kopf nicht hängen …

5. Bist du so richtig wütend,
stampf erst mal kräftig auf,
denke, bevor du handelst,
dann bist du richtig (gut) drauf.

Refr.:
Lass doch den Kopf nicht hängen …

6. Hast du mal Stress im Leben,
lässt dir das keine Ruh',
denk starke Kinder schaffen das,
und du gehörst dazu!

Refr.:
Lass doch den Kopf nicht hängen …

(Dt. Textstrophen 1–3 in: Freche Lieder – Liebe Lieder, Herausgegeben von Jürgen Schöntges, © BücherGilde Gutenberg, Frankfurt am Main und Wien 1987)

## 2.2 Das bin ich!

**Auf einen Blick**

*Dimension*

Angestrebt wird in diesem Bereich ein differenziertes und reflektiertes Bild von der eigenen Person. Dies setzt Kenntnisse der eigenen Stärken und Schwächen voraus, aber auch ein gewisses Maß an positivem Selbstwertgefühl und Vertrauen in die eigenen Fähigkeiten. Darüber hinaus sollen Interessen, Motive und Empfindungen der Mitmenschen erkannt und berücksichtigt werden.

*Ziele*

- sich mit der eigenen Person beschäftigen
- eigene besondere Merkmale und Fähigkeiten erkennen
- besseres Kennenlernen der Kinder untereinander

**Stundenüberblick**

1. **Eröffnung:** Lied singen („Lass doch den Kopf nicht hängen“)
2. **Entspannungsteil:** Atemübung
3. **Hauptthema:** Das bin ich! (Umrisszeichnungen)
4. **Gemeinsamer Abschluss:** Aufhängen der „Das bin ich!“-Bilder
   Diskussion
5. **Hausaufgabe:** persönlicher „Schatz“
   Ich-bin-fit-Buch

*Benötigtes Material*

- Lied „Lass doch den Kopf nicht hängen“
- evtl. Musikkassette
- Atemübung
- Tapetenrollen
- Wachsmalstifte, Wachsblöcke
- Deckblatt für das „Ich-bin-fit-Buch“ (KV 9)

*Vorbereitungen*

- Materialien besorgen und vorbereiten

*Zusätzliche Aktivitäten*

- *Mein Lieblingsplatz:* Zwei bis drei Kinder beschreiben sich gegenseitig ihren Lieblingsplatz (z. B. ein Sessel zu Hause, unter einem bestimmten Baum). Sie schildern, was sie von dort sehen können, wie es dort riecht, welche Geräusche sie hören, ob es warm oder kalt ist, was sie dort manchmal denken, usw. Zusätzlich kann danach in Kleingruppen vom Lieblingsplatz des jeweiligen Partners berichtet werden und die anderen Kinder versuchen bei geschlossenen Augen alles genau nachzuerleben.
- *Eigenschaften schenken:* Jedes Kind fertigt etwa drei Zettel an, auf die es Eigenschaftswörter (lieb, nett, cool, stark, ...) schreibt. Dann schenken alle einander die Zettel. Eigenschaften, die man nicht haben will, können abgelehnt werden. Anschließend Diskussion (Eigenbild – Fremdbild, worüber freust du dich – worüber ärgerst du dich?).

**Methodische Anregungen**

***1. Eröffnung***

Als Einführung für diese Stunde wird wiederum das Lied *„Lass doch den Kopf nicht hängen"* gesungen, mit dem die Unterrichtseinheit „Fit-und-stark-fürs-Leben" assoziiert werden soll.
Anschließend sollte noch einmal auf die in dieser Stunde geltenden Regeln (auf das Plakat verweisen) und auf das Stundenritual hingewiesen werden. Gerade in den Anfangsstunden ist es wichtig, die Kinder für die Einhaltung der Regeln zu loben.

***2. Entspannungsteil***

*Atemübung*

Es kann noch einmal die *Atemübung* aus der ersten Stunde durchgeführt werden (siehe S. 40). Dies schafft Vertrautheit. Außerdem wird die Durchführung von Atemübungen so eingeübt und automatisiert. Dies ist für die Hinführung zu komplexeren Entspannungsübungen wichtig. Die Kinder sollten ggf. erneut ermuntert werden, bei der Übung die Augen zu schließen. Für Kinder, die mit Entspannung vertraut sind, kann die Lehrkraft eine geeignte Fantasiereise auswählen (siehe auch im Verzeichnis der Entspannungsübungen, S. 5).

*Rückmeldung*

Anschließend beschreibt wieder jedes Kind, wie es die Übung empfand und wie es sich jetzt fühlt, um die Verbalisierung von Gefühlen zu üben und den Erfolg der Übung zu überprüfen. Ein kurzes „Danke" signalisiert dem Kind, dass seine Rückmeldung wichtig genommen wird.

***3. Hauptthema***

Die nun folgende Aufgabe *„Das bin ich!"* dient dem Einstieg in die Beschäftigung mit der eigenen Person, der gegenseitigen Vorstellung und der Vertrauensbildung unter den Kindern. Es sollte angekündigt werden, dass es in dieser Übung darum geht über sich selbst und seine besonderen Eigenschaften nachzudenken.

*Umrisszeichnungen anfertigen*

Die Aufgabe besteht darin, dass die Kinder in Paaren lebensgroße *Umrisszeichnungen* von sich anfertigen sollen. Die Paarbildung wird den Kindern überlassen, da es bei dieser Übung wichtig ist, dass die Kinder bereits ein gewisses Maß an Vertrauen füreinander aufbringen. Nun legt sich jeweils ein Kind auf einen großen Bogen Papier (Tapetenrollen oder Ähnliches). Das andere Kind malt dann mit einem kräftigen Stift (Wachsstifte) den Körperumriss nach. Danach wird gewechselt.
Anschließend versieht jedes Kind sein Bild mit seinem Namen, malt sein Bild evtl. noch ein wenig aus (z. B. mit Wachsblöcken, Achtung, kann sehr zeitintensiv werden!) und zeichnet oder schreibt einige Dinge hinzu, die es gut kann (z. B. Radfahren, Inline-Skating, Lesen, Zuhören, nett sein, usw.). Die Paare tauschen sich über ihre Bilder aus, stellen Besonderheiten fest, erklären sich gegenseitig ihre Ergänzungen, usw.

*Vorschläge für eine verkürzte Übung*

Da diese Aufgabe u. U. mehrere Stunden in Anspruch nimmt, können die Malarbeiten evtl. auch in den Kunstunterricht verlagert werden. Ansonsten sollte man bei Zeitmangel eine *verkürzte Übung* durchführen. Hierzu einige Vorschläge:

- nur einen Teil des Körpers umzeichnen (z. B. Kopf, Hand oder Fuß)
- mit Polylux oder dem Episkop den Schatten vom Kopf jedes Kindes an die Wand bringen und umzeichnen
- jedes Kind zeichnet auf A3-Papier eine Umrissfigur oder ein Porträt (mit Spiegel) von sich selbst und beschriftet die Zeichnung mit persönlichen Besonderheiten. In Partnerarbeit werden Selbst- und Fremdwahrnehmungen verglichen.
- Nachbarn zeichnen sich gegenseitig auf A4-Papier.

***4. Gemeinsamer Abschluss***

Sofern ausreichend Platz zur Verfügung steht, werden die Bilder gemeinsam aufgehängt. Sie sollten mindestens eine Woche hängenbleiben, damit alle Kinder sie in Ruhe betrachten können.

*Diskussion*

Zum Abschluss kann eine *Diskussion* in Kleingruppen oder im Klassenverband zu folgenden Fragen stattfinden:

- Was hast du Neues über dich erfahren?
- Was hat dich an deinem Partner überrascht?
- Was könnt ihr noch sagen, was das Kind gut kann?

***5. Hausaufgabe***

Die Kinder werden gebeten zur nächsten „Fit-und-stark-fürs-Leben"-Stunde einen besonders geliebten Gegenstand oder einen *persönlichen „Schatz"* von sich mitzubringen.

*Ich-bin-fit-Buch anlegen*

Außerdem soll ein *Ich-bin-fit-Buch* angelegt werden. Dies kann ein DIN-A4-Hefter sein, den die Kinder (auch später noch) individuell bemalen, bekleben und verzieren können. Verteilen Sie Kopien des Deckblattes. Im weiteren Verlauf des Projektes wird der Hefter weiter ergänzt und gestaltet, sodass jedes Kind am Ende einen ganz persönlichen „Fit-und-stark-fürs-Leben"-Sammelband besitzt.

## 2.3 Wann ich mich gut fühle

**Auf einen Blick**

*Dimension*

Angestrebt wird in diesem Bereich ein differenziertes und reflektiertes Bild von der eigenen Person. Dies setzt Kenntnisse der eigenen Stärken und Schwächen voraus, aber auch ein gewisses Maß an positivem Selbstwertgefühl und Vertrauen in die eigenen Fähigkeiten. Darüber hinaus sollen Interessen, Motive und Empfindungen der Mitmenschen erkannt und berücksichtigt werden.

*Ziele*

- weitere Beschäftigung mit der eigenen Person
- Stärkung des Selbstwertgefühls
- Förderung des Verständnisses, dass das eigene Befinden stark von Äußerungen bzw. Reaktionen anderer Menschen beeinflusst werden kann
- Verbesserung der gegenseitigen Akzeptanz

**Stundenüberblick**

1. **Eröffnung:** Der persönliche „Schatz“
2. **Entspannungsteil:** Fantasiereise „Mein besonderer Platz“
3. **Hauptthema:**
   – positive Wertschätzung (Zettel)
   – Interview über positive und negative Äußerungen (nur in Doppelstunde durchzuführen!)
4. **Hausaufgabe:** Detektivauftrag 1 „Satzgeschenk-Kärtchen“
   Diskussion
5. **Gemeinsamer Abschluss:** „Die nette Verabschiedung“

*Benötigtes Material*

- Fantasiereise
- Schüler-Arbeitsbögen „Interviewfragen für das Reporterkind“ und „Der Forschungsbericht“ (KV 10/11)
- Zeichnungen: „Wann wir uns gut fühlen“ (KV 12)
- Detektivauftrag 1 (KV 13 und 14)

*Vorbereitungen*

- Materialien in ausreichender Anzahl bereithalten
- das Vorlesen der Fantasiereise sollte gut geübt sein

*Zusätzliche Aktivitäten*

- *Das Geschenkspiel:* Jedes Kind sucht sich einen Partner. Dann wählt es aus einer Sammlung von Bildern (Zeitschriftenausschnitte, z. B. Gegenstände, Menschen, Tiere, Ereignisse, usw.) oder Bildkärtchen eines aus und überreicht es seinem Partner mit einer Erklärung, warum es gerade dieses schenken möchte. Der Beschenkte kann begründen, warum er sich freut oder warum das Geschenk nicht zu ihm passt.
- Die Kinder können einen *Baum der Einzigartigkeit* erstellen, an dem jedes Kind ein selbstgestaltetes Blatt Papier anbringt mit seinem Namen und dem Merkmal, das es an sich selbst als einzigartig empfindet.

**Methodische Anregungen**

***1. Eröffnung***
*Der persönliche Schatz*

Die heutige Stunde beginnt mit einem Kreis, in dem die Kinder der Reihe nach ihren mitgebrachten *persönlichen „Schatz"* zeigen und erklären, warum er so wertvoll oder besonders für sie ist. Dies stärkt das Identitätsgefühl.
Anschließend kann noch einmal auf die Regeln hingewiesen bzw. für deren Einhalten gelobt werden (Vertragsplakat).

***2. Entspannungsteil***
*Fantasiereise*

Heute wird die – für „Neueinsteiger" erste – Fantasiereise *„Mein besonderer Platz"* vorgeschlagen. Sie eignet sich gut dazu, bei den Kindern angenehme Gefühle auszulösen und vertieft das Empfinden für das eigene, innere Selbst.
Kindern, die noch keine weiteren Erfahrungen mit Entspannungsübungen haben, kann noch einmal erklärt werden, dass man Entspannung braucht um Kraft zu tanken und sich stark zu fühlen. Überzeugend für Kinder wirkt auch das Argument, dass viele Sportler Fantasiereisen als „geistiges Training" durchführen, um in ihren Wettkämpfen nicht zu aufgeregt und nervös zu sein.

*Methodische Hinweise*

Der Text der Fantasiereisen wird ruhig und gleichmäßig gesprochen. Fantasiereisen beleben Innenbilder der Kinder, somit ist es wichtig, jeweils genügend Zeit durch Pausen zu lassen, damit sich die Bilder entwickeln können. Um vor allem jüngere Kinder für Fantasiereisen zu öffnen, kann man als Erklärung heranziehen, dass diese Reise wie das Erzählen eines Märchens abläuft.
Am Ende einer Fantasiereise werden die Kinder in die Realität des Klassenraumes zurückgeführt, durch allmähliches Lauterwerden der Stimme, dann durch die Aufforderung tief zu atmen, sich zu recken, zu strecken, sich zu bewegen, um hellwach und wieder ganz da zu sein.

## Mein besonderer Platz

*Sprechtext*

*Die Lehrkraft sitzt mit den Kindern im Kreis (Alternative: auf Decken legen).*

(Evtl.: Wir wollen bei der heutigen Fantasiereise einmal alle versuchen die Augen zu schließen. Und wer noch einmal gucken will, macht kurz die Augen auf und schließt sie dann wieder.)

Setzt euch bequem hin. Wir legen nun unsere Hände locker auf die Oberschenkel. Wer mag, kann versuchen bei der Übvung die Augen zu schließen. Dann könnt ihr euch noch besser entspannen.
Spüre wie du dasitzt, spüre deinen Atem, wie er ein- und ausfließt. Du fühlst dich wohl, du wirst ruhiger, aber du schläfst nicht ein. Du hörst alles, was ich sage. Ich lade dich ein zu einer kleinen Reise.
(...)

„Stelle dir deinen Lieblingsplatz vor, den du bei euch zu Hause hast. Was magst du an ihm besonders? (. . .)
Und nun stell dir irgendeinen Platz draußen vor in der Natur, der zu dir passt. Geh in der Fantasie in eine Landschaft, wo du gern Ferien machen würdest. Wie sieht es dort aus? Gibt es Bäume, Wald, Wiesen? (. . .) Wie sieht der Boden aus? Gibt es Wasser in der Nähe? Ist das Land flach oder gibt es Berge und Hügel? Gibt es Häuser in der Nähe? (. . .)

Du kannst im Geist eine eigene Fantasielandschaft erfinden, sie so ausschmücken, wie du es willst. Welche Farben möchtest du dort besonders gern sehen? (. . .)
Und nun stell dir vor, was du dort tun könntest. Was würde dir Vergnügen bereiten? (. . .) Wenn die Sonne dort scheint, spüre sie auf deinem Gesicht und spüre, wie zufrieden du dort sein kannst, an deinem besonderen Platz.

Ich werde jetzt ruhig sein, damit du diesen Lieblingsplatz etwas genießen und ihn dir genau merken kannst. (. . .)
Und in der Fantasie kannst du immer wieder an diesen Platz gehen. Wenn du dich müde fühlst, aufgeregt oder bedrängt, wenn du dich entspannen und wohlfühlen möchtest, dann kannst du dich hinlegen oder zurücklehnen und an diesen jetzt gefundenen Platz zurückkehren."
(. . .)

Kehre nun mit deinen Gedanken hierher in den Raum zurück.
Spüre, wie du auf deinem Stuhl sitzt, atme tief ein und aus, balle deine Hände zu Fäusten, recke und strecke dich und öffne die Augen.

(Gekennzeichneter Text von: Klaus W. Vopel, Im Wunderland der Fantasie. Kinder ohne Stress. Band 2. Salzhausen, iskopress Verlags GmbH, 4. Auflage 1996)

*Rückmeldungen*

Nach der ersten Fantasiereise ist ein individuelles *Feedback* besonders wichtig. Durch intensiven Blickkontakt der Lehrkraft mit dem Kind, das seine Gefühle während der Entspannungsübung beschreibt (wie hat der Lieblingsplatz ausgesehen, wie hat das Kind sich dort gefühlt), wird das Kind ermutigt über seine Gedanken zu sprechen. Am Ende der unkommentierten Rückmeldung jedes Kindes sollte sich die Lehrkraft kurz, aber freundlich bedanken und es somit bestärken über seine Gefühle zu sprechen. Dies fördert das positive Erleben der Entspannung.

***3. Hauptthema***

Bei der folgenden Übung sollen die Kinder die Wichtigkeit *positiver Wertschätzung* erfahren.

*1. Übung: positive Äußerungen sammeln für das Ich-bin-fit-Buch*

Es werden zunächst Kleingruppen gebildet (5–7 Teilnehmer). Die Gruppen setzen sich in einem Kreis zusammen und jedes Kind schreibt seinen Namen an den unteren Rand eines Blattes und gibt dieses an seinen Nachbarn weiter. Dieser schreibt etwas Nettes über das Kind, dessen Name unten steht, oben auf das Blatt, faltet es um und gibt es an das nächste Kind weiter. Schließlich kommt das Blatt wieder beim Besitzer an, der nun die positiven Äußerungen über sich lesen darf. Der Zettel sollte im *Ich-bin-fit-Buch* abgeheftet werden.

*2. Übung: Reporter und Meinungsforscher*

Die nächste Übung kann nur innerhalb einer *Doppelstunde* durchgeführt werden. Außerdem könnten einige jüngere Kinder mit dem Niveau der Übung überfordert sein. Sie soll den Kindern weiter verdeutlichen, welchen großen Einfluss *positive und negative Äußerungen* auf das Befinden haben. Eine Sensibilisierung für den Wert positiver Äußerungen (im Sinne von positiver verbaler Verstärkung) erscheint zumindest aus zwei Gründen wichtig: (1.) In sozialen Interaktionen werden gewöhnlich viel häufiger negative Aspekte hervorgehoben bzw. angemerkt, während positive Aspekte allenfalls stillschweigend zur Kenntnis genommen werden. In diesem Zusammenhang ist es auch wichtig, als Lehrkraft Modellverhalten zu zeigen. (2.) Der Einsatz positiver verbaler Verstärkung ist langfristig wesentlich effektiver und sinnvoller als z. B. eine Verstärkung, die hauptsächlich auf materieller Zuwendung basiert (geringere „Abnutzung", kostenlos, selbstwertsteigernd, hoher Informationsgehalt, usw.)

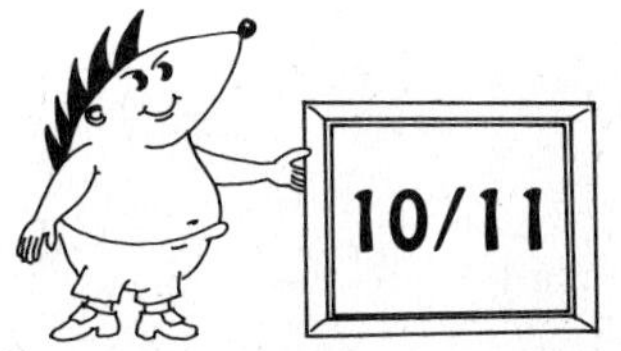


Jede Kleingruppe bestimmt einen „Reporter" und einen „Meinungsforscher". Der „Reporter" erhält den Bogen *„Interviewfragen für das Reporterkind"*, der „Meinungsforscher" den Bogen *„Der Bericht des Meinungsforscherkindes"*. Die Aufgabe des „Reporters" ist es, den anderen Gruppenmitgliedern die Fragen auf dem Bogen zu stellen, während der „Meinungsforscher" die genannten positiven und negativen Äußerungen in seinem Bogen festhält.

Anschließend wird an der Tafel eine Liste aller genannten postiven Äußerungen erstellt (z. B. Loben, „Dankeschön“ sagen, Mut machen, Komplimente machen, usw.). Dabei können Sie noch einmal herausstellen, dass immer, wenn man zu einem anderen Menschen etwas sagt, bestimmte Gefühle bei ihm ausgelöst werden und dass die aufgelisteten Äußerungen besonders gut geeignet sind um angenehme und positive Gefühle auszulösen.

Allerdings sollte auch der Hinweis nicht fehlen, dass man natürlich nicht immer „nett“ sein kann, sondern manchmal durchaus auch z. B. der Ausdruck von Ärger oder Kritik angebracht ist.
Im Abschluss kann jedem Kind eine Kopie der *Zeichnungen „Wann wir uns gut fühlen“* für ihr Fit-fürs-Leben-Buch ausgehändigt werden.

***4. Detektivauftrag***

Die Kinder erhalten heute ihren *ersten Detektivauftrag.* Dieser besteht darin *„Satzgeschenk-Kärtchen“* auszufüllen („Das hast du gut gemacht!“, „Du bist nett“, etc.) und zu verteilen. Natürlich können die Kärtchen auch zusätzlich mit kleinen Bildchen bemalt oder beklebt werden. Auf dem vorbereiteten Detektivauftrag 1 werden die dabei gemachten Beobachtungen festgehalten.

***5. Gemeinsamer Abschluss***

*„Die nette Verabschiedung“:* Die Kinder gehen kreuz und quer im Klassenraum umher. Auf das Signal „Stop“ wenden sie sich an das Kind, welches ihnen am nächsten steht und vervollständigen folgenden Satz: „Ich fand gut, dass du heute ...“ (... da warst, ... so gut mitgespielt hast, ... dich an die Regeln gehalten hast, ... deinen Schatz gezeigt hast, etc.)

## 2.4 Meine besonderen Leute

**Auf einen Blick**

*Dimension*

Angestrebt wird in diesem Bereich ein differenziertes und reflektiertes Bild von der eigenen Person. Dies setzt Kenntnisse der eigenen Stärken und Schwächen voraus, aber auch ein gewisses Maß an positivem Selbstwertgefühl und Vertrauen in die eigenen Fähigkeiten. Darüber hinaus sollen Interessen, Motive und Empfindungen der Mitmenschen erkannt und berücksichtigt werden.

*Ziele*

- Identifikation und Wertschätzung der engsten Bezugspersonen
- Erkennen, dass jedes Kind ein anderes individuelles Umfeld hat, zu dem es dazugehört
- sich selbst als ein wertvolles Mitglied des eigenen Bezugskreises sehen
- Stärkung des Einfühlungsvermögens

**Stundenüberblick**

1. **Eröffnung:** Lied „Lass doch den Kopf nicht hängen“
2. **Besprechung der Hausaufgabe:** Detektivauftrag 1
3. **Entspannungsteil:** Fantasiereise „Mein Freund“
4. **Hauptthema:** „Meine besonderen Leute“
5. **Hausaufgabe:** Detektivauftrag 2
6. **Gemeinsamer Abschluss:** Mein rechter Platz ist leer

*Benötigtes Material*

- Liedtext und -kassette (s. S. 43)
- Fantasiereise
- evtl. MC oder CD mit entspannender Musik
- Kopiervorlage 15 „Meine besonderen Leute“
- Detektivauftrag 2 (KV 16)

*Vorbereitungen*

- Materialien kopieren
- Das Vorlesen der Fantasiereise sollte gut geübt sein

*Zusätzliche Aktivitäten*

- In Dreier- oder Vierergruppen könnten die Kinder eine *Liste eigener Verhaltensweisen* erstellen, die eine enge Bezugsperson ihrer Wahl fröhlich bzw. traurig machen. Dann suchen sie sich ein Verhalten aus, das sie im *Rollen- oder Puppenspiel* einer anderen Gruppe oder der Klasse demonstrieren.
- Erstellen eines *Stammbaumes,* eines *Familienwappens* oder *Familienfotos.*

**Methodische Anregungen**

***1. Eröffnung***

Als Einführung für diese Stunde wird wiederum das Lied *„Lass doch den Kopf nicht hängen“* gewählt (s. S. 43).

***2. Besprechung der Hausaufgabe***

Im Kreisgespräch berichtet jedes Kind über seine Erfahrungen mit der Hausaufgabe (Detektivauftrag 1, KV 13). Es sollte noch einmal herausgearbeitet werden, dass das, was man tut und sagt, bei anderen Menschen angenehme Gefühle (Freude, Zufriedenheit, Stolz, Dankbarkeit), aber auch unangenehme Gefühle auslösen kann (Ärger, Traurigkeit).

***3. Entspannungsteil***
*Fantasiereise*

Die heute empfohlene Fantasiereise *„Mein Freund“* geht auf das Bedürfnis von Kindern nach einem persönlichen, wohlmeinenden Vertrauten ein und ist daher speziell auf das heutige Hauptthema abgestimmt.
Die Übung kann zu leiser, entspannender Musik gesprochen werden (z. B. Kitaro: „Silk Road“).

**Mein Freund**

*Die Lehrkraft sitzt mit den Kindern im Kreis.*

Setzt euch bequem hin und legt die Hände locker auf die Oberschenkel. Schließt nun die Augen und beobachtet euren Atem (. . .). Der Atem kommt und geht ganz von selbst (. . .).
Langsam merkst du, dass du ruhiger wirst (. . .). Die Augen fallen langsam zu (. . .).
Stell dir vor, dass du in einem Wald bist. Die Sonne scheint und um dich herum wachsen wunderschöne Bäume mit grünen Blättern. Du gehst auf einem Weg entlang und siehst zwischen den Bäumen hindurch Wasser blinken. Du kommst an einen kleinen See, läufst ans Ufer und schaust dein Spiegelbild im Wasser an (. . .).
Nach kurzer Zeit spürst du, dass jemand neben dir steht, und du fühlst dich ganz sicher. Du siehst, wie neben deinem Bild im Wasser noch ein weiteres Bild erscheint. Dieses Wesen ist dein Freund, jemand, dem du ganz vertrauen kannst (. . .).
Dein Freund gibt dir ein Zeichen, ihm über eine kleine Brücke, die über einen Bach führt, zu folgen. Du gehst mit ihm und steigst einen Hügel hinauf, der zu einer gemütlich aussehenden Höhle führt. Dein Freund betritt die Höhle und zündet eine große, schöne Kerze an. Er setzt sich hin, deutet mit den Händen an, dass du dich neben ihn setzen sollst. Dein Freund beginnt nun von sich zu erzählen (eine Minute Pause).

Vielleicht möchtest du deinem Freund eine ganz bestimmte Frage stellen. Dazu hast du jetzt Zeit. Bei der Antwort hörst du ganz genau zu (eine Minute Pause).

Dein Freund sagt dir, dass du ihn jederzeit wieder aufsuchen kannst. Er wird immer für dich da sein, um dir bei allem, was du auf dem Herzen hast, zu helfen. Du bedankst dich bei deinem Freund, gehst den Weg zurück, läufst über die Brücke und betrachtest dich noch einmal im Wasser (. . .).
Achte darauf, wie du dich fühlst, während du nun den Weg entlang aus dem Wald heraus gehst (. . .).

Kehre nun mit deinen Gedanken hierher in den Raum zurück.
Spüre, wie du auf deinem Stuhl sitzt, atme tief ein und aus, balle deine Hände zu Fäusten, recke und strecke dich und öffne die Augen.

Die *Feedback-Runde* wird analog zur vorherigen Stunde durchgeführt.

***4. Hauptthema***

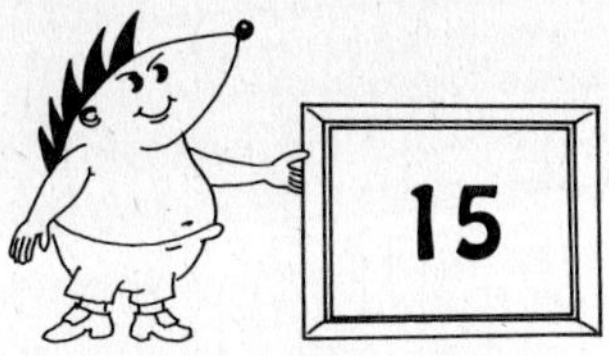


*Menschen aus dem engsten Bezugskreis*

Die Hausaufgabe und die Fantasiereise schaffen einen guten Übergang zum heutigen Hauptthema: *„Meine besonderen Leute“*. Die Übung kann mit der Erklärung eingeleitet werden, dass es besonders bei Menschen, die uns viel bedeuten und die wir besonders gern haben, wichtig ist darauf zu achten, wie wir mit ihnen umgehen. In der heutigen Stunde sollen die Kinder vor allem darüber nachdenken, welche Menschen zu ihrem engsten Bezugskreis gehören und warum es wichtig ist, einen solchen zu haben. Isolation und das Gefühl fehlender Zugehörigkeit gelten u. a. als wichtige Risikofaktoren für die Entstehung von Drogenmissbrauch und Abhängigkeitsverhalten.
Die Kopien des Schüler-Arbeitsbogens „Meine besonderen Leute“ werden verteilt. Jedes Kind soll sich nun überlegen, welche Personen in den inneren Kreis „Meine *ganz* besonderen Leute“ (z. B. Eltern, Geschwister, Großeltern, bester Freund/beste Freundin), und welche in den äußeren Kreis „Meine besonderen Leute“ gehören (z. B. Tanten, Onkel, Cousinen, Freunde, Schulkameraden). Aus Zeitgründen empfiehlt es sich, die maximale Anzahl der Personen festzulegen. Die Kinder können sich auch mit selbstgewählten Partnern über ihre Ideen austauschen. Bei dieser Übung sollte besonders auf die Integration von Außenseitern bzw. von schüchternen Kindern geachtet werden – aber auch auf den Schutz der Intimität.
Wenn die Kreise ausgefüllt sind, werden die Kinder gebeten, sich eine oder zwei Personen aus dem inneren Kreis auszusuchen und über sie nachzudenken.

- Warum hast du diese Person so gern? Was magst du an ihr besonders?
- Worüber freut sich die Person, was macht sie traurig oder ärgerlich?

*Diskussion*

Die Lehrkraft geht in der Klasse umher und unterstützt die Kinder (z. B. könnten einige Kinder Skrupel haben, manche Freunde etc. nicht in den inneren Kreis aufzunehmen). In einer anschließenden *Klassendiskussion* können die Überlegungen noch einmal gemeinsam besprochen werden.

***4. Hausaufgabe***

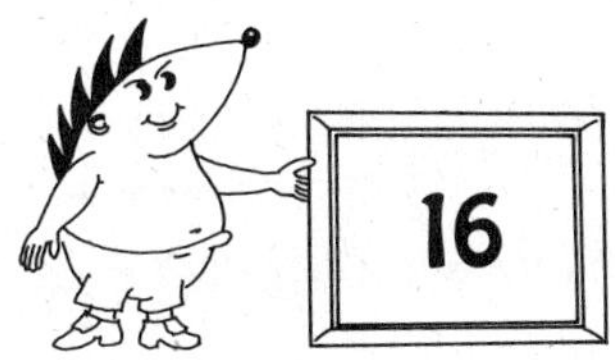


Den Detektivauftrag 2 (KV 16) sollen die Kinder gemeinsam mit einer Person bearbeiten, die ihnen besonders wichtig ist bzw. die sie besonders mögen. Die Antworten können direkt unter den Fragen notiert werden (evtl. Rückseite zum Schreiben mitbenutzen). Unter Umständen wird es erforderlich sein den Kindern zu erläutern, worauf die letzte Frage abzielt.
Die Aufgabe dient der „Beziehungspflege“: die Bindung an die Personen soll gestärkt und bewusster gemacht werden. Dies kann langfristig dazu beitragen, dass das Kind seine sozialen Bindungen besser identifizieren und deren Wert erkennen kann. Der fertige Auftrag wird wieder im *Ich-bin-fit-Buch* abgeheftet.

***5. Gemeinsamer Abschluss***

*Spiel*

Zum Ausklang des heutigen Abschnittes wird das Spiel „Mein rechter Platz ist leer“ vorgeschlagen. Dabei wird die Zeile „Ich wünsche mir die/den ... (Name des Kindes) her“ erweitert, indem die Kinder eine besondere Eigenschaft des heran gewünschten Kindes aufführen sollen, z. B. „weil er so schöne Haare hat“ oder „weil sie mir immer Mut macht“. Wichtig ist es darauf zu achten, dass alle Kinder im Spiel ihren Platz wechseln.

## 2.5 Zuhören und Erzählen

**Auf einen Blick**

*Dimension*

Hier liegt der Schwerpunkt auf eindeutigem verbalen wie auch nonverbalen Kommunikationsverhalten. Es wird angestrebt den Kindern ein vielfältigeres Repertoire von Ausdrucksmöglichkeiten zur Verfügung zu stellen und ihr Gespür für Stimmungen und Gefühle anderer Personen zu schulen. Eigene Gefühle können so besser differenziert und verbalisiert und Missverständnisse im zwischenmenschlichen Umgang leichter vermieden werden.

*Ziele*

- grundlegende Regeln zum richtigen Zuhören und Erzählen kennenlernen
- diese Regeln praktisch einüben

**Stundenüberblick**

1. **Eröffnung:** Kommunikations-Ratespiel
2. **Besprechung der Hausaufgabe:** Detektivauftrag 2
3. **Entspannungsteil:** Fantasiereise „Mein Freund“
4. **Hauptthema:**
   – Wie höre ich aufmerksam zu?
   – Wie spreche ich richtig?
   – Partnergespräche
5. **Hausaufgabe:** Detektivauftrag 3
6. **Gemeinsamer Abschluss:** Blickkontakt-Spiel

*Benötigtes Material*

- Fantasiereise (S. 52)
- Kopiervorlage 17 „Wie spreche ich richtig?“
- Kopiervorlage 18 „Wie höre ich aufmerksam zu?“
- Themenliste (s. S. 55)
- Detektivauftrag 3 (KV 19)

*Vorbereitungen*

- Materialien in ausreichender Menge bereithalten

*Zusätzliche Aktivitäten*

- *Rücken-an-Rücken-* bzw. *Auge-in-Auge-Erzählen:* In Paaren lehnen die Kinder ihre Rücken gegeneinander. Ein Kind erzählt dem anderen ein Erlebnis vom Vortag. Danach folgt das Auge-in-Auge-Erzählen mit Gegenübersitzen und Anschauen. Anschließend folgt eine Diskussion darüber, was einfacher war.
- *Postkartenspiel:* Die Kinder bringen Ansichtskarten mit. In Paaren erfragt jedes Kind, was auf der Karte des anderen zu sehen ist. Wenn das fragende Kind meint sich das Bild vorstellen zu können, darf es die Karte sehen. Stimmt die Vorstellung mit dem Bild überein?
- *Der endlose Satz:* Ein Kind sagt einen Satz. Das nächste sagt einen neuen Satz, der mit dem letzten Wort des vorherigen Satzes beginnt usw. Die Lehrkraft beginnt.
- *Zublinzeln*

## Methodische Anregungen

***1. Eröffnung***
*Kommunikations-Ratespiel*

Die Stunde kann mit einem kleinen Kommunikations-Ratespiel begonnen werden. In einem Gespräch zu Fragen wie *„Worauf sollte ich achten, wenn ich jemandem etwas erzählen möchte?“* oder *„Woran kann ich erkennen, dass mir jemand gut zuhört?“* kann die Lehrkraft einige grundlegende Kommunikationsregeln in übertriebener Form demonstrieren, beispielsweise indem sie beim Erzählen besonders langsam und deutlich spricht oder beim Zuhören den Blickkontakt besonders betont. So können die Kinder leicht die Regeln, auf die es ankommt, erraten. Heute ist auch das Beachten der Regeln des Igel-Vertrags besonders wichtig

***2. Besprechung der Hausaufgabe***

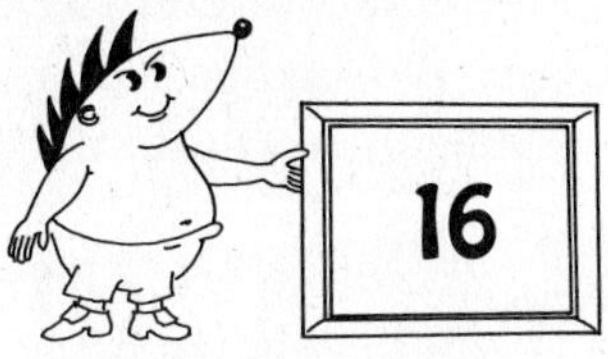


Im Kreisgespräch berichtet nun jedes Kind über seine Erfahrungen mit der Hausaufgabe (Detektivauftrag 2):

- Habt ihr etwas Neues festgestellt?
- Habt ihr etwas erfahren, was ihr immer schon einmal wissen wolltet?

Im Zusammenhang mit dem heutigen Thema kann gut darauf aufmerksam gemacht werden, dass man durch Fragen und Zuhören anderen Menschen zeigen kann, dass man sie mag und sich für sie interessiert.

***3. Entspannungsteil***
*Fantasiereise*

Heute kann noch einmal der *„Freund“* (S. 52) aufgesucht werden, da bei dieser Fantasiereise auch ein starker kommunikativer Teil enthalten ist. Der Text sollte dabei etwas abgeändert werden (neuer Besuch beim vertrauten Freund…, andere Frage…).
Wie im vorherigen Abschnitt erfolgt eine Rückmelderunde. So lernen die Kinder die Entspannungsübung zu reflektieren und ihre Gefühle in Worte umzusetzen.

***4. Hauptthema***

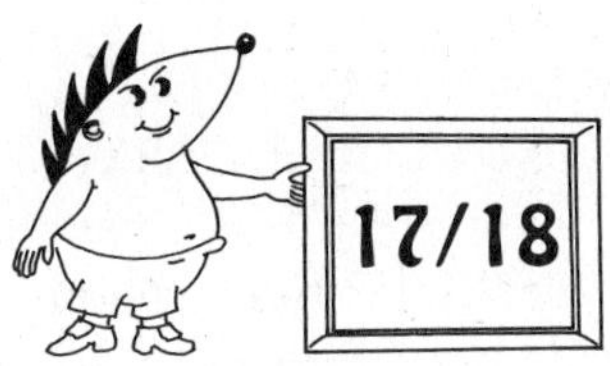


Es sollte noch einmal dargestellt werden, dass es in den nächsten Stunden der „Fit-und-stark-fürs-Leben“-Einheit um die Themen Zuhören, Sprechen und gegenseitige Verständigung geht. Es wird erklärt, dass es in einem Gespräch bestimmte Regeln gibt, damit es allen Beteiligten Spaß macht und es nicht zu Missverständnissen kommt.
Nun wird der *„Wie spreche ich richtig?“-Bogen* und der *„Wie höre ich aufmerksam zu“-Bogen* ausgeteilt. Falls die Kinder bereits in der 1. oder 2. Klasse die „Fit-und-stark-fürs-Leben“-Kommunikationsregeln kennengelernt haben, können sie versuchen sich vor dem Verteilen an so viele Regeln wie möglich zu erinnern. Nach Ermessen der Lehrkraft können hier natürlich auch wieder andere Regeln verwendet werden, die eher auf die Bedürfnisse der Kinder zugeschnitten sind. Vielleicht können die Kinder die richtige Anwendung vormachen.

*Partnergespräche*

Wenn den Kindern die Bedeutung der Regeln hinreichend klar ist, können sie in *Partnergesprächen* eingeübt und gefestigt werden. Die Themen dieser Gespräche sollten aus dem jeweiligen Interessenbereich der Kinder stammen.

*Themenliste*

In dieser Liste finden Sie Themenvorschläge, über die die Kinder in den Kleingruppen sprechen können:

- Was hast du gestern Nachmittag gemacht?
- Mein schönstes Erlebnis
- Wenn ich einmal groß bin
- Was ich einmal werden möchte
- Mein letzter Geburtstag
- Warum ist mein bester Freund mein bester Freund?
- Warum ist meine beste Freundin meine beste Freundin?
- Was machst du am liebsten in deiner Freizeit?
- Als ich das letzte Mal verreist bin

- Was hast du gestern alles gegessen?
- Wie die Welt in 20 Jahren aussieht
- Wie es in China/Amerika aussieht

Es ist zumeist ratsam Aufgaben zu wählen, die direkt aus dem Umfeld der Kinder stammen. Dementsprechend ist diese Liste eher als Anregung für eigene Themenvorschläge der Lehrkraft zu verstehen. Genauso können aktuelle Ereignisse besprochen werden, z. B. der gerade beendete Wandertag, ein Stadtteilfest am Tag zuvor, der zur Zeit gastierende Zirkus, usw.

Es hat sich bewährt, die Kinder in *Dreiergruppen* einzuteilen: Ein Kind übernimmt die Sprecherrolle, ein zweites die des Zuhörers, ein drittes die des Beobachters. Der Beobachter sucht sich eine oder mehrere Regeln aus, auf die er achtet. Der Sprecher sollte vom Beobachter für seine Bemühungen gelobt werden. Wichtig ist immer nach einer kurzen Zeit die Rollen zu wechseln, damit sich die Kinder in alle Positionen hineinversetzen und somit das Gespräch aus verschiedenen Blickwinkeln beurteilen können.
Falls die Kinder mit den Regeln bereits sehr gut vertraut sind, sollte diese Aktivität abgekürzt werden. Es reicht dann aus, wenn einige Freiwillige die Regeln vor dem Klassenverband darstellen.

***5. Hausaufgabe***

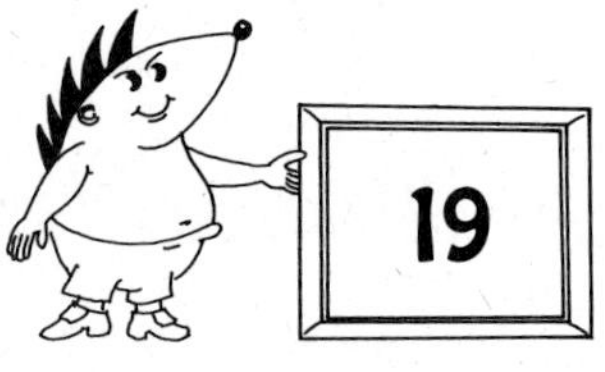


Für den Detektivauftrag 3 können sich die Kinder eine Regel aussuchen, die sie in der kommenden Woche bewusst anwenden wollen. Beispiele: „Wenn mir jemand etwas erzählt, lasse ich ihn ausreden", „Ich frage nach, wenn ich etwas nicht verstehe".
Immer dann, wenn sie es geschafft haben, die Regel anzuwenden, sollen die Kinder einen Kreis mit dem lachenden Igor Igel auf dem Detektivauftrag ankreuzen oder anmalen.

***6. Gemeinsamer Abschluss***

Der Abschnitt kann mit dem Spiel *„Blickkontakt"* ausklingen. Die Kinder bilden Paare. Alle Paare gehen kreuz und quer im Klassenraum umher. Trotz der Ablenkung durch die anderen Paare und der Hindernisse im Raum versuchen sie, einander nie aus den Augen zu verlieren, obwohl sie immer ein paar Meter voneinander entfernt sein sollten. Ab und zu gibt die Lehrkraft den Auftrag „Augen zu und blind den Partner finden". Daraufhin versuchen die Kinder blind und stumm ihren Partner zu finden. Man kann auch ausmachen sich dabei durch Zurufe zu helfen.

## 2.6 Sprache ohne Worte

**Auf einen Blick**

*Dimension*

Hier liegt der Schwerpunkt auf eindeutigem verbalen wie auch nonverbalen Kommunikationsverhalten. Es wird angestrebt den Kindern ein vielfältigeres Repertoire von Ausdrucksmöglichkeiten zur Verfügung zu stellen und ihr Gespür für Stimmungen und Gefühle anderer Personen zu schulen. Eigene Gefühle können so besser differenziert und verbalisiert und Missverständnisse im zwischenmenschlichen Umgang leichter vermieden werden.

*Ziele*

- nonverbale Kommunikationsanteile erkennen
- nonverbale Zeichen richtig deuten und anwenden lernen
- Mimik und Gestik als Ausdrucksformen berücksichtigen lernen

**Stundenüberblick**

1. **Eröffnung:** Spiel „Begrüßung am Morgen“
2. **Besprechung der Hausaufgabe:** Detektivauftrag 3
3. **Entspannungsteil:** Fantasiereise „Mein besonderer Platz“
4. **Hauptthema:** Sprache ohne Worte-Spiel (Pantomime)
5. **Gemeinsamer Abschluss:** Geschichte „Haus der tausend Spiegel“

*Benötigtes Material*

- Spiel „Begrüßung am Morgen“
- Musikkassette oder CD für Eröffnungsspiel
- Fantasiereise
- Spielkarten „Sprache ohne Worte“
- Text „Das Haus der tausend Spiegel“

*Vorbereitungen*

- Spielkarten für „Sprache ohne Worte“ ausschneiden (KV 20/21)

*Zusätzliche Aktivitäten*

- *Tausch von Grimassen:* Im Partnerspiel macht das eine Kind eine Grimasse vor, das andere Kind macht sie nach. Anschließend Rollenwechsel.
- *Berufe pantomimisch darstellen*
- *Spiegeln:* Zwei Kinder stellen sich im Abstand von einem Meter voneinander auf. Zu ruhiger Musik führt das eine Kind zunächst langsame Armbewegungen aus (wie in Zeitlupe). Das andere Kind macht die Bewegungen spiegelbildlich mit. Die Bewegungen können zunehmend komplexer werden. Anschließend Rollentausch.
- *Beim Zahnarzt:* Drei Kinder geben vor im Wartezimmer des Zahnarztes zu sitzen. Sie stellen mimisch und gestisch dar, wie sie sich fühlen. Die anderen raten, was in ihnen vorgeht.
- gemeinsames *sortieren nach Vornamen* in einer Schlange ohne Worte

**Methodische Anregungen**

***1. Eröffnung***
*Spiel*

Es wird das Spiel „Begrüßung am Morgen“ vorgeschlagen. In diesem Spiel können die Kinder verschiedene Stimmungen bzw. Kommunikationsformen ausdrücken und deren Wirkung erfahren.

*Spielanleitung*

Bei lockerer Musik gehen die Kinder kreuz und quer im Klassenzimmer oder auf dem Flur umher. Von Zeit zu Zeit schaltet die Lehrkraft die Musik aus und verkündet dann jeweils folgende Aufträge:

1. Es ist früh am Morgen. Ihr seid schlecht ausgeschlafen. Deshalb geht ihr schweren Schrittes und schaut die Leute, die euch begegnen, nicht an.
2. Heute seid ihr gut ausgeschlafen und guter Laune. Ihr lächelt allen Leuten auf dem Schulweg freundlich zu.
3. Ihr habt verschlafen und habt es sehr eilig in die Schule zu kommen. Ihr geht sehr schnell und achtet darauf niemanden zu berühren oder zu beachten.
4. Heute ist schulfrei. Ihr habt Zeit alle Leute mit ein paar freundlichen Worten zu begrüßen.

Anschließend sollte im Kreisgespräch eine kurze Reflexion stattfinden:

- Welches Verhalten kannst du bei dir oft selber beobachten?
- Welches Verhalten anderer Leute ist dir angenehm?

***2. Besprechung der Hausaufgabe***

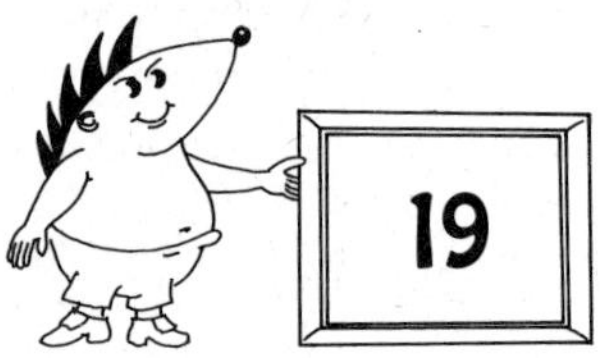


Danach wird der Detektivauftrag 3 zur Kommunikation besprochen:

- Welche Regel hast du ausgewählt?
- In welchen Situationen hast du sie beachtet?
- War es manchmal schwierig sie zu beachten?

***3. Entspannungsteil***
*Fantasiereise*

Im Anschluss daran wird wie gewohnt die Entspannungsübung durchgeführt. Es wird eine Wiederholung der Fantasiereise *„Mein besonderer Platz“* (s. S. 48) vorgeschlagen. Die Geschichte kann dahingehend abgeändert werden, dass diesmal ein anderer Lieblingsplatz aufgesucht wird.

***4. Hauptthema***

Die Lehrkraft leitet auf das heutige Hauptthema über, indem sie anhand der Erfahrungen der Kinder im Begrüßungsspiel herausstellt, dass zur Kontaktaufnahme und zu einem Gespräch nicht nur die Sprache gehört, sondern auch nonverbale Verhaltensweisen wie:

- Blickkontakt
- Mimik
- Gestik
- Körperhaltung

*Spiel*

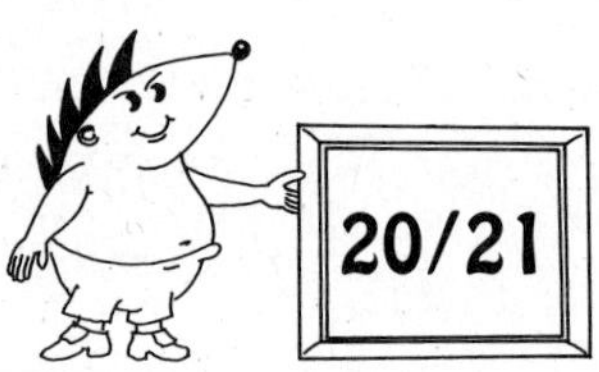


Zum praktischen Erproben und Erleben nonverbaler Kommunikation dient das Spiel *„Sprache ohne Worte“*. Die Spielkarten (KV 20/21) liegen verdeckt in der Mitte des Sitzkreises. Die leeren Karten können mit eigenen Vorschlägen beschriftet werden. Ein Kind liest die oberste Karte und versucht den anderen pantomimisch mitzuteilen, was auf der Karte steht. Wenn die Karte erraten wurde, begibt sich das nächste Kind in die Mitte und nimmt eine neue Karte.

Wenn einige Kinder in der Mitte waren, folgt ein reflektierendes Kreisgespräch:

- Welche Körperteile hast du zum „Sprechen ohne Worte“ benutzt?
- Was gehört zur Mimik, was zur Gestik?

Die Lehrkraft arbeitet mit den Kindern heraus, dass in einer Unterhaltung die Körpersprache genauso wichtig ist wie die gesprochenen Worte. Körpersprache macht Kommunikation klarer und effektiver.
Um zu verdeutlichen wie eine Kommunikation ohne Körpersprache sein würde, kann die Lehrkraft die Vorstellung eines emotionslosen *Roboters* mit einer völlig monotonen Computerstimme anregen (oder von den Kindern spielen lassen).

***5. Gemeinsamer Abschluss***
*Geschichte vorlesen*

Gegen Ende der heutigen Stunde wird die Geschichte „*Das Haus der tausend Spiegel*" vorgelesen und diskutiert. Sie soll u. a. verdeutlichen, dass eigene Verhaltensweisen von der Umwelt widergespiegelt werden: Freundlichkeit ruft Freundlichkeit hervor, Aggression erzeugt Gegenaggression, usw. Um Zeit zu sparen kann diese Geschichte auch im Deutschunterricht durchgenommen werden.

## Das Haus der tausend Spiegel

Ein Hund hatte vom Haus der tausend Spiegel gehört, einem Ort, der etwas ganz Besonderes sein sollte. Er wusste nicht, was Spiegel sind. Aber er war sehr neugierig dieses Haus kennenzulernen.
Eines Morgens entdeckte er zufällig den Eingang zu dem Spiegelhaus. Gespannt lief er die großen Stufen hinauf. Als er durch die Eingangshalle ging, blickten ihn aus tausend Spiegeln tausend Hunde an. Da zeigte er vor Angst die Zähne und knurrte und aus tausend Spiegeln knurrten tausend Hunde zähnefletschend zurück. Der Hund zog den Schwanz ein und lief eilig davon in dem Glauben: Die Welt ist voll böser Hunde.
Am Nachmittag entdeckte ein anderer Hund das Haus der tausend Spiegel. Als er durch die Eingangshalle ging, blickten ihn aus tausend Spiegeln tausend Hunde an. Da freute er sich und wedelte mit dem Schwanz. Er verließ das Haus in dem Glauben: Die Welt ist voller freundlicher Hunde.
Eines Tages begegneten sich nun die beiden Hunde. Sie waren sehr verwirrt, denn der eine Hund dachte ja, dass es nur böse Hunde gibt. Und der andere dachte, dass es nur freundliche Hunde gibt. So standen sie sich gegenüber, schauten sich ungläubig an und begannen sich ihre merkwürdigen Erlebnisse im Haus der tausend Spiegel zu erzählen. „Wir gehen noch einmal gemeinsam dort hin", beschlossen beide.
Was glaubt ihr wohl, was dort passierte?
Nun, der erste Hund hatte auf dem Wege schon wieder Angst und fletschte die Zähne und der zweite freute sich. Als sie sich aber beide in den Spiegeln sahen, verstanden sie: Dort sind wir ja nur selbst zu sehen. Da mussten beide furchtbar lachen – und 2000 Hunde lachten zurück!

## 2.7 Kontakt aufnehmen

**Auf einen Blick**

*Dimension*

Hier liegt der Schwerpunkt auf eindeutigem verbalen wie auch nonverbalen Kommunikationsverhalten. Es wird angestrebt den Kindern ein vielfältigeres Repertoire von Ausdrucksmöglichkeiten zur Verfügung zu stellen und ihr Gespür für Stimmungen und Gefühle anderer Personen zu schulen. Eigene Gefühle können so besser differenziert und verbalisiert und Missverständnisse im zwischenmenschlichen Umgang leichter vermieden werden.

*Ziele*

- Umsetzung von Kommunikationsfertigkeiten in alltagsrelevanten Situationen
- Einübung sozial kompetenten Verhaltens
- Schärfung der Wahrnehmung von Kommunikationsverhalten

**Stundenüberblick**

1. **Eröffnung:** Lied „Lass doch den Kopf nicht hängen“
2. **Entspannungsteil:** Fantasiereise „Der Zauberbaum“
3. **Hauptthema:** Rollenspiel: „Neu in der Klasse“ (bei ausführlicher Durchführung Doppelstunde)
   Regeln für strukturierte Rollenspiele
4. **Hausaufgabe:** Detektivauftrag 4
5. **Gemeinsamer Abschluss:** Spiel „Klassenparty“

*Benötigtes Material*

- Lied „Lass doch den Kopf nicht hängen“
- Fantasiereise
- Rollenspiel
- Regeln für strukturierte Rollenspiele, Tipps zum Geben von Rückmeldung (s. S. 61ff.)
- ggf. Igelpuppen (KV 8)
- Detektivauftrag 4 (KV 22)

*Vorbereitungen*

- evtl. Regeln für Rollenspiele auf große Blätter übertragen
- Durchführung von Rollenspielen einüben

*Zusätzliche Aktivitäten*

- andere *Rollenspiele* (neu im Verein, auf der Geburtstagsfeier, etc.)
- Die Kinder erhalten verschiedene *Aufträge,* bei denen sozial kompetentes Kommunikationsverhalten geübt werden kann: einer Parallelklasse eine Nachricht überbringen, in der Pause mit Kindern aus einer anderen Klasse spielen, den Hausmeister um einen Gefallen bitten, etc.
- *Telegramm:* Alle Kinder im Stuhlkreis reichen sich die Hände. Ein Kind stellt sich in den Kreis. Ein Kind aus dem Kreis sagt nun: „Ich schicke ein Telegramm an ... (Name)“. Es drückt die Hände eines Nachbarkindes und sagt: „Abgeschickt“. Nun wird das Telegramm durch Händedrücken weitergeleitet. Ist es beim Empfängerkind angekommen, ruft dieses: „Angekommen“ und verschickt das nächste Telegramm. Das Kind in der Mitte versucht das Telegramm abzufangen: Wenn es entdeckt, wer gerade drückt, ruft es „Stopp bei ... (Name).“ Nun stellt sich das entdeckte Kind in die Mitte.

**Methodische Anregungen**

***1. Eröffnung***

Singen des Liedes *„Lass doch den Kopf nicht hängen"*.

***2. Entspannungsteil***

Heute wird die neue *Fantasiereise „Der Zauberbaum"* empfohlen. Sie vermittelt Kraft, Stärke und Selbstbewusstsein. Anschließend Rückmelderunde.

*Fantasiereise*

**Der Zauberbaum**

Setzt euch bequem hin und legt die Hände locker auf die Oberschenkel. Schließt nun die Augen und beobachtet euren Atem (. . .). Der Atem kommt und geht ganz von selbst (. . .).
Langsam merkst du, dass du ruhiger wirst (. . .). Die Augen fallen langsam zu.
Du gehst durch einen großen Wald. Da siehst du von ferne einen riesigen Baum.
Er hat einen dicken Stamm. Er steht ganz fest – seine Wurzeln stecken tief und fest in der Erde (. . .).
Der Baum streckt seine Äste weit von sich. Viele, viele Blätter bewegen sich leise im Wind.
Über dir wölbt sich die Krone des Baumes wie ein grünes Dach. Durch die Äste schimmert ein wenig Blau. Es ist der Himmel, der durch die Äste scheint.
Bunte Vögel sitzen auf den Ästen.
„Bienen und auch Schmetterlinge fliegen umher. Du hörst ihr Summen und Schwirren. Alles ist froh und leicht. Plötzlich hörst du eine Stimme. Es ist eine Stimme, die aus dem Baum heraus klingt. Es scheint der Baum zu sein, der zu dir spricht. Er sagt:
»Du Menschenkind, höre, was ich dir sage. Ich bin ein Zauberbaum. Wenn du Kummer hast, dann komm zu mir. Ich gebe dir Kraft, viel Kraft ist in mir. Auch in dir sehe ich Kraft. Nutze diese Kraft. Dann ist vieles leichter. Glaub an dich und deine Kraft. Du bist stark und hast ein gutes Herz. Hol dir die Kraft heraus.«
Du bist erstaunt den Baum sprechen zu hören. Aber seine Stimme ist so beruhigend und tröstlich, dass du dich jetzt ganz wohl fühlst. Du fühlst dich wohl und geborgen. Du weißt, du bist stark und hast ein gutes Herz. Du brauchst nicht zu verzagen, wenn du nur fest an dich und deine Kraft glaubst."
(...)

Kehre nun langsam mit deinen Gedanken hierher in den Raum zurück.
Spüre, wie du auf deinem Stuhl sitzt, atme tief ein und aus, balle deine Hände zu Fäusten, recke und strecke dich und öffne die Augen.

(Gekennzeichneter Text von Else Müller, Der Zauberbaum. Aus: dies., Auf der Silberlichtstraße des Mondes. 

***3. Hauptthema***

Heute sollen die gelernten Kommunikationsfertigkeiten in einem alltagsrelevanten Rollenspiel umgesetzt werden. Tipps zur Durchführung von Rollenspielen:

***Durchführung strukturierter Rollenspiele***

1. **Beschreibung der Situation:**
   Mit den Schülerinen und Schülern wird gemeinsam eine Geschichte gelesen bzw. eine problematische Situation genau geschildert. Verschiedene Ausgänge der Situation werden überlegt.

2. **Rolleneinteilung:**
   Die Lehrkraft nimmt die Rolleneinteilung vor, d. h. die handelnden Personen werden festgelegt. Dabei ist zu beachten, dass nur eine Person, der sogenannte Protagonist, aktiv neues Verhalten einübt. Er steht im Mittelpunkt des Interesses. Die anderen Mitspieler haben lediglich dienende Funktionen, d. h. sie haben sich eng an die Rollenvorgaben zu halten und verändern ihr Verhalten

auch bei mehreren Spieldurchgängen nicht. An ihrem Verhalten wird nicht gearbeitet.

3. **Spielen der Situation**
   Gemeinsam wird ein Verhaltensziel festgelegt und ein mögliches Vorgehen zur Erreichung dieses Ziels ausgewählt. Es ist darauf zu achten, dass das angestrebte Verhalten konkret formuliert wird, realistisch und durchführbar für die betreffende Person ist. Die Szene sollte so ausgewählt werden, dass die Spieldauer nur wenige Minuten beträgt.

4. **Aufgaben der Beobachter**
   Die übrigen Mitglieder der Gruppe bzw. Klasse erhalten Beobachtungsaufgaben. Diese könnten sich auf verschiedene Aspekte des Verhaltens des Protagonisten beziehen, z. B.:
   - Blickkontakt
   - Mimik
   - Gestik
   - Körperhaltung
   - Lautstärke der Stimme
   - Flüssiges und deutliches Sprechen

5. **Rückmeldung (vgl. auch Tipps auf S. 64):**
   Nachdem der erste Durchgang des Rollenspiels gespielt worden ist, geben die Beobachter dem Protagonisten eine Rückmeldung über die Verhaltensanteile, die mit Blick auf das Ziel schon gut gelungen sind. Das Feedback sollte
   - beschreibend sein und nicht interpretierend
   - sich auf begrenztes, konkretes Verhalten beziehen (nicht auf allgemeine Eindrücke oder Eigenschaften der Darstellerin bzw. des Darstellers)
   - den anderen nicht überfordern (weder von der Quantität noch von der Qualität)
   - immer mehr Lob beinhalten als konstruktive Kritik

   Nun werden ein bis zwei konkrete Vorschläge ausgewählt, mit denen der Protagonist sein Verhalten im Hinblick auf die vereinbarte Zielsetzung noch verbessern könnte. Das verbesserte Verhalten kann von der Lehrkraft modellhaft vorgespielt werden.

6. **Wiederholung**
   Es folgt ein zweiter Durchgang des Spiels. Vorher sollten die Mitspielerinnen und Mitspieler noch einmal daran erinnert werden, dass sie ihr Verhalten gegenüber dem ersten Durchgang nicht verändern.

7. **Rückmeldung**
   Als erstes darf sich nun der Protagonist äußern. Anschließend erhält er wiederum Feedback von der Gruppe, die insbesondere das Gelungene herausstellt. Es kann evtl. eine weitere Wiederholung erfolgen, wenn der Protagonist noch nicht zufrieden ist.

8. **Abschluss**
   Die Akteure werden aus ihren Rollen entlassen, damit Spielanteile nicht an der Privatperson haften bleiben.

9. **Übertragung in den Alltag**
   Es kann sich ein Gespräch anschließen, wie man die neu erarbeiteten Verhaltensmöglichkeiten auf andere Alltagssituationen übertragen könnte. Aus dieser Übung können individuelle oder auch Gruppenaufgaben für die Detektivaufträge abgeleitet werden.

*Kurzanleitung*

**Kurzanleitung für Rollenspiele**

1. Situation spielen
2. Positive Rückmeldung für das Verhalten, das im Hinblick auf das Ziel gut war und beibehalten werden sollte.
3. Ein bis zwei Punkte nennen, an denen noch gearbeitet werden muss.
4. In der Gruppe Vorschläge zu diesen Punkten sammeln.
5. Spielleiter/Spielleiterin fasst sie noch einmal zusammen, Protagonist/Protagonistin wählt aus, welche ausprobiert werden sollen.
6. Spielleiter/Spielleiterin spielt das neue Verhalten einmal vor, Protagonist/Protagonistin spielt es (evtl. leicht modifiziert) nach.
7. Positive Rückmeldung (gut, besser als beim letzten Mal, daran muss noch gearbeitet werden).
8. Protagonist/Protagonistin nimmt Stellung. Bei Unzufriedenheit oder Unsicherheit zurück zu Punkt 4.

*Rollenspiel*

Das Ziel des vorgeschlagenen Rollenspiels *„Neu in der Klasse"* ist es, Fertigkeiten zur erfolgreichen Kontaktaufnahme zu erarbeiten und einzuüben. *Alternativvorschlag* „Igor kommt ins 5. Schuljahr".
Die Lehrkraft liest dazu die Geschichte vor.

*Rollenspielanweisung*

### Neu in der Klasse

Igor ist umgezogen und deswegen an eine andere Schule gekommen. Heute ist sein erster Tag in der neuen Klasse. Von der Lehrerin ist er den anderen als neuer Mitschüler vorgestellt worden. Nun ist große Pause. Alle Kinder rennen auf den Schulhof. Igor geht auch nach draußen. Ein paar Meter entfernt steht eine Gruppe von Kindern aus seiner Klasse und redet wild durcheinander.

*Alternative*

### Igor kommt ins 5. Schuljahr

Heute ist Igors erster Tag an der neuen Schule. In seiner neuen Klasse sitzt Igor neben einem Kind, das er nicht kennt. Es kommt das Klingelzeichen zur ersten Pause. Igor möchte seinen neuen Sitznachbarn/seine neue Sitznachbarin gerne kennenlernen . . .

Das Rollenspiel kann zunächst spontan vor der gesamten Klasse durchgeführt werden. Für Kinder, die noch keinerlei Erfahrung mit Rollenspielen haben, kann zuerst auch mit Igelpuppen gespielt werden. Anschließend werden einige günstige Verhaltensweisen für die Rollenspiele in den Kleingruppen erarbeitet. Mögliche Anregungen können lauten:

- Wie kann sich Igor bemerkbar machen (lange warten oder ohne Zögern auf die Kinder zugehen)?
- Wie kann er die Kinder ansprechen?
- Wie sollte beim Ansprechen der Blickkontakt sein (auf den Boden schauen/umherblicken oder die anderen ansehen)?
- Wie sollte seine Stimme sein (eher leise oder laut und deutlich)?
- Wie sollte sein Gesichtsausdruck sein (freundlich oder ernst)?
- Wie sollte seine Körperhaltung sein (aufrecht und locker oder gesenkter Kopf, verschränkte Arme)?

Die günstigen Verhaltensweisen werden in Form einer kurzen Aufstellung an die Tafel geschrieben (z. B. Blickkontakt, Stimme, Gesichtsausdruck, Körperhaltung). Bei den nun folgenden – und auch zukünftigen – strukturierten Rollenspielen in Kleingruppen ist es wichtig, dass sich die Kinder an minimale Regeln halten. Diese

Regeln (s. S. 64) werden farbig auf große Blätter geschrieben (evtl. schon vor der Stunde vorbereiten) und im Klassenraum gut sichtbar aufgehängt.

*Regeln für strukturierte Rollenspiele für die Kinder formuliert*

Regeln für die Zuschauer sind z. B.:
- Wir sitzen ruhig auf unseren Plätzen!
- Wir sehen aufmerksam zu!
- Wir stören die Spieler nicht in ihrem Spiel!
- Wir helfen den Spielern, wenn sie es wollen!
- Wir sind leise beim Zuschauen!
- Wir hören genau zu!

*Evtl. für Plakate*

Regeln für die Spieler können sein:
- Wir spielen konzentriert!
- Wir sprechen deutlich!
- Wir sprechen so, dass jeder versteht, um was es geht!
- Alle spielen zusammen!
- Wir passen gut auf!
- Wir zanken nicht beim Spielen!
- Wir lassen uns nicht beim Spielen ablenken!
- Wir übernehmen eine Rolle nur für dieses Spiel! Und hinterher sind wir wieder wir selber!

Danach wird die Klasse in zwei bis drei Kleingruppen aufgeteilt. Innerhalb der Gruppen werden die Rollen verteilt, d. h. jeweils ein Kind spielt den neuen Mitschüler, und die anderen bilden die Gruppe auf dem Schulhof. Die Rollenspiele sollten kurz gehalten werden, damit möglichst viele Kinder die Rolle des neuen Mitschülers einnehmen können. Bei großem Zeitmangel ist auch eine Durchführung im Gesamtklassenverband denkbar. Das Hauptaugenmerk bei Rollenspielen sollte aber immer darauf liegen, dass möglichst alle Kinder die jeweiligen Verhaltensweisen *erproben und einüben* können.

*Rückmeldung*

Jedes Kind muss nach seinem Spiel eine kleine Rückmeldung von den anderen erhalten. Darin soll gesagt werden, was das Kind gut gemacht hat (z. B. „Es war gut, dass du uns beim Sprechen angesehen hast“), und eventuell können Verbesserungsvorschläge gemacht werden („Du könntest ruhig noch ein wenig lauter reden“). Konkrete Tipps zum Geben von Rückmeldung können auch visualisiert werden.

*Tipps zur konstruktiven Rückmeldung? Tafelbild oder Plakat*

**Wie gebe ich Rückmeldung?**
1. Immer zuerst positive Dinge nennen!
2. Keine Pauschalurteile: immer versuchen, die Dinge genau zu beschreiben.
3. Ich- und Du-Form gebrauchen. Beispiel: „**Ich** fand gut, dass **du** . . .“, „Was **mir** gut an **dir** gefallen hat, war . . .“
4. Kritik in Form von Verbesserungsvorschlägen äußern.

**Wie nehme ich Rückmeldung an?**
1. Erst mal in Ruhe zuhören.
2. Bei Unklarheiten Verständnisfragen stellen.

Anschließend können sich die Kinder noch einmal alle gemeinsam über ihre Erfahrungen in den Rollenspielen austauschen, z. B.:

- Was war schwierig, was leicht?
- Wie hast du dich in deiner Rolle gefühlt?
- Was ist gut gelungen?
- Haben uns die Regeln beim Spielen geholfen?

Es kann auch angesprochen werden, wie man als Gruppe bzw. als Gruppenmitglied einem Neuling oder einem Außenseiter die Kontaktaufnahme erleichtern kann.
Wenn viel Zeit zur Verfügung steht und die erforderliche technische Ausstattung vorhanden ist, können einige Rollenspiele auf Video aufgezeichnet werden. Dies ermöglicht intensive Rückmeldegespräche.

***4. Hausaufgabe***

Zur Vorbereitung des Themas der nächsten Stunde „Mein Körper und ich verändern sich" erhalten die Kinder den Detektivauftrag 4. Sie sollen erforschen, wie groß sie bei der Einschulung waren und wie sie damals aussahen (Fotos). Außerdem werden die Kinder gebeten zum nächsten Mal Maßbänder mitzubringen.

***5. Gemeinsamer Abschluss***

Als Abschluss eignet sich das Spiel „Klassenparty". Es lässt die Kinder die integrative Wirkung von Einladungen spüren und stärkt das Gruppengefühl der Klasse. Außerdem wird erneut das Zeigen von Zuneigung bzw. positiver Wertschätzung geübt.

*Spiel*

Ein Kind beginnt und stellt sich in die Mitte des Stuhlkreises. Es lädt nun das erste Kind ein, indem es z. B. sagt: „Peter, ich lade dich zur Klassenparty ein, weil du heute so gut dein Rollenspiel gemacht hast." Das eingeladene Kind ist nun seinerseits an der Reihe das nächste Kind mit einer kleinen Begründung einzuladen. Damit nicht die Reihenfolge der Einladungen von der Beliebtheit der Kinder abhängt (und weniger beliebte Kinder bis zuletzt übrig bleiben), müssen die Einladungen reihum ausgesprochen werden. Es wird also immer der Sitznachbar aus dem Stuhlkreis eingeladen.

## 2.8 Mein Körper und ich verändern sich

**Auf einen Blick**

*Dimension*

Ziel der Arbeit an dieser Dimension ist es, den eigenen Körper besser kennenzulernen bzw. weiter zu beobachten, um so langfristig die Verantwortlichkeit für die eigene Gesundheit zu fördern. Außerdem sollen ausgewählte Informationen über Schadstoffe des Rauchens und deren gesundheitliche Folgen vermittelt werden. Im Zusammenhang mit einem Standfestigkeitstraining wird so auch die Argumentierfähigkeit der Kinder gefördert.

*Ziele*

- Veränderungen am eigenen Körper feststellen, Entwicklungsvorgänge erkennen
- Unterschiede zu anderen Kindern erfahren
- den eigenen Kompetenzzuwachs transparent machen

**Stundenüberblick**

1. **Eröffnung:** Lied „Ich habe einen Kopf" singen (1. Teil)
2. **Entspannungsteil:** „Reise durch den Körper"
3. **Besprechung der Hausaufgabe:** Detektivauftrag 4
4. **Hauptthema:** „Mein Körper verändert sich"
5. **Hausaufgabe:** Detektivauftrag 5 „Was ich jetzt kann, was ich früher nicht konnte"
6. **Gemeinsamer Abschluss:** Lied „Ich habe einen Kopf" (2. Teil)

*Benötigtes Material*

- Musikkassette
- Fantasiereise
- Maßbänder
- Schüler-Arbeitsbogen: „Wie groß ich heute bin – Wie groß ich bei meiner Einschulung war" (KV 23)
- Buntstifte
- Detektivauftrag 5 (KV 24)

*Vorbereitungen*

- Materialien bereithalten
- evtl. Turnhallenbesuch einplanen
- ggf. Ich-Bücher aus den Klassenstufen 1 oder 2 mitbringen lassen

*Zusätzliche Aktivitäten*

- Die Kinder bemalen sich gegenseitig die Hände mit *Fingerfarbe* und drucken damit.
- Die Kinder *schminken* sich selbst oder gegenseitig.
- Zu klein gewordene *Kleidungsstücke* mitbringen
- *andere Lieder* zu Themen wie „Älter werden", „Mein Körper", etc.
- Die Kinder schreiben auf, wie sie sich *ihr Leben in 20 Jahren vorstellen.* Die Texte werden anonym vorgelesen und die anderen dürfen den „Urheber" raten.

## Methodische Anregungen

***1. Eröffnung***

Als Einstieg wird das Lied *„Ich habe einen Kopf“* vorgeschlagen. Es soll Freude und Interesse an dem eigenen Körper fördern. Bei Kindern, die schon in der ersten oder zweiten Klasse an dem Projekt teilgenommen haben, werden zudem Erinnerungen an die damaligen Übungsstunden geweckt.
Sinnvoll erscheint es, die ersten 4 Strophen zu singen bzw. zu hören, und die Stunde mit den Strophen 5 bis 8 abzurunden. Natürlich sind auch andere Lieder denkbar, die sich mit Themen wie „Älter werden“, „Mein Körper“, etc. beschäftigen.

*Lied*

**Ich habe einen Kopf**
(Text: Rolf Krenzer, Melodie: Ludger Edelkötter)

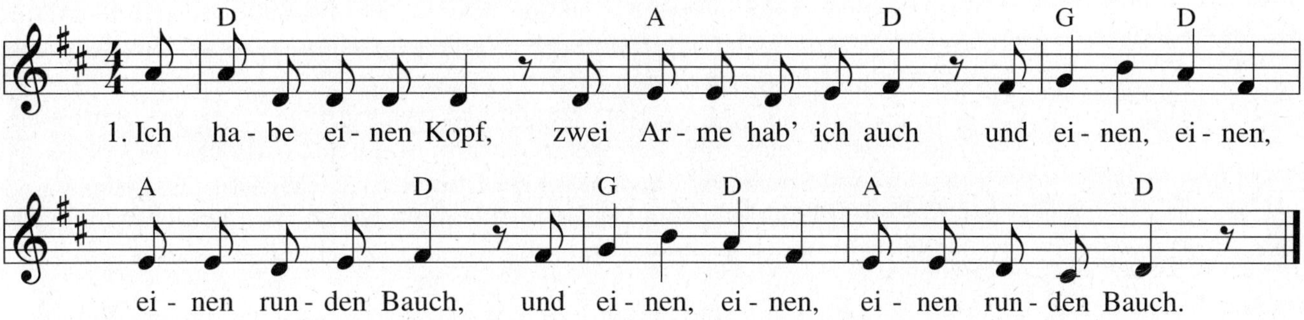
D A D G D
1. Ich ha - be ei - nen Kopf, zwei Ar - me hab' ich auch und ei - nen, ei - nen,
A D G D A D
ei - nen run - den Bauch, und ei - nen, ei - nen, ei - nen run - den Bauch.

2. Ich habe einen Kopf,
zwei Beine hab' ich auch.
Und einen, einen,
einen runden Bauch.

3. Die Augen, die sind hier.
Der Mund, mit dem man spricht.
Die Nase, Nase
ist mitten im Gesicht.

4. Ich hab' ja so viel Haar.
Und Füße um zu stehn.
Und Muskeln, Muskeln,
das kann ein jeder sehn.

5. Zehn Finger hab' ich hier.
Zehn Zehen wackeln froh.
Und hinten, hinten,
da hab ich noch den Po.

6. Die Beine um zu gehn.
Die Ohren, die sind hier.
Jetzt weißt du, weißt du,
weißt du viel von mir.

7. Wir haben einen Kopf,
und in dem Kopf Verstand.
Und denken, denken
uns so allerhand.

8. Ja, alles, was ich hab',
das hast du ebenso.
Drum tanzen, tanzen,
tanzen wir so froh.

**2. Entspannungsteil**
*Fantasiereise*

Als Entspannung wird die „Reise durch den Körper" gewählt. Anschließend erfolgt die gewohnte Rückmelderunde.

### Reise durch den Körper

Beim Lernen beschäftigen wir uns die meiste Zeit nur mit unserem Kopf. Wir vergessen dabei häufig auf unseren ganzen Körper zu achten. Heute versuchen wir eine Reise durch den Körper zu machen und alle Körperteile bewusst zu spüren. Setze oder lege dich dazu bequem hin. Schließe nun die Augen und beobachte deinen Atem (. . .). Der Atem kommt und geht ganz von selbst (. . .).
Langsam merkst du, dass du ruhiger wirst (. . .). Die Augen fallen langsam zu (. . .).

„Stell dir vor, in deinem Kopf leuchtet eine kleine Kugel (. . .). Sanftes Licht strahlt aus der Kugel in deinen Kopf (. . .). Alle Gedanken verschwinden (. . .). Das sanfte Licht löst alle Spannungen auf, in der Stirn . . ., um die Augen . . ., in den Wangen . . ., den Lippen (. . .). Dein Kopf ist erfüllt von diesem milden, sanften Licht, alle Gedanken verschwinden (. . .).
Die kleine Lichtkugel wandert herunter in den Hals . . ., der Hals wird sanft erleuchtet . . ., alles fühlt sich locker und frei an (. . .). Das Licht wandert nun in deine rechte Schulter . . ., in den rechten Oberarm . . ., Unterarm . . ., in die rechte Hand (. . .). Jeder einzelne Finger wird von diesem sanften, milden Licht angestrahlt (. . .). Bewege ein wenig deine Finger . . ., achte nun auf das Gefühl in der Hand und im Arm (. . .).
Nun wanderst du mit der Lichtkugel in die linke Schulter . . ., in den linken Oberarm . . ., in den Unterarm . . ., in die linke Hand (. . .). Jeder einzelne Finger der linken Hand wird von diesem sanften, milden Licht angestrahlt (. . .).
Bewege ein wenig deine Finger . . ., achte auf das Gefühl in der linken Hand und im linken Arm (. . .).
Nun reist die Lichtkugel in deinen Brustraum (. . .). Mit jedem Atemzug spürst du, wie sich das sanfte Licht im Raum zwischen der Brust und dem Rücken ausbreitet (. . .), ein angenehmes Gefühl (. . .).
Wandere weiter in deinen Bauchraum (. . .). Mildes sanftes Licht breitet sich um deinen Nabel aus . . ., im ganzen Beckenraum (. . .). Dein Atem geht ruhig und gleichmäßig (. . .). Bei jedem Atemzug hebt und senkt sich deine Bauchdecke (. . .).
Der Bauch . . ., angenehm . . ., entspannt . . ., gelöst (. . .).
Nun wandert das Licht in deinen rechten Oberschenkel . . ., in das Knie . . ., in den Unterschenkel . . ., in den Fuß (. . .). Das linke Bein ist locker . . ., entspannt (. . .). Bewege ein wenig deine Zehen . . ., in jeder Zehe spürst du das sanfte Licht (. . .).
Du wanderst nun in das linke Bein . . ., in den linken Oberschenkel . . ., in das Knie . . ., in den Unterschenkel . . ., in den Fuß (. . .). Das linke Bein ist locker . . ., entspannt (. . .). Bewege ein wenig deine Zehen . . ., in jeder Zehe spürst du das sanfte Licht (. . .).
Du liegst oder sitzt ruhig und entspannt . . ., gelöst . . ., gelassen (. . .). Es ist ein angenehmes Gefühl (. . .).
Nun bewegst du deine Finger . . ., reibst die Hände fest ineinander . . ., öffnest die Augen . . ., dehnst und streckst dich . . ."

(Von: Hubert Teml. Entspannt lernen. Linz: Veritas, 6. Aufl. 1998)

***3. Besprechung der Hausaufgabe***

Im Morgenkreis stellen sich die Kinder gegenseitig ihre Ergebnisse des Detektivauftrages 4 (KV 22) vor. Lehrerimpulse wie „Dein Körper hat sich verändert“ führen zu der Aufforderung, einfache Vergleiche hinsichtlich der Körpermaße anzustellen. Gegebenenfalls kann hier auch das Ich-Buch aus den Klassenstufen 1 und 2 zur Hilfe genommen werden. Die Detektivbögen mit den Fotos können als Galerie im Klassenraum ausgestellt werden.

***4. Hauptthema***

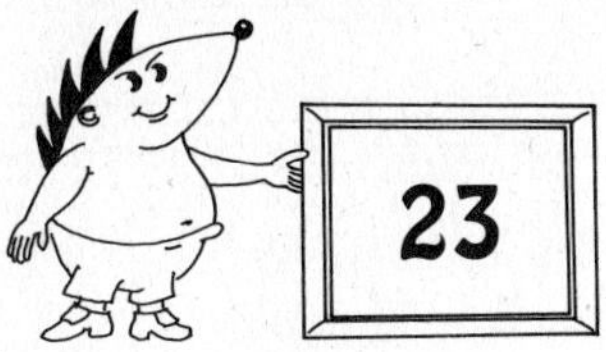


Die Kinder werden nun aufgefordert sich in Partnerarbeit richtig zu messen, d. h. mit Maßbändern in Zentimeterangaben, und die Ergebnisse auf einem Arbeitsbogen (KV 23) festzuhalten.
In einem zweiten Schritt wird quantitativ herausgearbeitet, inwieweit die Kinder gewachsen sind. Die Differenz wird wiederum auf dem Arbeitsbogen festgehalten. Bei einer gemeinsamen Vorstellung einiger Ergebnisse wird bereits in Ansätzen deutlich, dass jedes Kind eine für sich einzigartige Entwicklung durchmacht.

***5. Hausaufgabe***

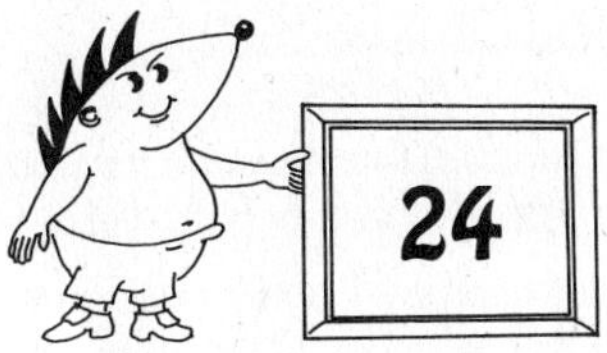


Da sich nicht nur der Körper, sondern auch die Fähigkeiten, Fertigkeiten und Kompetenzen der Kinder verändert haben, werden die Kinder aufgefordert, sich mittels des Detektivauftrags 5 (KV 24) „Was ich jetzt kann, was ich früher nicht konnte“ mit Veränderungen bzw. dem Zuwachs ihrer Kompetenzen auseinanderzusetzen. Sie werden hier aufgefordert, mit den Eltern gemeinsam z. B. nach Zeichnungen, alten und neuen Schulheften, Dokumenten (z. B. Seepferdchen) oder Fotos zu suchen, um sich ihre erweiterten Kompetenzen auf schulischem, musischem und sportlichem Bereich bewusst zu machen.

***6. Gemeinsamer Abschluss der Stunde***
*Lied*

In einem Abschlusskreis sprechen die Kinder über ihre Ergebnisse, die deutlich machen sollen, dass jedes Kind eine für sich einzigartige Entwicklung durchmacht. Bei ausreichender Zeit könnte der 2. Teil des Liedes „Ich habe einen Kopf“ (Strophe 5 bis 8) den musikalischen Abschluss bilden.

## 2.9 In meinem Körper (Doppelstunde)

**Auf einen Blick**

*Dimension*

Ziel der Arbeit an dieser Dimension ist es, den eigenen Körper besser kennenzulernen bzw. weiter zu beobachten, um so langfristig die Verantwortlichkeit für die eigene Gesundheit zu fördern. Außerdem sollen ausgewählte Informationen über Schadstoffe des Rauchens und deren gesundheitliche Folgen vermittelt werden. Im Zusammenhang mit einem Standfestigkeitstraining wird so auch die Argumentierfähigkeit der Kinder gefördert.

*Ziele*

- die Lage von Herz und Atmungsorganen in grober Form erkennen
- Wahrnehmung dieser Organe schulen (Herz und Lunge)
- Funktion dieser Körperorgane beschreiben

**Stundenüberblick**

1. **Eröffnung:** Besprechung der Hausaufgabe (Detektivauftrag 5)
2. **Entspannungsteil:** Fantasiereise „Reise durch den Körper“
3. **Hauptthema:** Im Stationenlernverfahren sinnliche Erfassung der Atmungs- und Kreislauforgane
4. **Gemeinsamer Abschluss:** Spiel „Ich bin fit“

*Benötigtes Material*

- Fantasiereise
- Arbeitsbögen für die Stationen (KV 25–27)
- Stethoskope und Maßbänder
- Uhren bzw. Stoppuhren
- Spiel „Ich bin fit“ (KV 28–30)

*Vorbereitungen*

- Kinder bitten, vorhandene Stethoskope und Maßbänder mitzubringen
- Stationen aufbauen
- Spiel „Ich bin fit“ (Klassenstärke) kopieren, ggf. 1 Kopie in DIN-A 3-Format
- Organmodelle beschaffen

*Zusätzliche Aktivitäten*

- Die Kinder können durch *Turnübungen* zeigen, wie der *Puls* beschleunigt und die Atemfrequenz erhöht werden
- *Modell eines Körpertorsos* besprechen (Körperorgane entnehmen und wieder einsetzen).
- *Organ-Ratespiel* „Dingsda“, Spiel Arztbesuch „Wo tut's denn weh?“

**Methodische Anregungen**

***1. Eröffnung***
*Ergebnisse der Hausaufgabe*

Im Morgenkreis stellen die Kinder sich gegenseitig die Ergebnisse ihres *Detektivauftrags 5* (KV 24) „Mein Körper und ich verändern sich" vor.

***2. Entspannungsteil***
*Fantasiereise*

Es wird die *„Reise durch den Körper"* (s. S. 68) aus der letzten Stunde wiederholt. Diese Fantasiereise stellt eine Verknüpfung zwischen dem äußeren und dem inneren Körper dar und fügt sich gut in das heutige Hauptthema ein. Anschließend erfolgt eine Besprechung der wahrgenommenen Empfindungen.

***3. Hauptthema***
*An Stationen lernen*

Im Hauptthema geht es um *Lage und Funktion der Atmungs- und Kreislauforgane* (Herz). Hierzu werden einzelne Stationen nach dem Verfahren des Stationenlernens aufgebaut, die den Kindern selbsttätiges Arbeiten ermöglichen. Durch selbstbestimmte Auswahl der angebotenen Stationen zu wichtigen inneren Körperorganen können sie ihren Möglichkeiten und Interessen entsprechend in der Arbeit fortschreiten.
So gesehen ist das Lernen an Stationen eine Form des differenzierten Unterrichts. Ein eher lehrergeleitetes, schrittweises Unterrichten wird somit vorübergehend aufgehoben: statt dessen stehen verschiedene Bereiche des Unterrichtsgegenstandes zur gleichen Zeit dem Zugriff offen. Jeder Schüler, jede Schülerin erarbeitet selbsttätig Lerninhalte mit Hilfe von zur Verfügung gestellten Materialien und bestimmt damit sein/ihr eigenes Lerntempo.
Bei der Planung der verschiedenen Stationen ist darauf geachtet worden, dass mehrere Zugangsweisen gewählt werden: verschiedene Sinne, Lernkanäle, Leistungsstufen sind im Material- und Aufgabenangebot berücksichtigt worden.
Der Rahmen für alle Aktivitäten ist durch die von der Lehrkraft getroffene Wahl der Stationen mit ihren Aufgaben festgelegt. Die Reihenfolge, den Schwerpunkt der Arbeit und die Dauer der Arbeitszeit pro Station wählen die Kinder selbst. Das Lernen an Stationen weist die *4 typischen Unterrichtsphasen* auf:

*Vier Unterrichtsphasen*

- Im *Anfangsgespräch* wird mit Hilfe des Stationenplanes (s. u., an Tafel anschreiben) ein Überblick über die Lernmöglichkeiten gegeben.
- Ein gemeinsamer *Rundgang* oder der Rundgang der Lehrkraft ermöglicht die Vorstellung der Materialien der einzelnen Stationen.
- Die *Arbeit an den Stationen* erfolgt entsprechend dem Interesse, Leistungsstand und Arbeitstempo der einzelnen Kinder. In dieser Phase übernimmt die Lehrkraft die Rolle eines Beobachters, Beraters und Moderators.
- Im *Schlussgespräch* werden die Ergebnisse gemeinsam im Kreis ausgewertet.

*Tafelbild: Stationenplan*

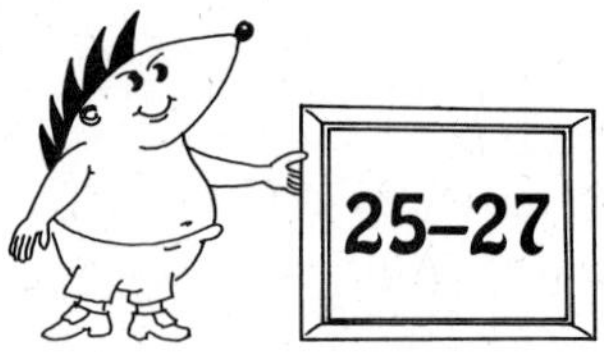


**Stationenplan**

Welche Aufgabe haben die Atmungsorgane und das Herz in meinem Körper?

| | |
|---|---|
| Station 1: Ich höre mein Herz schlagen<br>☺/☺☺ | Station 2: Ich atme<br>☺☺ |
| Station 3: Infokarte<br>☺/☺☺ | Station 4: Büchertisch (Ausweichstation)<br>☺☺☺☺ |

☺ Einzelarbeit

☺☺ Partnerarbeit

☺☺☺☺ Gruppenarbeit

Die Stationen 1 bis 3 sind für alle Kinder verbindlich. Die Stationen 1 und 2 können bei entsprechender Schüleranzahl doppelt aufgebaut werden. Bei Station 3 sollten – sofern vorhanden – auch Modelle der Organe eingesetzt werden. Station 4 gilt als Ausweichstation, wenn Kinder mit den anderen Stationen bereits fertig sind oder falls ein Stau entsteht. Hier können altersgerechte Bücher zu den Themen Körperaufbau, Körperfunktionen, etc. ausgelegt werden.
Die Kinder verteilen sich in Gruppen an die Stationstische. An jeder Station liegt eine ausreichende Anzahl von Arbeitsbögen aus.

***4. Hausaufgabe***

Siehe gemeinsamer Abschluss der Stunde.

***5. Gemeinsamer Abschluss der Stunde***
*Spiel*

Am Ende der Stunde wird den Kindern im Sitzkreis das *Spiel „Ich bin fit"* (KV 28–30) vorgestellt und eventuell eine Proberunde gespielt (hierfür möglichst auf DIN-A 3-Papier kopieren). Jedes Kind erhält anschließend das Rohmaterial des Spiels und bekommt die Hausaufgabe dieses Spiel auf Pappkarton zu kleben, anzumalen und die Ereigniskarten auszuschneiden. Zu Hause sollen die Kinder das Spiel ihrer Familie vorstellen und ausprobieren.

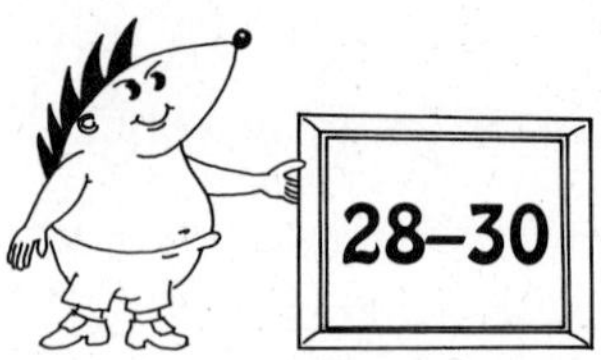

## 2.10 Die Atmungsorgane und das Rauchen

### Auf einen Blick

*Dimension*

Ziel der Arbeit an dieser Dimension ist es, den eigenen Körper besser kennen zu lernen bzw. weiter zu beobachten, um so langfristig die Verantwortlichkeit für die eigene Gesundheit zu fördern. Außerdem sollen ausgewählte Informationen über Schadstoffe des Rauchens und deren gesundheitliche Folgen vermittelt werden. Im Zusammenhang mit einem Standfestigkeitstraining wird so auch die Argumentierfähigkeit der Kinder gefördert.

*Ziele*

- Schadstoffe der Zigarette kennen lernen
- sinnliche Erfassung der Schadstoffe
- Einflüsse einiger Schadstoffe auf die Atmungsorgane verstehen lernen

**Stundenüberblick**

1. **Eröffnung/Entspannung:** „Der Duft frischer Brötchen"
2. **Hauptthema:**
   - Experiment zur sinnlichen Erfassung der Schadstoffe
   - „Stinkybox"
   - die Teerstraße im Raucher
   - Organschäden
3. **Hausaufgabe:** Detektivauftrag 6
4. **Gemeinsamer Abschluss:** Spiel „Es riecht ganz sonderbar"

*Benötigtes Material*

- Fantasiereise
- Geräte und Stoffe (siehe Experimentbeschreibung)
- Filmdosen (Klassensatz)
- Schüler-Arbeitsblatt „Igor experimentiert mit einer Zigarette" (KV 31) und „Die Teerstraße im Raucher" (KV 32)
- Detektivauftrag 6: „Findet heraus, warum Leute rauchen!" (KV 33 und 34)
- Lied „Es riecht ganz sonderbar"

*Vorbereitungen*

- Materialien kopieren
- Zigaretten besorgen (möglichst mit hohem Teeranteil)
- Experimentiergerät (siehe Experimentbeschreibung) bereitstellen

*Zusätzliche Aktivitäten*

- *Zeitungsartikel* sammeln zur Gefahr des Rauchens
- *Anti-Rauch-Plakat* entwerfen
- Zusätzliche Spiele/Experimente zum Rauchen

**Methodische Anregungen**

***1. Eröffnung/ Entspannung***

Zur Entspannung und als Hinführung zum Hauptthema dient in dieser Stunde die sinnliche Fantasiereise *„Der Duft frischer Brötchen"*. Die Kinder sollen über dieses imaginative Verfahren erleben, wie wichtig und wie angenehm sinnliche Erfahrungen sind.

## Der Duft frischer Brötchen

*Die Lehrkraft sitzt mit den Kindern im Kreis.*

Setzt euch bequem hin und legt die Hände locker auf die Oberschenkel. Schließt nun die Augen und beobachtet euren Atem (. . .). Der Atem kommt und geht ganz von selbst (. . .).
Langsam merkst du, dass du ruhiger wirst (. . .). Die Augen fallen langsam zu (. . .).
In Gedanken verlässt du den Klassenraum und gehst hinaus auf den Schulhof.
Die Sonne scheint, es ist warm, aber du spürst auch ein wenig Wind. Mitten auf dem Schulhof steht etwas Großes, Buntes. Beim Betrachten erkennst du, dass es ein Fesselballon ist. Neugierig gehst du darauf zu, die Tür des Tragekorbes öffnet sich von allein, lädt ein zum Einsteigen. Kaum schließst du die Tür hinter dir, beginnt der Ballon langsam und ganz leise zu steigen.
Du schwebst, siehst die Schule unter dir, nun die Häuser der Stadt, der Ballon scheint seine Richtung zu kennen. Du verlässt die Stadt, schwebst über Wälder und Felder dahin, du spürst den Wind in deinem Gesicht. Der Ballon verlangsamt seine Fahrt, er bleibt fast stehen, und du siehst unter dir einen Kreis in einem Getreidefeld. Er sieht aus wie ein Landeplatz.
Schon sinkt der Fesselballon und setzt nach einer Weile mitten im Kreis auf. Wieder öffnet sich die Korbtür, du steigst aus. Vor dir liegt ein Pfad, der durch das Getreidefeld führt.
Erst gehst du langsam Schritt für Schritt, dann steigt dir der Duft von frisch gebackenem Brot in die Nase und du wirst schneller. Schließlich stehst du vor einem kleinen, runden Haus, aus dem der Duft zu kommen scheint. Du siehst eine Tür und kleine Fenster, aus dem Schornstein dampft es.
Du öffnest die Tür, drinnen steht ein Mann, der dir zuwinkt hereinzukommen. Er formt aus Teig kleine Kugeln und fordert dich auf ihm zu helfen.
Spüre den weichen Teig in deinen Händen. Kugel um Kugel entsteht und wird auf ein Backblech gelegt, bis es voll ist. Nun öffnet der Bäcker die Backofentür, warm strömt der herrliche Duft frischer Brötchen in den Raum, er stellt das Blech zum Auskühlen ins geöffnete Fenster.
Das Wasser läuft dir im Mund zusammen, so hungrig bist du. Nun schenkt dir der Bäcker ein Brötchen und du weißt, dass es Zeit ist zu gehen. Du bedankst dich bei dem Mann für das Brötchen in deinen Händen und gehst den Weg zurück durch das Getreidefeld.
Der Fesselballon wartet bereits auf dich, die Tür öffnet sich, du steigst ein und der Ballon hebt ab, leise und langsam schwebt er nach oben, dann über Felder und Wälder.
Die Stadt kommt näher, du erkennst die Dächer der Häuser, siehst deine Schule.
Über dem Schulhof bleibt der Ballon stehen, der Ballon sinkt langsam nach unten.
Du steigst aus, betrittst die Schule, bist nun wieder hier im Klassenraum. Spüre, wie du auf deinem Stuhl sitzt, atme tief ein und aus, balle deine Hände zu Fäusten, recke und strecke dich und öffne die Augen.

***2. Hauptthema***

Nach dem Erkennen der Wichtigkeit unserer Atmungsorgane und der sinnlichen Erfahrung, die man mit diesen machen kann, wird das Thema der Stunde „Die Atmungsorgane und das Rauchen" bekanntgegeben. Die Kinder können hier kurz die Möglichkeit bekommen, ihre Kenntnisse zur Schädlichkeit des Rauchens zu äußern.
Hieraus entwickelt sich das Experiment *„Eine Zigarette wird verbrannt"* (Trockendestillation einer Zigarette). Dieses Experiment dient den Kindern dazu die giftigen Inhaltsstoffe einer Zigarette zu erfassen. Es wird als Demonstrationsexperiment von der Lehrkraft durchgeführt.

*Experiment*

**Sinnliche Erfassung der Inhaltsstoffe einer Zigarette**

Einfacher Nachweis von Teer, Kondensat und Kohlenstoffmonoxyd über die Trockendestillation einer Zigarette.

*Geräte/Chemikalien*

Ein schwer schmelzbares Reagenzglas (normale könnten platzen), Watte, Gasbrenner (oder Brennspiritus-Brenner), Gerätestativ bzw. Reagenzglasklammer zur Halterung des Reagenzglases.

*Durchführung*

Geben Sie in ein Reagenzglas eine Zigarette mit Filter (möglichst mit hohem Teeranteil). Verschließen Sie das Reagenzglas nach oben mit einem **lockeren** Wattebausch. Halten Sie das Reagenzglas an einem entsprechenden Stativ; wenn dieses nicht vorhanden, benutzen Sie hierzu eine Reagenzglasklammer o. ä.
Mittels des Brenners wird das Reagenzglas so lange erhitzt, bis die Zigarette im Innenraum schwarz geworden ist.

*Beobachtung und Auswertung*

Nach Beendigung der Verbrennung und Abkühlung des Reagenzglases wird der Wattebausch herausgenommen. Der Wattebausch enthält Teer und Kondensat. Die Schüler können ihre Eindrücke nach Riechen und Anfassen (sinnliche Erfassung) schildern. An der Reagenzglaswandung hat sich der klebrige Teer abgesetzt. Einzelne Schüler können diesen mit dem kleinen Finger berühren und von ihren Eindrücken berichten.

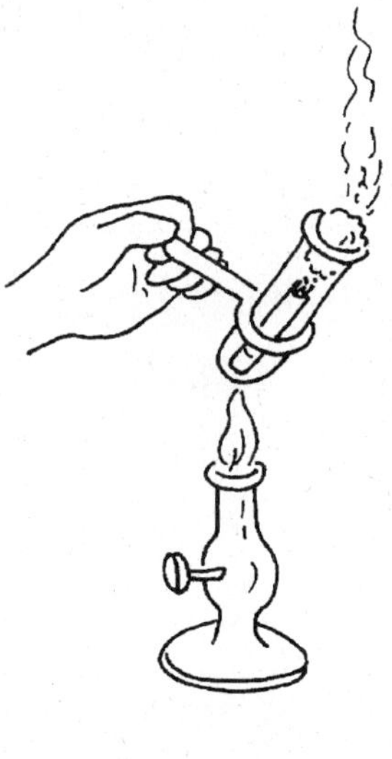

Nach Beendigung der Trockendestillation und Abkühlung des Reagenzglases wird der Wattebausch mit dem entstandenen Teer und Kondensat herausgenommen. Die Kinder werden aufgefordert, ihre Eindrücke hinsichtlich des Geruches und des Fühlens (sinnliche Erfassung) zu schildern.

*Stinky-Box*

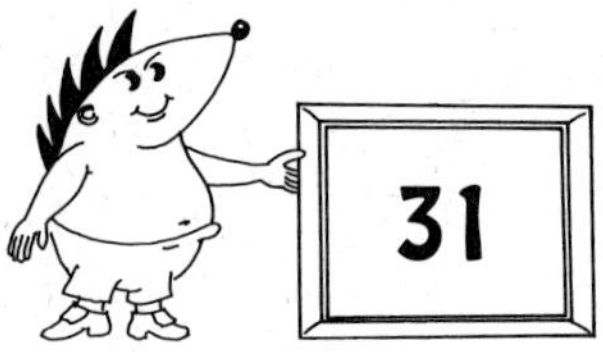


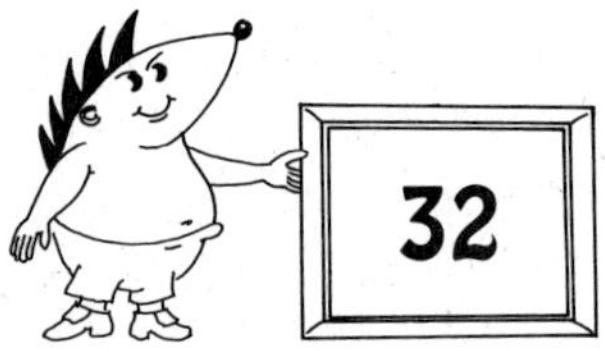


Nach dieser Auswertung erhalten die Kinder je ein kleines Stückchen von dem durchtränkten Wattebausch in ihre *„Stinky-Box"* (z. B. Filmdose). Diese „Stinky-Box" kann in der Familie und bei Freunden deutlich machen, wie sehr Zigaretten stinken. Weiterhin kann sie eine kindgemäße Argumentierhilfe darstellen.

Den Kindern wird für ihr Fit-fürs-Leben-Buch die altersgerechte Darstellung des Experimentes mit Igor Igel ausgehändigt.

Der Arbeitsbogen *„Die Teerstraße im Raucher"* wird von den Kindern in Partnerarbeit gelesen und besprochen. Anschließend wird die „Teerstraße" mit braunem Buntstift angemalt. Die Fachbegriffe a–d werden den Atmungsorganen mit Pfeilen (Bleistift!) zugeordnet.
In einem abschließenden Gespräch werden die wichtigsten Organe, die besonders durch das Rauchen geschädigt werden, nochmals genannt. Die möglichen Erkrankungen werden angedeutet.

***3. Hausaufgabe***
*Interview*

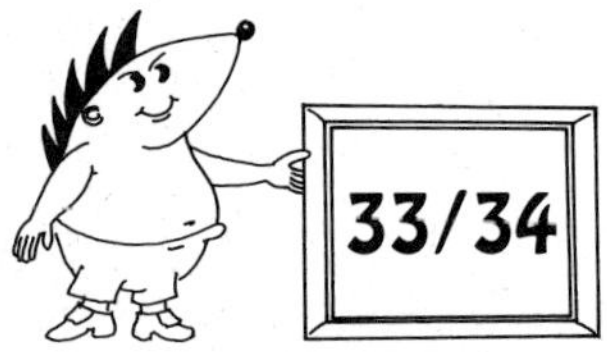


Als Hausaufgabe bekommen die Kinder den *Detektivauftrag 6 „Warum rauchen Leute?"*. Dieser Detektivauftrag soll von den Kindern als Interviewbogen benutzt werden. Bevor die Kinder als „Reporter" Leute befragen, tragen sie auf dem Bogen ihre eigenen Vermutungen, warum Leute rauchen, ein. Im Anschluss daran treten die Kinder (in Kleingruppen, zumindest zu zweit, aber nicht alleine!!) in ihrer Freizeit an verschiedene Erwachsene und Jugendliche heran und befragen Raucher und Nichtraucher nach ihren Motiven zu rauchen bzw. nicht zu rauchen.

***4. Gemeinsamer Abschluss der Stunde***

Zum Ausklang der heutigen Stunde kann das Lied „Es riecht ganz sonderbar" gesungen werden (s. S. 77).

Im Anschluss an das Lied fragt die Lehrkraft: „Aber wonach?" Die Kinder rufen z. B.: nach Zigarettenrauch, nach Auspuffgasen, nach Mist, ... Nach jeder Antwort wird das Lied wiederholt.

*Lied*

**Es riecht ganz sonderbar**

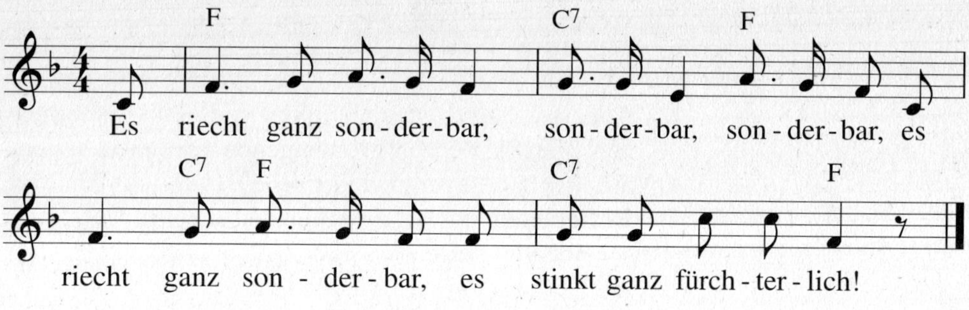


Es riecht ganz sonderbar,
sonderbar, sonderbar,
es riecht ganz sonderbar,
es stinkt ganz fürchterlich!

Text und Melodie: Renate Steiner, in: Franz und Renate Steiner, Die Sinne, © Veritas, Linz, 5. Auflage 1997

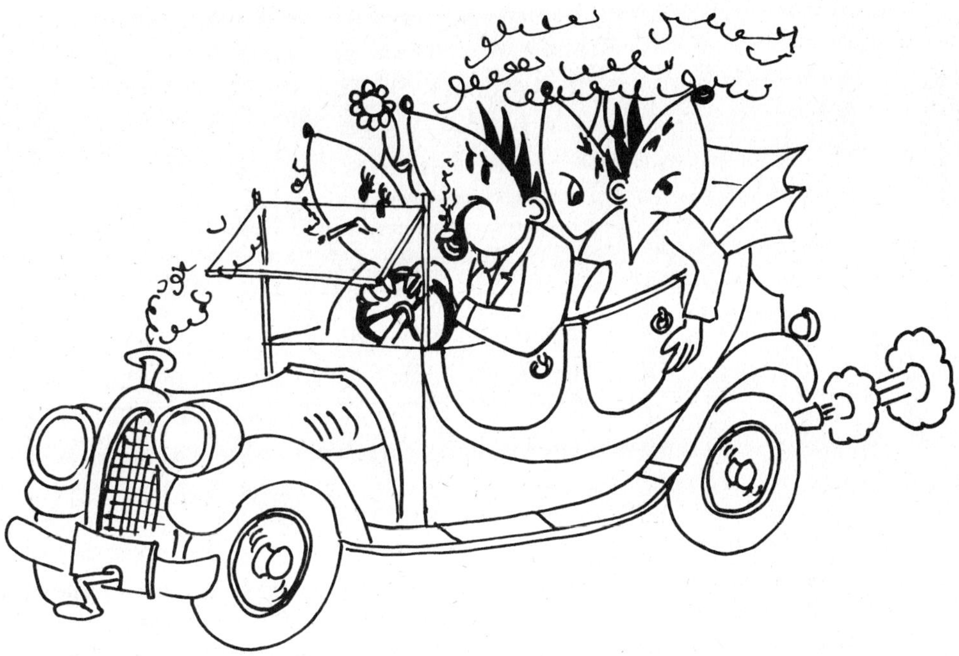

## 2.11 Igor sagt manchmal Nein

### Auf einen Blick

*Dimension*

Angestrebt sind Standfestigkeit und Selbstsicherheit im Umgang mit Gleichaltrigen. Hierfür werden grundlegende Fertigkeiten wie Widerstand gegen Gruppendruck, Nein-Sagen und kritische Bewertung von Meinungen anderer geübt. Diese Fertigkeiten spielen nicht nur bei der Prävention süchtigen Verhaltens eine entscheidende Rolle, sondern z. B. auch bei der Tolerierung und Integration von Außenseitern und Minderheiten.

*Ziele*

- Versuchungssituationen erkennen können und widerstehen lernen
- sich Gruppendruck widersetzen lernen
- Konflikten begegnen und nicht ausweichen
- Erfahrungen zum Nein-Sagen
- alternative Verhaltensweisen entwickeln

**Stundenüberblick**

1. **Eröffnung:** Besprechung der Hausaufgabe (Interviewbogen)
2. **Entspannungsteil:** Vorstellungsübung „Die Versuchung im Kaufhaus“
3. **Hauptthema:**
   – Diskussion/Rollenspiel: „Igor bekommt eine Zigarette angeboten und lehnt ab“
   – Rollenspiel: „Auf dem Spielplatz“
4. **Hausaufgabe:** Detektivauftrag 7
5. **Gemeinsamer Abschluss:** Lied „Lass doch den Kopf nicht hängen“

*Benötigtes Material*

- Vorstellungsübung
- Regeln für Rollenspiele (Tafelbild oder Plakat)
- Igor-Zeichnungen (KV 35/37)
- Arbeitsblatt zum Rollenspiel (KV 36)
- Detektivauftrag 7 (KV 38)
- Lied „Lass doch den Kopf nicht hängen“

*Vorbereitungen*

- Materialien bereithalten
- Kärtchen mit Rollenspielanweisungen ausschneiden

*Zusätzliche Aktivitäten*

- Die Kinder nennen eigene schwierige Situationen und spielen diese in Gruppen nach
- Anwendung des Nachdenk- und Lösungsstuhles

**Methodische Anregungen**

***1. Eröffnung***

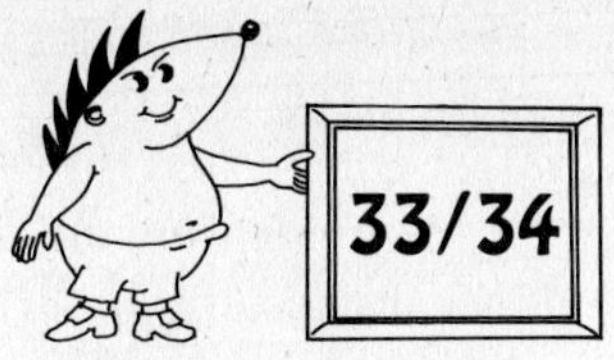


Es werden die Interviewergebnisse aus dem *Detektivauftrag 6 „Warum rauchen Leute?"* im Kreisgespräche vorgestellt. Ein besonderer Schwerpunkt wird auf die 2. Frage „Warum haben Sie mit dem Rauchen angefangen?" gelegt. Hierzu werden die Hauptergebnisse wie Langeweile, Angebote anderer bzw. Angebote der Freundesgruppe, Verführungssituationen und Neugierde etc. herausgearbeitet.

***2. Entspannungsteil***

Es wird die *Vorstellungsübung „Die Versuchung im Kaufhaus"* vorgeschlagen. Sie dient weniger der Entspannung, sondern der Hinführung zum Hauptthema und der Stärkung sozial erwünschter Normvorstellungen.

*Vorstellungsübung*

**Die Versuchung im Kaufhaus**

Setze dich bequem hin und schließe deine Augen.
Gehe in Gedanken durch deinen Körper und fühle, ob er entspannt ist. wenn du irgendwo eine Anspannung spürst, bewege die Muskeln noch ein wenig und lass sie dann ganz locker.
Du atmest ruhig und gleichmäßig. Du wirst ganz ruhig und entspannt.

Nun stelle dir vor, du machst mit zwei anderen Kindern einen Stadtbummel. Ihr habt euer Taschengeld bekommen und wollt euch vielleicht etwas Schönes kaufen.
Ihr geht durch die Straßen, um euch herum sind viele Menschen und ihr hört den Lärm des Straßenverkehrs. Ihr seid richtig gut drauf und freut euch auf den Nachmittag. Ihr guckt in die Schaufenster, schnuppert an der Pommes-Bude und dann geht ihr in ein großes Kaufhaus. Ihr fahrt mit der Rolltreppe hinauf in die Spielwarenabteilung.
Da entdeckst du in einem Regal etwas, was dir unheimlich toll gefällt. Sieh es dir genau an (Pause). Du kannst es auch einmal anfassen. Wie fühlt es sich an? Du bist ganz begeistert. Was denkst du? Was fühlst du?
Deine beiden Freunde sind bei dir und freuen sich mit dir. Ihr guckt auf das Preisschild: Das hast du schon befürchtet, es ist viel zu teuer! Aber du möchtest es doch so gerne haben.
Das eine Kind schlägt dir vor es einfach zu stehlen. Ihr drei zusammen könntet das schon schaffen und irgendwie wäre es doch auch spannend. Du überlegst. Es wäre zu schön dieses Spielzeug zu haben. Dir kommen ganz viele Gedanken.
Schließlich wird dir immer deutlicher, dass es für dich nicht in Frage kommt zu stehlen, und du sagst es deinen Freunden und stellst das Spielzeug zurück ins Regal.
Da spürst du, wie du erleichtert bist, du merkst auch, dass deine Freunde dich ein bisschen bewundern, auch wenn sie's nicht sagen, und du fühlst dich sehr wohl.
Genieße dieses Gefühl noch ein wenig, vielleicht kommen dir auch Erinnerungen an Situationen, in denen du ein ähnliches Gefühl hattest.
Und nun kehre mit deinen Gedanken zurück hierher ins Klassenzimmer, atme tief ein und aus, mache Fäuste, recke und strecke dich und öffne die Augen.

Nach der Übung bekommen die Kinder wieder die Gelegenheit über ihre Erfahrungen, Bilder und Gefühle zu berichten.

***3. Hauptthema***

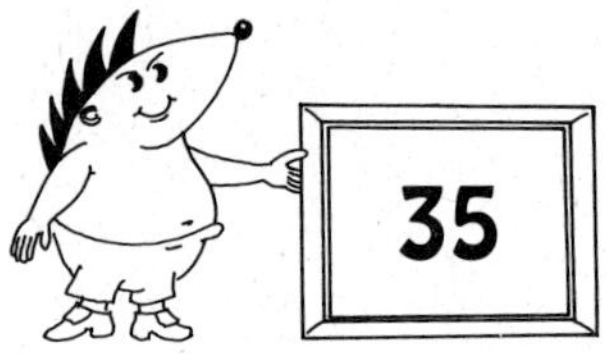


Der Schwerpunkt dieser Stunde ist es Gruppendruck- bzw. Versuchungssituationen zu erkennen, im Rollenspiel erfahrbar zu machen und Verhaltensalternativen zu entwickeln.
In einer ersten Phase soll exemplarisch die Igor-Zeichnung *„Igor bekommt eine Zigarette angeboten und lehnt ab"* Gesprächsanlass für eine Gefahrensituation darstellen. Die Zeichnung wird z. B. in das Zentrum des Sitzkreises gelegt, und die Kinder erhalten die Möglichkeit, sich zu dem Bild und ihren eigenen Erfahrungen zu äußern. Diese Situation kann auch von zwei Kindern spielerisch dargestellt werden, während der Rest der Klasse als Zuschauer fungiert. Vor Spielbeginn werden erneut die Regeln für strukturierte Rollenspiele aufgehängt bzw. auf sie aufmerksam gemacht (vgl. S. 61–64).
Die Zuschauer beobachten die Strategie des Anbieters und ob Igor Nein sagen kann, wie er Nein sagt und ob bzw. wie er argumentiert.
Die Situation kann mit verschiedenen Lösungen und Rollentausch gespielt werden. Danach kommt es zu einer reflexiven Phase mit Fragen wie:

- Wie ist es dir ergangen?
- Was hast du dabei gedacht?
- Was hast du getan?
- Folgen für dich?
- Was wolltest du erreichen?
- Welches Verhalten war günstig für dich?

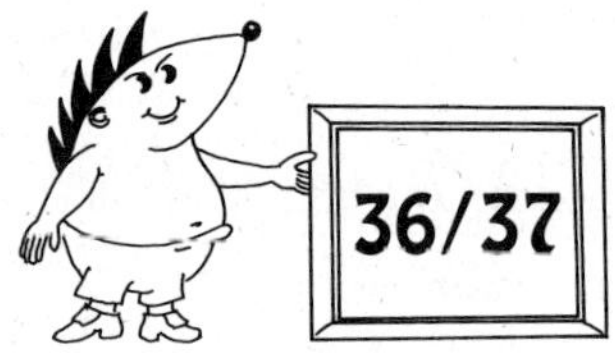


Nach der Diskussion werden die Kinder aufgefordert die Situation *„Auf dem Spielplatz"* (siehe KV 36) nachzuspielen. Hier wird eine Gruppendrucksituation thematisiert. Als Illustration dient die Igor-Zeichnung *„Igor vor der Rauchergruppe"* (KV 37). Die Spielerinnen bzw. Spieler bekommen hierzu die Kärtchen mit den Rollenanweisungen, lesen sich diese durch und spielen die Szene dann vor der Klasse bzw. im Sitzkreis.
Eine vereinfachte Form dieses Rollenspiels kann darin bestehen, dass nur Igor und Peter auftreten. Anschließend folgt wie vorher eine Diskussion. Bei Zeitmangel sollte nur eine Situation gespielt werden.

***5. Hausaufgabe***

Als Hausaufgabe wird der *Detektivauftrag 7 „Ich sage Nein, wenn ich nicht will!"* gegeben.

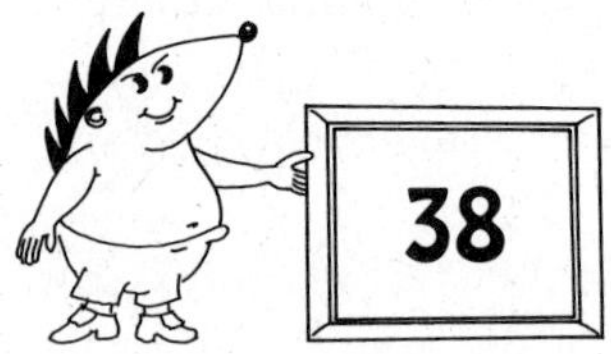


***6. Gemeinsamer Abschluss der Stunde***
*Lied*

Am Ende der Stunde kann das *Lied „Lass doch den Kopf nicht hängen"* (s. S. 43) gesungen werden.

## 2.12 Manchmal möchte ich Nein sagen können

### Auf einen Blick

*Dimension*

Angestrebt sind Standfestigkeit und Selbstsicherheit im Umgang mit Gleichaltrigen. Hierfür werden grundlegende Fertigkeiten wie Widerstand gegen Gruppendruck, Nein-Sagen und kritische Bewertung von Meinungen anderer geübt. Diese Fertigkeiten spielen nicht nur bei der Prävention süchtigen Verhaltens eine entscheidende Rolle, sondern z. B. auch bei der Tolerierung und Integration von Außenseitern und Minderheiten.

*Ziele*

- schwierigen Situationen widerstehen lernen
- sich Gruppendruck widersetzen lernen
- Konflikten begegnen und nicht ausweichen
- Argumente finden
- Erkennen von Alltagssüchten

**Stundenüberblick**

1. **Eröffnung:** Besprechung der Hausaufgabe
2. **Entspannungsteil:** Fantasiereise „Korken auf dem Wasser"
3. **Hauptthema:** Rollenspiel „Auf dem Schulweg"
   – „Alltagssüchte"
4. **Hausaufgabe:** Detektivauftrag 8: „Ich verändere etwas in meinem Alltag!"
5. **Gemeinsamer Abschluss:** Übung „Ja oder Nein"

*Benötigtes Material*

- Fantasiereise
- Regeln für Rollenspiele
- Rollenspiel „Auf dem Schulweg"
- Detektivauftrag 8 (KV 39)

*Vorbereitungen*

- Materialien bereithalten
- evtl. einen Korken mitbringen

*Zusätzliche Aktivitäten*

- Die Kinder nennen eigene schwierige Situationen und spielen diese in Gruppen nach
- Anwendung des Nachdenk- und Lösungsstuhles

**Methodische Anregungen**

*1. Eröffnung*

Im Kreisgespräch werden die Ergebnisse des *Detektivauftrags 7* besprochen („Nein-Sage-Situationen“)

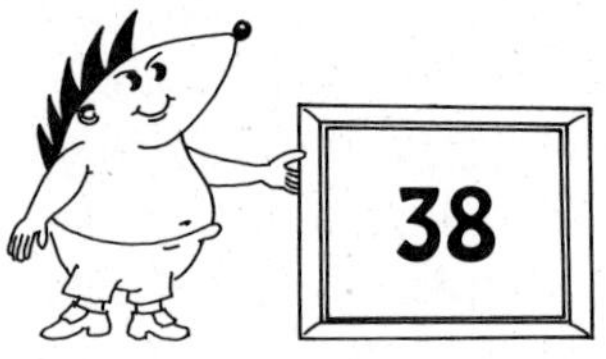


*2. Entspannungsteil*

Die hier angebotene Fantasiereise *„Korken auf dem Wasser“* betont die Widerstandskraft des Kindes, seine Fähigkeit, „vielen Gewalten zu trotzen“ und nicht „unterzugehen“. Das Empfinden von Zuversicht, Selbstsicherheit und innerer Ruhe kann sich im Laufe dieser Fantasie einstellen (evtl. Demonstration eines auf Wasser schwimmenden Korkens).

*Fantasiereise*

**Korken auf dem Wasser**

Setzt euch bequem hin und legt die Hände locker auf die Oberschenkel. Schließt nun die Augen und beobachtet euren Atem (. . .). Der Atem kommt und geht ganz von selbst (. . .).
Langsam merkst du, dass du ruhiger wirst (. . .). Die Augen fallen langsam zu. (. . .)

„Stell dir vor, dass du ein Korken bist, der irgendwo auf einem Ozean schwimmt. Ein Korken, der immer oben auf dem Wasser treibt (. . .).
Wie groß möchtest du als Korken sein, und wie möchtest du aussehen? (. . .)
Du hast keine Richtung, kein besonderes Ziel, keine Aufgaben (. . .)
Du treibst dahin, wo Wind und Wasser dich hinbringen. Eine Welle könnte dich für einige Augenblicke unter Wasser drücken, aber du steigst immer aufs Neue an die Oberfläche des Wassers empor. Kannst du es genießen, so zu treiben, sanft und wild geschaukelt zu werden? (. . .)
Kannst du die Wärme der Sonne spüren? Den prasselnden oder sanften Regen? Das weiche Kissen des Wassers? (. . .)
Und möchtest du irgendwo an den Strand gespült werden? (. . .) Wer soll dich finden?“
(. . .)

Kehre nun langsam mit deinen Gedanken hierher in den Raum zurück.
Spüre, wie du auf deinem Stuhl sitzt, atme tief ein und aus, balle deine Hände zu Fäusten, recke und strecke dich und öffne die Augen.

(Gekennzeichneter Text von Klaus W. Vopel, Im Wunderland der Fantasie. Kinder ohne Stress. Band 2. Salzhausen, iskopress Verlags-GmbH, 4. Auflage 1996)

*3. Hauptthema*

Schwerpunkt dieser Stunde ist es
a) zu lernen, in schwierigen Situationen zu widerstehen, dass manchmal aber auch ein Zurückziehen aus der Situation erforderlich sein kann.
b) gesundheitliche Aspekte als Argument in Bezug auf das Rauchen zu benutzen.
Weiterhin sollen die Schüler und Schülerinnen in dieser Stunde lernen ihre „Alltagssüchte“ zu identifizieren, um an diesen ebenfalls im Rollenspiel das Nein-Sagen und Widerstehen zu üben. Zu dem Bereich des Widerstandes bei schwierigen Situationen wird den Kindern das Rollenspiel „Auf dem Schulweg“ vorgegeben.

*Rollenspiel*

## Auf dem Schulweg

Einige Schüler der Klasse 3 befinden sich auf dem Weg zur Schule. Die Schüler beobachten eine Gruppe von fünf älteren Schülern. Diese Schüler (Sven, Tobias, Karoline, Janine, Katharina) befinden sich am Rand des Schulgeländes. An einer Bank stehen sie zusammen und überlegen, was sie bis zum Beginn des Unterrichts noch machen könnten.
Tobias holt eine Schachtel Zigaretten aus der Hosentasche und zündet sich eine Zigarette an. Dann gibt er die Zigarette weiter an Janine. Auch sie nimmt einen Zug und gibt die Zigarette weiter an Karoline und Sven, die Gleiches tun. Als die Reihe an Katharina ist, sagt Katharina (s. u.):

Nach Beendigung des Rollenspieles sollen Lösungen von der Gruppe gesucht und dann gespielt werden.
Mögliche Instruktionen für Katharina könnten sein:

a) na gut, ich nehme mal einen Zug
b) nein danke, ich möchte nicht rauchen
c) Katharina (etwas schüchtern) argumentiert mit gesundheitlichen Gründen
d) Katharina fragt ihre Mitschüler: „Warum raucht ihr eigentlich?"

Da die Rolle Katharinas bei diesem Spiel aufgrund des massiven Gruppendrucks relativ schwierig ist, empfiehlt es sich unter Umständen, ein oder zwei freiwillige Kinder als Helfer zu bestimmen, die Katharina notfalls bei der Argumentation beistehen können.
Es sollte bei Bedarf auch festgelegt werden, dass Handgreiflichkeiten beim Rollenspiel nicht erlaubt sind.

Nach dem Lesen der Geschichte werden die Kinder aufgefordert die Problemsituation genau zu beschreiben. Auf diese Weise wird der Inhalt erfasst und anschließend machen sich die Kinder Gedanken über den Ausgang der Geschichte.

*Diskussion*

Nach der Diskussion über diese Fragen werden die Kinder aufgefordert, Erkenntnisse über die Organe, die durch das Rauchen besonders geschädigt werden, als Argumente zu benutzen. Die Rolleneinteilung wird von der Lehrkraft festgelegt, während die restlichen Kinder Beobachtungsaufgaben bekommen. Das Rollenspiel wird mit verschiedenen Lösungen und Rollentausch durchgeführt.

*Reflexive Phase*

Danach folgt wieder die reflexive Phase mit den Fragen:

- Wie haben die Spiele geklappt?
- Wie ist es dir ergangen?
- Was hast du dabei gedacht?
- Was hast du getan?
- Folgen für dich?
- Was wolltest du erreichen?
- Welches Verhalten war günstig für dich?
- Wie kannst du etwas verändern?
- Wo ist Ausweichen positiv bzw. negativ?

Nach Besprechung dieser Fragen zum abgelaufenen Rollenspiel sollen die Kinder über andere Situationen nachdenken, die man zu dem Bereich der *„Alltagssüchte"* zählen könnte, wie z. B. übermäßiges Naschen, erhöhter Fernsehkonsum, exzessives Computerspiel. Hierzu suchen die Kinder nach Alternativen, d. h. anderen Aktivitäten, die sie aus ihren Alltagssüchten herausführen könnten.

***5. Hausaufgabe***

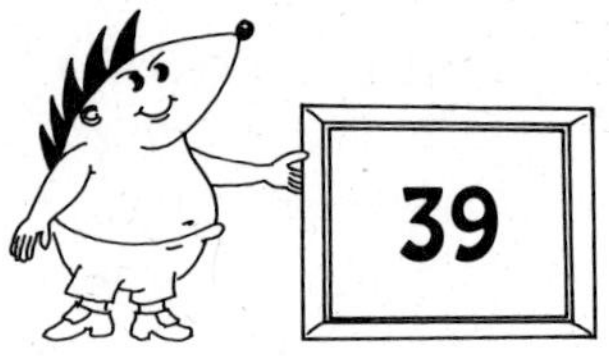


Als Hausaufgabe bekommen die Kinder den Detektivauftrag 8 *„Ich verändere etwas in meinem Alltag!“*. Dabei können sie sowohl die vorgegebenen als auch selbst erdachte Vorsätze ausprobieren.

***6. Gemeinsamer Abschluss der Stunde***
*Sprechspiel*

Die Kinder suchen sich einen Partner oder eine Partnerin. Beide beginnen nun ein „Streitgespräch“, bei dem das eine Kind immer nur Ja, das andere immer nur Nein sagen darf. Die Kinder sollen sich dabei gegenüber stehen und fest in die Augen schauen. Sprechtempo und Lautstärke dürfen frei gewählt werden, andere Wörter als Ja oder Nein sind aber nicht erlaubt. Nach einer vorher verabredeten Zeit wird die Übung durch ein Signal (Pfiff, Stopp-Ruf) beendet. Anschließend kann noch ein Rollentausch erfolgen. Wie fühlen sich die Kinder anschließend? Was war angenehmer: Ja oder Nein zu sagen?

## 2.13 Igor und ich möchten Verständnis für andere aufbringen

### Auf einen Blick

*Dimension*

Angestrebt sind Standfestigkeit und Selbstsicherheit im Umgang mit Gleichaltrigen. Hierfür werden grundlegende Fertigkeiten wie Widerstand gegen Gruppendruck, Nein-Sagen und kritische Bewertung von Meinungen anderer geübt. Diese Fertigkeiten spielen nicht nur bei der Prävention süchtigen Verhaltens eine entscheidende Rolle, sondern z. B. auch bei der Tolerierung und Integration von Außenseitern und Minderheiten.

*Ziele*

- die Auswirkungen bei Ausschluss von Außenseitern erfahren
- tolerantes und integrierendes Verhalten üben
- Erkennen des Zusammenhanges zwischen Beeinflussungen aus der Umwelt und dem eigenen Verhalten
- Widerstand gegen Gruppendruck und unerwünschte Beeinflussungen

**Stundenüberblick**

1. **Eröffnung:** Besprechung der Hausaufgabe
2. **Entspannungsteil:** Fantasiereise „Der Zauberbaum“
3. **Hauptthema:**
   – Integration von Außenseitern
   – Beeinflussung durch andere bei alltäglichen Entscheidungen (nur in Doppelstunde durchzuführen)
4. **Hausaufgabe:** Detektivauftrag 9
5. **Gemeinsamer Abschluss:** Spiel „Klassenparty“

*Benötigtes Material*

- Fantasiereise
- Zeichnung „Igor zieht einen Außenseiter in die Gruppe“ (KV 40)
- Regeln für Rollenspiele
- Rollenspielanleitungen „Die große Pause“, „Das Kartenspiel“
- Schüler-Arbeitsbogen: „Alltägliche Entscheidungen: Wer bestimmt mit, was ich tue?“ (KV 41)
- Detektivauftrag 9 (KV 42)

*Vorbereitungen*

- Materialien bereithalten

*Zusätzliche Aktivitäten*

- Die Kinder nennen eigene schwierige Situationen und spielen diese in Gruppen nach
- Anwendung des Nachdenk- und Lösungsstuhles

**Methodische Anregungen**

***1. Eröffnung***

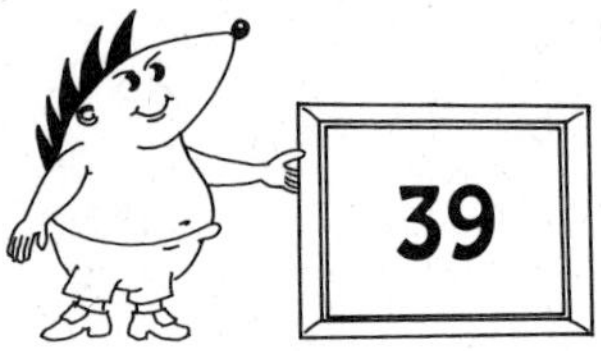


Im Kreisgespräch erhalten die Kinder die Gelegenheit, sich über ihre positiven und negativen Erlebnisse zum *Detektivauftrag 8* zu äußern. Zu dem Thema „Ich möchte im Alltag widerstehen können" (Alltagssüchte) werden Handlungsalternativen, die die Kinder für sich gefunden haben, besprochen.
Wird von misslungenen Widerstandsversuchen berichtet, sollte die Lehrkraft verständnisvoll darauf eingehen ohne die Erlebnisse zu dramatisieren. Die Klasse könnte dem betreffenden Kind helfen nach neuen Strategien zu suchen. Die Lehrkraft sollte deutlich machen, dass nur eine Sache nicht gelungen ist, und dass nicht das Kind insgesamt gescheitert ist. Die Kinder werden zu erneuten Versuchen ermutigt mit entsprechend neuer Strategie.

***2. Entspannungsteil***
*Fantasiereise*

Es wird die Wiederholung der Fantasiereise *„Der Zauberbaum"* aus Abschnitt 2.7 vorgeschlagen (S. 61). Auch die Reise „Korken auf dem Wasser" (S. 75) eignet sich gut für diese Stunde.

***3. Hauptthema***

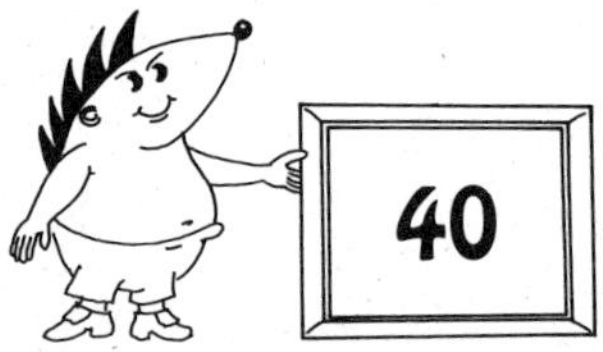


Das erste Ziel dieser Stunde ist es Erfahrungen mit Außenseitertum zu machen. Als Motivation bzw. zur Verstärkung soll die Igor-Zeichnung *„Igor holt einen Außenseiter in die Gruppe"* dienen. Die Kinder bekommen die Möglichkeit über das Bild zu sprechen. Dann werden sie aufgefordert sich über eigene Erfahrungen zum Außenseitertum zu äußern. Hier können sie Beispiele nennen, wo sie Verständnis für andere aufbringen wollen bzw. müßten und wo es ihnen schwerfällt Verständnis für andere aufzubringen.

*Rollenspiele*

Im Anschluss daran üben die Kinder an den vorgegebenen *Rollenspielen „Die große Pause"* oder *„Das Kartenspiel"*, ähnliche Situation und erfahren hier die Rolle des Außenseiters und deren Auswirkungen. „Das Kartenspiel" eignet sich für eine 3. Klasse besser, da es vorgibt, wie der Außenseiter letztlich integriert wird. Aber auch beim Spiel „Die große Pause" sollte die Verergruppe dem Außenseiter die Aufnahme nicht übertrieben schwer machen. Wichtig ist wiederum das Beachten der Regeln für strukturierte Rollenspiele (siehe S. 61 ff.).

*Anleitungen*

**Große Pause**

Die vier Jungen Thomas, Ingmar, Alexander und Stefan (bzw. die vier Mädchen Angie, Svenja, Nina und Vanessa) stehen in der großen Pause zusammen auf dem Schulhof. Andreas (Katrin), der (die) immer etwas als Außenseiter gilt, möchte gerne in die Gruppe aufgenommen werden.

**Das Kartenspiel**

Eine Kindergruppe spielt im Jugendzentrum Karten. Etwas abseits steht ein schüchternes Kind, das etwas als Außenseiter gilt. Es sieht so aus, als ob es gern mitspielen wollte. Ein Kind aus der Gruppe bemerkt dies und sagt es den anderen. Die anderen wollen aber kein weiteres Kind mitspielen lassen. Das Kind, das das schüchterne Kind entdeckt hatte, setzt sich trotzdem für dieses ein. Es argumentiert dafür den Außenseiter mitspielen zu lassen, da er das Spiel auch beherrscht. Außerdem – was ist schon dabei, wenn er mitspielt! Zuerst steht das Kind mit seiner Ansicht alleine und muss sich eine Weile gegen die Gruppe wehren. Schließlich lässt sich ein weiteres Kind überzeugen und ergreift ebenfalls Partei für den Außenseiter.
Am Ende lenken auch die anderen Kinder, die dagegen waren, ein. Der Außenseiter wird nun vom parteiergreifenden Kind gefragt, ob er mitspielen möchte.

Es ist durchaus erwünscht, dass auch spezifische Probleme aus der Erfahrungswelt der Kinder im Rollenspiel aufgearbeitet werden. Im Mittelpunkt dieser Rollen-

spiele soll es jedoch um tolerantes Verhalten gegenüber Außenseitern und Behauptung gegenüber Gruppendruck gehen.
Bei ausreichender Zeit (Doppelstunde) macht die Lehrkraft nun darauf aufmerksam, dass man häufig nur deshalb manche Dinge tut (z. B. andere nicht mitspielen lassen), weil man von anderen dazu überredet oder sogar gezwungen wird. Ähnlich verhält es sich mit vielen alltäglichen Entscheidungen.
Es wird der *Arbeitsbogen „Alltägliche Entscheidungen: Wer bestimmt mit, was ich tue?“* verteilt, der sich allerdings eher für 4. Klassen eignet. Nun wird diskutiert, wer diese Entscheidungen mitbestimmt. Die Kinder können die Entscheidungen unter den entsprechenden „Einflussfaktor“ schreiben (evtl. als Hausaufgabe). Es sollte in Ansätzen deutlich werden, dass ein enger Zusammenhang zwischen Beeinflussungen aus der Umwelt und dem eigenen Verhalten besteht, und dass manchmal Widerstand gegen negative, unerwünschte Beeinflussungen notwendig ist.

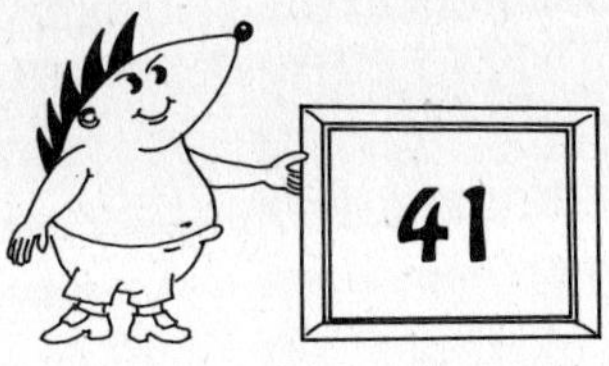


***5. Hausaufgabe***

Mittels des *Detektivauftrags 9* sollen die Kinder bestimmte eigene Verhaltensweisen in sozialen Interaktionen beobachten und einen oder mehrere soziale Vorsätze in die Tat umsetzen. Dabei können auch selbst erdachte Vorsätze gewählt werden.

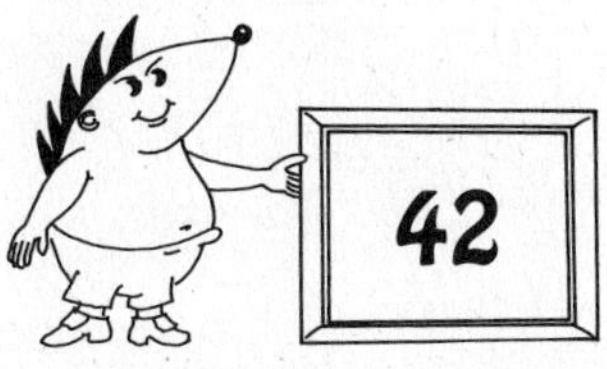


***6. Gemeinsamer Abschluss der Stunde***

Zum Abschluss kann erneut das Integrations-Spiel *„Klassenparty“* aus Abschnitt 2.7 (S. 65) gespielt werden.

## 2.14 Wenn ich Angst habe

***Auf einen Blick***

*Dimension*

Hier sollen die Kinder eine größere Anzahl wirksamer Strategien zum Umgang mit Stress und negativen Emotionen wie Angst und Ärger kennen lernen. In der Folge bedeutet dies, dass viele Situationen nicht mehr als Belastung, sondern vielmehr als Herausforderung angesehen werden.

*Ziele*

- Angst zugeben können
- Schärfen der Wahrnehmung für das eigene Angstempfinden und das anderer Kinder
- Erarbeiten von Angstbewältigungsfertigkeiten
- Angst als Herausforderung ansehen lernen

**Stundenüberblick**

1. **Eröffnung:** Igors Angstgeschichte
2. **Entspannungsteil:** Fantasiegeschichte „Das ängstliche Kätzchen"
3. **Besprechung der Hausaufgabe:** Detektivauftrag 9
4. **Hauptthema:** Die Geisterbahn
   – Angstbewältigung
5. **Gemeinsamer Abschluss:** „Angstlied"

*Benötigtes Material*

- Igors Angstgeschichte
- Fantasiegeschichte
- Zettel
- Detektivauftrag 10 (KV 43)
- Lied „Angstlied"

*Vorbereitungen*

- Turnhallenbesuch einplanen
- Igors Angstgeschichte lernen
- einzelne Blätter mit den Buchstaben A, N, G, S, T
- ggf. Igor als Handpuppe

*Zusätzliche Aktivitäten*

- *„Die Raupe":* Auf dem Schulhof, dem Sportplatz oder im Wald fassen sich die Kinder an den Schultern und schließen die Augen. Das vorderste Kind führt die anderen umher. Nachher wird besprochen, wo man wohl gewesen ist, wie man sich gefühlt hat, ob man Angst hatte zu stolpern, ob diese Angst berechtigt war, etc. (vgl. Methodische Anregungen, Hauptthema)
- *„Finsterer Wald":* Es werden zwei Gruppen gebildet. Gruppe A stellt sich mit ausgebreiteten Armen im Raum oder Flur verteilt auf und bildet die „Bäume" (Abstand 2 bis 3 m). Die Kinder der Gruppe B versuchen sich nun mit geschlossenen Augen von Ast zu Ast durch den finsteren Wald zu tasten.
- *„Schutzhütte":* Ein Kind „baut" aus drei bis fünf anderen Kindern eine Schutzhütte und begibt sich dann hinein. Anschließend Rollentausch. Diskussion: Wie fühlen sich die beschützten, wie die beschützenden Kinder?

**Methodische Anregungen**

***1. Eröffnung***

Zur Eröffnung erzählt die Lehrkraft im Stuhlkreis Igors *Angstgeschichte.* Bei jüngeren Kindern kann Igor als Handpuppe passend zur Geschichte geführt werden. Während Igor erzählt, werden die groß geschriebenen Buchstaben (ANGST) nacheinander im Stuhlkreis ausgelegt. Die Geschichte soll die Kinder neben der Vermittlung von Angstbewältigungsmöglichkeiten neugierig auf den heutigen Abschnitt machen – eine Diskussion soll an dieser Stelle also noch nicht stattfinden.

*Vorlese-Geschichte*

**Igors Angstgeschichte**

Gestern, Kinder, da war was los!
Ich lief in den Keller, um Apfelsaft zu holen. Bumm – die Tür fiel hinter mir ins Schloss. Die Treppen knarrten. Ich schaute mich um. Niemand war zu sehen.
„Läufst du zurück oder holst du die Flasche?", dachte ich.
Ich sagte mir: „Immer nur mit Mut voran, Igor, stell dich nicht so an."
Aber, mein Mut reichte wohl nicht aus. Denn als ich in der dunklen Ecke auch noch gestreichelt wurde, schrie ich laut: „Hilfe, Hilfe, kommt mir zur Hilfe!"
Schnell rannte ich nach oben. „Komm mit, Isabella, ich habe ANGST" (Buchstaben auslegen), sagte ich meiner Freundin. Da gingen wir gemeinsam hinunter.
Es knarrte: „Och, die alte Treppe!"
Es streichelte uns etwas: „Och, nur die Spinnweben!"
Aber, es hätte ja schließlich auch anders kommen können, oder?

*Mögliches Tafelbild*

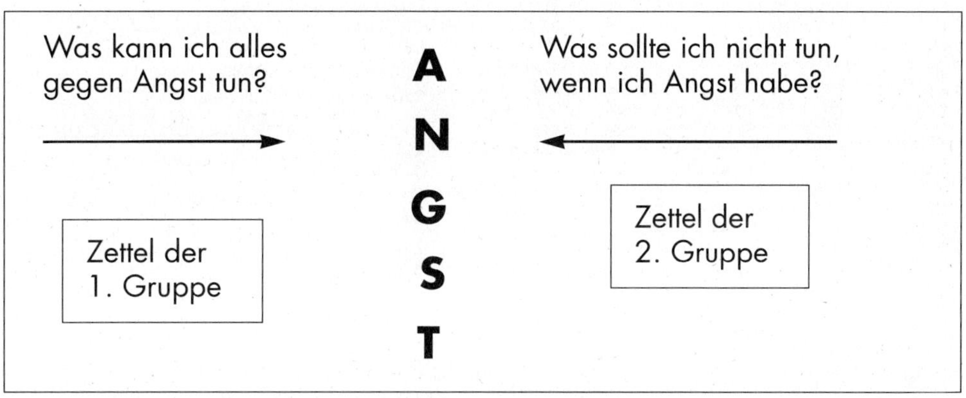


***2. Entspannungsteil***

Für den heutigen Entspannungsteil wird die Geschichte „Das ängstliche Kätzchen" vorgeschlagen. Sie enthält den wiederkehrenden Merkspruch „Nicht verzagen, auch was wagen". Darüber hinaus weist sie auf die Strategie der Konfrontation mit der angstauslösenden Situation hin – dem effektivsten Mittel zur Angstbewältigung.
Der Einsatz bewältigungsorientierter Merksprüche ist für Kinder oft sehr hilfreich. In diesem Manual werden solche Merksprüche daher in einigen Fantasiereisen und Liedern vorgeschlagen.

*Fantasiereise*

**Das ängstliche Kätzchen**

*Die Lehrkraft sitzt mit den Kindern im Kreis.*

Setzt euch bequem hin und legt die Hände locker auf die Oberschenkel. Schließt nun die Augen und beobachtet euren Atem (. . .). Der Atem kommt und geht ganz von selbst (. . .).
Langsam merkst du, dass du ruhiger wirst (. . .). Die Augen fallen langsam zu (. . .).

„Stell dir vor, dass du ruhig und entspannt auf einer weiten Wiese liegst (. . .). Die Sonne scheint hell und du blinzelst hinein und bist fast schon eingeschlafen. Da hörst du aus der Ferne ein klägliches Stimmchen: „Miau, miau", ruft es und du stehst auf und schaust nach. Du gehst über die Wiese und kommst an ein Stoppelfeld. Da schleicht ein kleines Kätzchen ganz verschüchtert auf dem Feldweg dahin und schaut dauernd ängstlich nach links und nach rechts.
„Was ist denn los, kleines Kätzchen?" sprichst du es an. „Hier fahren doch gar keine Autos, warum so vorsichtig?"
Als es dich hört, macht das Kätzchen einen gewaltigen Satz in die Luft – und bleibt dann vor Schreck wie erstarrt stehen.
„Aber ich tu dir doch nichts", sagst du, „du kannst mir schon vertrauen."
„Wie schön", sagt das Kätzchen und atmet ganz erleichtert durch. „Die Mäuse und die Vögel", schüttet es dir sein Herz aus, „weißt du, alle sagen, dass die sich eigentlich vor mir fürchten sollen, alle sagen das, und so wird es schon stimmen – aber dabei habe doch ich so große Angst vor ihnen."
„Was, ein Kätzchen, das sich vor Mäusen fürchtet!" wunderst du dich.
„Ja, jetzt lachst auch du mich aus", sagt das Kätzchen traurig.
„Aber nein", antwortest du, „doch wenn du dich von den Mäusen und Vögeln fernhältst, dann wirst du dich immer vor ihnen fürchten.

Nicht verzagen, auch was wagen!

Komm, wir gehen über das Feld!"
Die Stoppeln des gemähten Getreides piken an den Fußsohlen, als du darüber läufst, aber du hältst tapfer durch, und das Kätzchen folgt dir, nachdem es sich erst noch mal vorsichtig umgeschaut hat.
Zunächst hält es sich immer dicht hinter dir. Und wie ihr daherkommt, verschwinden die Mäuse in ihren Mäuselöchern. Und die Spatzen schimpfen, lassen ihre aufgelesenen Körner fallen und fliegen in Scharen auf in den Himmel. Du hörst, wie das Kätzchen hinter dir immer wieder vor sich hinmurmelt:

Nicht verzagen, auch was wagen!

Und es merkt jetzt ja, dass die Mäuslein und die Spatzen auch nicht gerade die Mutigsten sind – und dann stürzt es plötzlich hervor wie ein Tiger und treibt alle Mäuse und Spatzen, die es sieht, auseinander und vor sich her.
„Hurra!" miaut es begeistert und springt zu dir zurück. „Jetzt werde ich vielleicht doch noch eine richtige mutige Katze wie Papa und Mama und alle die anderen! Vielen Dank, dass du mir geholfen hast."
„Aber das hab ich doch gar nicht, das warst du doch selbst", antwortest du. Ich hab dir nur geraten einmal auszuprobieren, ob du dich auch wirklich fürchten musst."
„Ja, es einmal ausprobieren", strahlt das Kätzchen und schnurrt, „das werd ich jetzt immer."
Und dann wandert es stolz mit erhobenem Haupte mitten über das Stoppelfeld davon. Und auch du machst dich wieder auf den Heimweg, zurück zu deiner schönen Wiese."
(. . .)
Komme nun mit deinen Gedanken langsam in diesen Klassenraum zurück.
Ich werde nun bis drei zählen.
Eins – du ballst jetzt bitte die Hände zur Faust.
Zwei – du streckst die Arme nach oben und atmest tief ein und aus.
Drei – du öffnest jetzt bitte die Augen.

(Nach: Sabine Friedrich, Volker Friebel. Entspannung für Kinder. Copyright © 1989 by Rowohlt Taschenbuch Verlag GmbH, Reinbek)

Die Kinder werden nach der Rückmelderunde angeregt, den Spruch in Angst auslösenden Alltagssituationen auszuprobieren.

*Alternativvorschlag Vorstellungsübung*

### Angst – das große Tier

Du stellst dir ein Tier vor –
irgendein schreckliches, abscheuliches Tier –
du lässt es wachsen –

es wird immer größer und größer –
es wird ganz riesig groß –
größer kann es nicht mehr werden –

nun lässt du es wieder kleiner werden –
ganz klein, noch kleiner, winzig klein –
kleiner kann es nicht mehr werden –

du nimmst es auf deine Hand und beschaust es dir –
du schaust es ganz genau an –

jetzt lässt du es wieder wachsen, ein bisschen nur –
in eine Größe, mit der du umgehen kannst –
vielleicht kannst du jetzt mit ihm spielen –

Du stellst dir ein Tier vor –
irgendein schreckliches, abscheuliches Tier –
du lässt es wachsen –

du fühlst dich gut –
du bist ruhig, gelöst, entspannt –
dein Atem geht ganz ruhig und gleichmäßig –
du bist ganz ruhig und entspannt –

(Else Müller, Angst – das große Tier. Aus: dies., Du spürst unter deinen Füßen das Gras. © Fischer Taschenbuch Verlag GmbH, Frankfurt am Main, 1983)

***3. Hauptthema***

Das folgende Spiel *„Die Geisterbahn"* dient zum Einstieg in die Beschäftigung mit dem Thema „Angst". Es sollte möglichst in der Turnhalle (evtl. Sportunterricht) durchgeführt werden, weil hier auch ein „Geisterbahnparcours aus Geräten aufgebaut werden kann. Die Klasse teilt sich in eine Geistergruppe und in eine Besuchergruppe. Die Geister bilden einen Geisterbahnparcours. Die Besucher bilden Paare. Ein Besucher führt nun den anderen, der die Augen geschlossen hat, durch die „Geisterbahn". Die Geister heulen plötzlich los, schimpfen, drohen, zupfen, stoßen. Grobhciten sind jedoch nicht erlaubt. Auf einen Rollentausch sollte besser verzichtet werden, da es dabei leicht zu „wild" werden könnte. Es liegt natürlich im Ermessen der Lehrkraft, eine andere – vielleicht etwas stärker Angst auslösende – Aktivität durchzuführen (z. B. aus den zusätzlichen Aktivitäten).

*Gruppendiskussion*

In der anschließenden Gruppendiskussion können folgende Fragen aufgeworfen werden:

- Was habt ihr als blinder Besucher gefühlt?
- Hast du dich erschrocken?
- Gab dir dein Führer Sicherheit?
- Hattest du Angst?
- Woran merkst du, dass du Angst hast?
- Darf man keine Angst haben?
- Darf man Angst nicht zugeben?

- Wozu ist Angst gut?
- Welche Situationen im Alltag machen euch Angst oder lassen euch erschrecken?

*Brainstorming*

Nachdem eine Reihe von Situationen genannt wurden, wird für ein *Brainstorming* die Klasse in zwei Gruppen geteilt. In der einen Gruppe soll jedes Kind aufschreiben, was ihm zu folgender Frage einfällt: „Was kann ich alles gegen Angst tun?“ In der anderen Gruppe schreibt jedes Kind seine Einfälle zu der (schwierigeren) Frage auf: „Was sollte ich nicht tun, wenn ich Angst habe?“ Jeder einzelne Vorschlag muss auf einen extra Zettel geschrieben werden.
Anschließend werden die Zettel eingesammelt und von der Lehrkraft sortiert. Ähnliche Vorschläge werden gruppiert an der Tafel angebracht – links die positiven und rechts die negativen Vorschläge. Dazwischen steht senkrecht das Wort „ANGST“ (evtl. mit den Buchstaben aus der Eröffnung, siehe Abbildung S. 89). Zusammen mit den Kindern werden übergeordnete Regeln für die einzelnen Gruppen gebildet.
Nun sollten zumindest zwei der vorher genannten Angstsituationen aufgegriffen und mit den Kindern erarbeitet werden, welche Strategien sich für die jeweilige Situation eignen und welche besonders ungünstig wären.
Bei Zeitmangel können an Stelle des Brainstormings auch lediglich einige Angstbewältigungsmöglichkeiten im Klassengespräch gesammelt werden.
Am Ende der Stunde sollte die Erkenntnis stehen, dass es ganz normal und wichtig ist vor manchen Dingen Angst zu haben. Auf der anderen Seite gibt es aber auch Dinge, vor denen man nicht weglaufen kann, sondern denen man sich stellen muss. In solchen Situationen helfen einem die Bewältigungsfertigkeiten.

***4. Hausaufgabe***

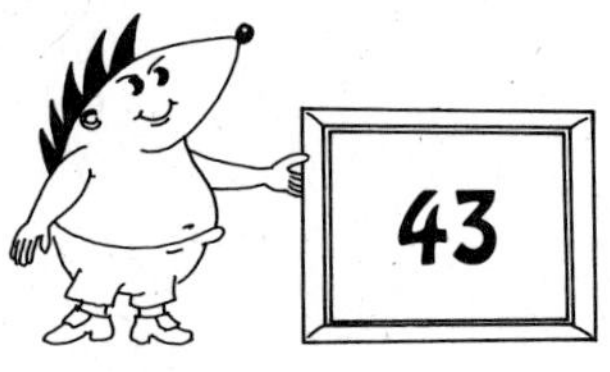


Der heutige *Detektivauftrag 10* besteht darin sich einen eigenen Merkspruch (Mut-Spruch) auszudenken, der in Angst auslösenden Situationen eingesetzt werden kann.

***5. Gemeinsamer Abschluss***

Nach der schwierigen Klassendiskussion über die Angstbewältigungsstrategien kann das *„Angstlied“* gesungen werden (s. S. 93). Auch dieses Lied enthält einen Merkspruch. Für ältere Kinder sollte eventuell eine andere Abschlussaktivität gewählt werden, z. B. das Vorlesen einer passenden Geschichte.

Lied

**Angstlied**

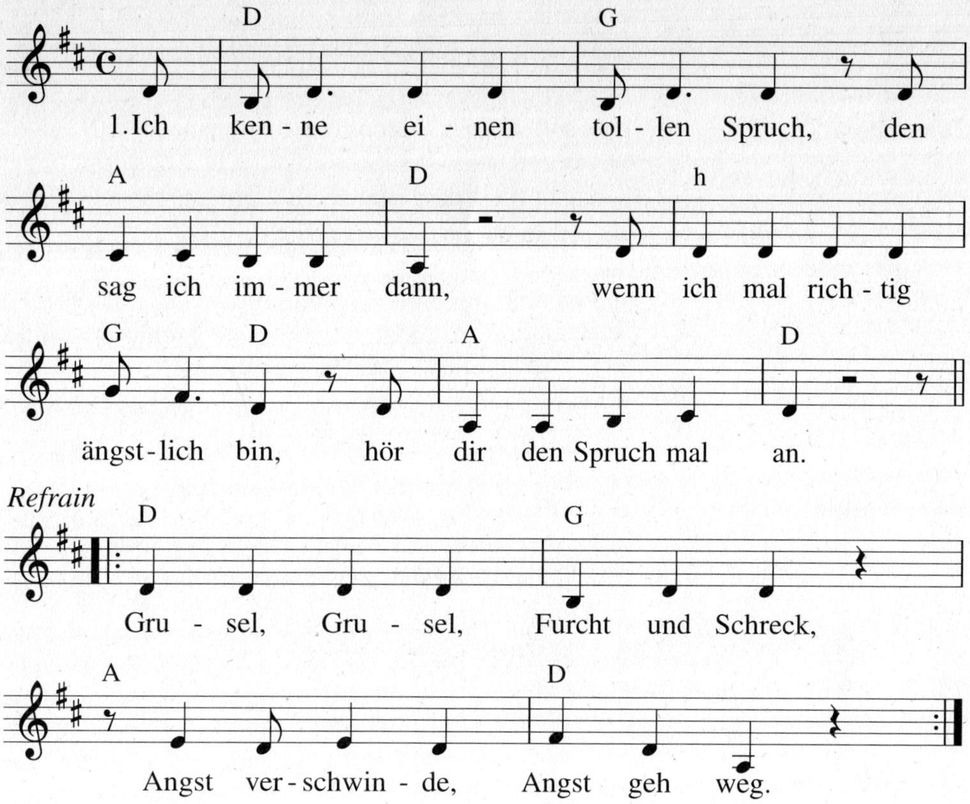


Jetzt geht es mir
schon wieder gut,
die Angst ist aus dem Bauch.
Probier den Spruch
doch selber aus,
bestimmt hilft er dir auch.

Grusel, Grusel, Furcht und Schreck,
Angst verschwinde, Angst geh weg.

Aus: KNISTER/Paul Maar, Frühling, Spiele, Herbst und Lieder, Ravensburger Buchverlag Otto Maier GmbH, 1981, S. 135.

## 2.15 So ein Stress!

**Auf einen Blick**

*Dimension*

Hier sollen die Kinder eine größere Anzahl wirksamer Strategien zum Umgang mit Stress und negativen Emotionen wie Angst und Ärger kennen lernen. In der Folge bedeutet dies, dass viele Situationen nicht mehr als Belastung, sondern vielmehr als Herausforderung angesehen werden.

*Ziele*

- Entwicklung einer Vorstellung davon, was Stress ist
- Nennung und Identifikation potenzieller Stresssituationen
- Identifikation von Stresssymptomen
- erstes Kennenlernen von Bewältigungsfertigkeiten

**Stundenüberblick**

1. **Eröffnung:** „Angstlied“
2. **Besprechung der Hausaufgabe:** Detektivauftrag 10
3. **Entspannungsteil:** Imaginationsübung Stress
4. **Hauptthema:** Was ist Stress?
   – Woran erkenne ich Stress?
5. **Hausaufgabe:** Detektivauftrag 11
6. **Gemeinsamer Abschluss:** Ich bin stolz

*Benötigtes Material*

- Lied: „Angstlied“
- Imaginationsübung
- Schüler-Arbeitsbogen: „Woran merke ich, dass ich Stress habe?“ (KV 44)
- Detektivauftrag 11 (KV 45)

*Vorbereitungen*

- Materialien kopieren

*Zusätzliche Aktivitäten*

- *Collage:* Aus Zeitschriften sammeln die Kinder Bilder mit Situationen oder Ereignissen, die bei ihnen Stress auslösen oder die sie mit dem Begriff „Stress“ in Zusammenhang bringen. In der Klasse wird daraus eine große Collage angefertigt.
- *Musikkassette:* mit stresserzeugenden Umweltgeräuschen aufnehmen (Autos, Bauarbeiten, Quietschen von Kreide an der Tafel, etc.).

**Methodische Anregungen**

***1. Eröffnung***

Damit der Einsatz von Merksprüchen zur Angstbewältigung weiter gefestigt wird, kann erneut das *„Angstlied“* (S. 93) gesungen werden.

***2. Besprechung der Hausaufgabe***

Bei der Besprechung des *Detektivauftrages 10* können Fragen gestellt werden wie: Hast du deinen Spruch schon einmal ausprobiert? Wann kannst du den Spruch einsetzen?

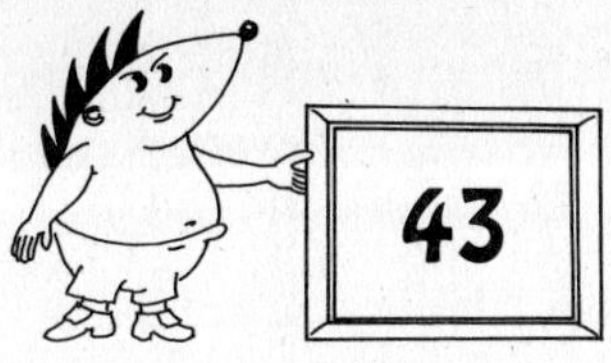


***3. Entspannungsteil***

Heute wird keine eigentliche Entspannungsübung vorgeschlagen, sondern eine *Imaginationsübung* zum Thema „Stress“ (Kinder vorher darauf aufmerksam machen). Sie dient dazu, die Kinder in der Vorstellung die kontrastierenden Empfindungen zwischen angenehmen und belastenden Situationen erleben zu lassen.

*Imaginationsübung*

**Stress**

*Die Lehrkraft sitzt mit den Kindern im Kreis.*

Setzt euch bequem hin und legt die Hände locker auf die Oberschenkel. Schließt nun die Augen und beobachtet euren Atem (. . .). Der Atem kommt und geht ganz von selbst (. . .).
Langsam merkst du, dass du ruhiger wirst (. . .). Deine Augen fallen langsam zu (. . .).
Stell dir nun vor, dass du Ferien hast. Deine Ferien verbringst du in einem fernen, sonnigen Land. Heute ist ein besonders schöner Tag. Du liegst an einem Strand in einem weichen, gemütlichen Liegestuhl (. . .). Die Sonne scheint warm und angenehm auf deine Haut. Du bist ganz entspannt (. . .). Neben dir hast du ein kühles, leckeres Getränk stehen. Ab und zu nimmst du einen erfrischenden Schluck davon. Achte darauf, wie wohl und entspannt du dich in deinem Liegestuhl fühlst. Wie fühlt sich dein Körper jetzt an? (. . .) Beobachte auch deinen Atem (. . .).
Die Ferien sind schließlich wieder zu Ende. Du bist wieder in der Schule. Stell dir nun vor, dass du in deiner Klasse sitzst. Du schreibst gerade einen Rechentest. Dies ist ein sehr schwieriger Rechentest. Du hattest auch nicht mehr genug Zeit für diesen Test zu üben. Du kannst viele Aufgaben nicht lösen und die Zeit läuft dir davon. Du wirst immer unruhiger und kannst dich überhaupt nicht mehr konzentrieren. Achte nun darauf, wie dein Körper sich jetzt anfühlt (. . .). Beobachte deinen Atem (. . .).
Da fällt dir ein, dass dieser Rechentest eigentlich gar nicht so wichtig ist. Du hattest die anderen Rechentests bisher ganz gut geschafft. Du beruhigst dich wieder. Es ist überhaupt nicht so schlimm, wenn du in diesem Test einige Aufgaben nicht lösen kannst. Du wirst langsam wieder ruhig und entspannt (. . .). Du schaust einen Moment aus dem Fenster. Draußen scheint die Sonne. Du musst kurz an deine schönen Ferien denken und lächelst ein wenig. Nun schaust du wieder auf dein Blatt. Du hast neuen Mut gefasst. Du kannst dich wieder besser konzentrieren und machst dich an die Bearbeitung der restlichen Aufgaben.

Komme nun mit deinen Gedanken wieder langsam zurück in unseren Klassenraum (. . .).
Eins – du ballst jetzt bitte die Hände zur Faust.

Zwei – du streckst die Arme nach oben und atmest tief ein und aus.
Drei – du öffnest jetzt bitte die Augen.

*Kreisgespräch*

Im Kreisgespräch berichtet zunächst jedes Kind spontan über seine Empfindungen. Zur weiteren Vertiefung können folgende Fragen dienen:

- Wie fühltest du dich in dem Urlaub? Woran hast du das an deinem Körper gemerkt?
- Wie fühltest du dich bei dem Rechentest? Woran hast du das an deinem Körper gemerkt? Was hattest du für Gedanken?
- Konntest du dich am Ende wieder entspannen? Was hat dir dabei geholfen?

Wichtig bei dieser Übung ist, dass den Kindern die gegensätzlichen körperlichen und kognitiv-emotionalen Empfindungen zwischen einem angespannten und einem entspannten Zustand bewusster werden.

***4. Hauptthema***

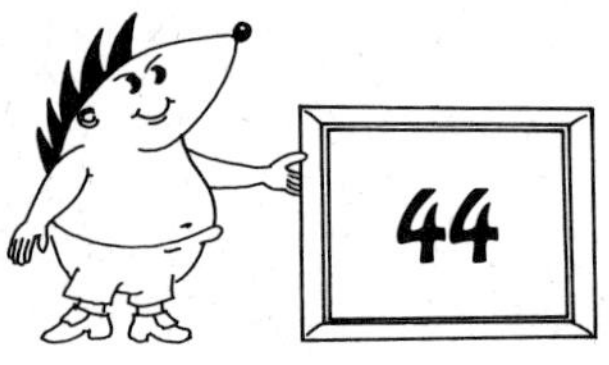


Das heutige Hauptthema kann mit der Erklärung eingeleitet werden, dass eine Situation wie der schwierige Rechentest sehr unangenehme Gefühle und Gedanken hervorrufen kann. Solche Empfindungen sind auf dem Arbeitsbogen *„Woran kann ich merken, dass ich Stress habe?"* aufgelistet, der nun verteilt wird. Wenn man eine oder mehrere dieser Empfindungen hat, kann das bedeuten, dass man „Stress hat".
Die Lehrkraft erläutert, dass auf dem Blatt typische Anzeichen von Stress stehen. Genauso, wie man z. B. an Anzeichen wie Schnupfen, Kopfweh, Husten und Halsschmerzen erkennen kann, dass man erkältet ist oder eine Grippe hat, kann man an den Anzeichen auf der Liste erkennen, dass man gestresst ist. Wie bei einer Erkältung muss man auch bei Stress nicht alle Anzeichen gleichzeitig bei sich feststellen. Beim Vorlesen der einzelnen Stresssymptome kann jedes Kind ankreuzen, welche es schon einmal bei sich selbst erlebt hat.

*Tafelbild*

Die Kinder können nun gemeinsam überlegen, ob ihnen Erlebnisse einfallen, in denen sie Stressanzeichen bei sich verspürt haben (z. B. schwierige Hausaufgaben oder Klassenarbeiten, Ärger mit Freunden oder Geschwistern usw.). Die Lehrkraft schreibt die genannten Situationen an die Tafel, evtl. geordnet nach den Bereichen Schule – Freunde – Familie.
Nun wird eine exemplarische Stresssituation herausgegriffen (z. B. schwierige Klassenarbeit) und gefragt, welche Anzeichen von Stress man bei sich wohl feststellen könnte, wenn man sich in dieser Situation befindet.
Wenn mehr Zeit zur Verfügung steht, können auf diese Weise auch mehrere Situationen bearbeitet werden. So wird deutlich, dass je nach Situation ganz andere stressbezogene Gefühle, Gedanken und Verhaltensweisen auftreten können.
Zur Vorbereitung der Hausaufgabe kann bei der Nennung der Stresssymptome und -situationen schon gefragt werden, wie die Kinder bisher damit umgegangen sind.

***5. Hausaufgabe***

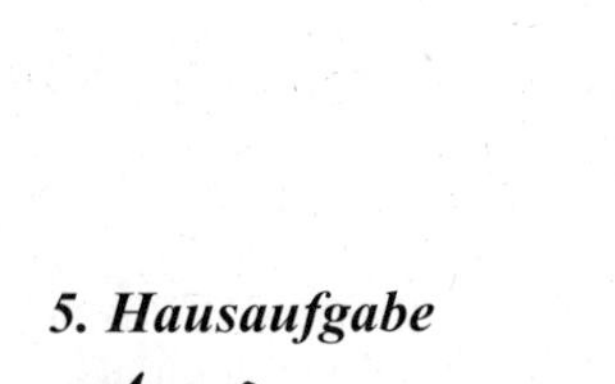


Nachdem nun gelernt wurde, woran man Stress bemerken kann, ist es natürlich wichtig, sich wirksame „Gegenmittel" zu überlegen.
*Detektivauftrag 11* wird verteilt. Die Kinder sollen sich zu Hause eine persönliche Stresssituation überlegen und diese aufschreiben oder aufmalen. Dann sollen sie aufschreiben, was sie gegen die spezielle Stresssituation tun könnten. Auf diesem Blatt steht schon ein Beispiel. Eine weitere Bewältigungsmöglichkeit lernen die Kinder beim heutigen gemeinsamen Abschluss kennen (s. u.). Weitere geeignete Bewältigungsfertigkeiten sind bereits im Abschnitt zur Angst besprochen worden. Darüber hinaus sollen sich die Kinder jedoch eigene Gedanken machen bzw. die Eltern um Rat fragen.

***6. Gemeinsamer Abschluss***

*Übung zur positiven Selbstinstruktion*

Die folgende Übung *„Ich bin stolz"* dient dem Kennenlernen der positiven Selbstinstruktion als Stressbewältigungsstrategie. Die Lehrkraft erklärt, dass man in Stresssituationen manchmal denkt, gar nichts mehr zu können. Auch vor einer schwierigen Aufgabe glaubt man häufig, dass man etwas nicht schaffen wird. In solchen Fällen kann man sich selber helfen, indem man sich an etwas erinnert, was man gut gemacht hat, gut kann oder worauf man stolz ist.

Im Stuhlkreis soll jedes Kind sich kurz etwas überlegen, worauf es stolz ist (z. B. was es besonders gut kann, was ihm kürzlich gut gelungen ist, eine überwundene Angst, was es sich neulich getraut hat, usw.). Nach der Bedenkzeit soll reihum jedes Kind schnell sagen, worauf es stolz ist. Die anderen können dann klatschen. Die Lehrkraft initiiert jeweils das Klatschen. Wenn einem Kind nichts einfällt, sollte ihm geholfen werden.

## 2.16 Ich schaff das schon!

**Auf einen Blick**

*Dimension*

Hier sollen die Kinder eine größere Anzahl wirksamer Strategien zum Umgang mit Stress und negativen Emotionen wie Angst und Ärger kennen lernen. In der Folge bedeutet dies, dass viele Situationen nicht mehr als Belastung, sondern vielmehr als Herausforderung angesehen werden.

*Ziele*

- Kennen lernen weiterer Bewältigungsstrategien
- Einüben von Bewältigungsfertigkeiten

**Stundenüberblick**

1. **Eröffnung:** „Boot im Sturm“
2. **Besprechung der Hausaufgabe:** Detektivauftrag 11
3. **Hauptthema:** Igors Anti-Stress-Tipps
   – Rollenspiel „Das schwere Diktat“
5. **Hausaufgabe:** Detektivauftrag 12
6. **Gemeinsamer Abschluss:** Energiesprung

*Benötigtes Material*

- Lied: „Ich schaff das schon“
- Fantasiereise „Boot im Sturm“
- Schüler-Arbeitsbogen: „Igors Anti-Stress-Tipps“ (KV 46)
- Detektivauftrag 12 (KV 47)

*Vorbereitungen*

- Materialien kopieren
- Energiesprung einüben

*Zusätzliche Aktivitäten*

- Abspielen des Liedes *„Ich schaff das schon“* (Text auf S. 101f) von CD oder Kassette. Anschließend Besprechung des Liedtextes, in der die Bewältigungsorientierung des Mädchens herausgestellt werden sollte.

### Methodische Anregungen

***1. Eröffnung***

Die Stunde kann mit der Imaginations „Boot im Sturm“ eröffnet werden. Ziel dabei ist die Vermittlung von Sicherheit und Zuversicht, auch schwierigen oder Angst auslösenden Situationen standhalten zu können.

*Imaginationsübung*

### Boot im Sturm

*Die Lehrkraft sitzt mit den Kindern im Kreis.*

Setzt euch bequem hin und legt die Hände locker auf die Oberschenkel. Schließt nun die Augen und beobachtet euren Atem (. . .). Der Atem kommt und geht ganz von selbst (. . .).
Langsam merkst du, dass du ruhiger wirst (. . .). Die Augen fallen langsam zu (. . .).
Stell dir vor, du bist ein Boot im Sturm (. . .). Um dich herum wütet ein furchtbarer Sturm (. . .). Der Regen peitscht über dich hinweg. Der Wind rüttelt an dir. Hohe Wellen schlagen über dir zusammen (. . .).
Aber du als Boot hältst dem Unwetter stand (. . .). Und sind die Wellen auch noch so hoch, der Wind so stark wie ein Orkan – du als Boot gehst nicht unter (. . .).
Es blitzt und donnert. Der Wind zerrt an deinen Segeln und biegt deine Masten (. . .). Aber du trotzt dem Sturm. Es kostet dich viel Kraft, aber du bist so stark, dass Wind und Wellen dir nichts anhaben können (. . .).
Du stampfst durch die hohen Wellen mit der Gewissheit, dass dir selbst ein solches Unwetter nichts anhaben kann (. . .).
Stell dir noch einen Moment vor, wie du als Boot sicher und stark durch den Sturm segelst (. . .).
Allmählich legt sich der Sturm wieder. Das Meer wird wieder glatt und die Sonne kommt zum Vorschein. Du bist sehr stolz, dass du diesen Sturm ohne Schaden überstanden hast (. . .).
Deine vom Wind gestrafften Segel und Taue entspannen sich langsam wieder. Sie hängen nun ruhig von den Masten herunter und fangen langsam an, in der warmen Sonne zu trocknen (. . .).
Mit gemütlicher Geschwindigkeit nimmst du nun die Fahrt zum nächsten Hafen auf.
Komme nun mit deinen Gedanken langsam in diesen Klassenraum zurück (. . .).
Ich werde nun bis drei zählen.
Eins – du ballst jetzt bitte die Hände zur Faust.
Zwei – du streckst die Arme nach oben und atmest tief ein und aus.
Drei – du öffnest jetzt bitte die Augen.

Weil es sich hierbei um eine Fantasieübung mit einem entspannenden Abschluss handelt, kann heute auf den eigentlichen Entspannungsteil verzichtet werden.

***2. Besprechung der Hausaufgabe***

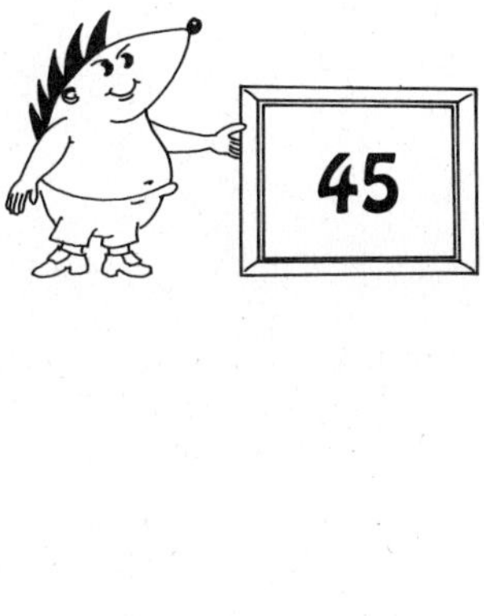


Die Kinder berichten nun über ihre gemalte bzw. aufgeschriebene Stresssituation und ihre Vorschläge zu deren Bewältigung. Dabei zeigt sich, dass es individuell unterschiedliche Stresssituationen gibt und dass jeder auch etwas andere „Gegenmittel“ benutzt. Allerdings werden evtl. einige Kinder nur wenige eigene Bewältigungsstrategien aufgeschrieben haben.

**3. Hauptthema**

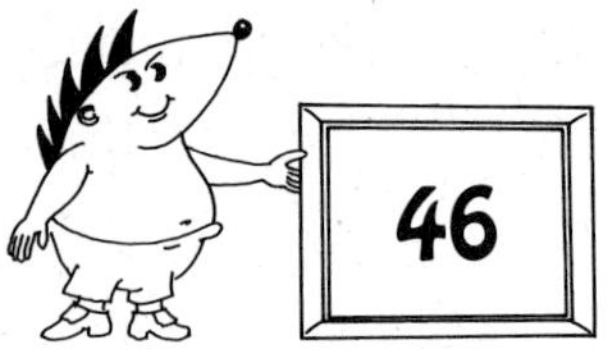


Daher bekommt jedes Kind den Arbeitsbogen mit *„Igors Anti-Stress-Tipps"* ausgehändigt. Beim Lesen der Tipps kann überlegt werden, welche Tipps die Kinder zur Bewältigung ihrer eigenen Stresssituation aus dem Detektivauftrag nützlich finden. Eigene Tipps aus der Hausaufgabe können noch hinzugefügt werden.
Nun ist es an der Zeit die gesammelten „Anti-Stress-Mittel" einmal auszuprobieren. Hierzu wird das *Rollenspiel „Das schwere Diktat"* durchgeführt. Die Lehrkraft liest die Instruktion zum Rollenspiel vor.

*Rollenspiel*

**Das schwere Diktat**

Igor muss morgen ein Diktat schreiben. Er ist ganz aufgeregt. Er hat Angst, dass er etwas nicht kann. Immer wenn er in seine Bücher sehen will um zu lernen, kann er sich nicht konzentrieren, weil er immer an morgen denken muss. Da klingelt es an der Tür. Es sind seine Freunde Isabella und Ingo. Die beiden gehen mit Igor in dieselbe Klasse und sitzen auch neben ihm. Sie sehen ganz locker aus und scheinen wegen des Diktats morgen nicht besonders aufgeregt zu sein. Isabella fragt: Nanu, was ist denn mit dir los, Igor? Du bist ja ganz weiß im Gesicht! Igor wird ganz verlegen. Was soll er nun sagen? Vielleicht können ihm seine Freunde ja irgendwie helfen?

*Auswertung*

Die Geschichte wird nun von drei Kindern vor der gesamten Klasse weitergespielt. Bei der *Auswertung* wird zuerst das Kind befragt, das Igor gespielt hat, dann die beiden anderen Kinder und anschließend die Zuschauer. Folgende Fragen können gestellt werden:

- Wie hat sich Igor gefühlt? Was hat er gedacht?
- Was haben die beiden anderen gedacht und gefühlt?
- Was haben die beiden getan?
- Hat es geholfen?
- Ist euch schon mal etwas Ähnliches passiert?
- Fallen euch noch andere Tipps für Igor ein?

Je nach vorhandener Zeit können nun andere Kinder die drei Rollen einnehmen.

**4. Hausaufgabe**

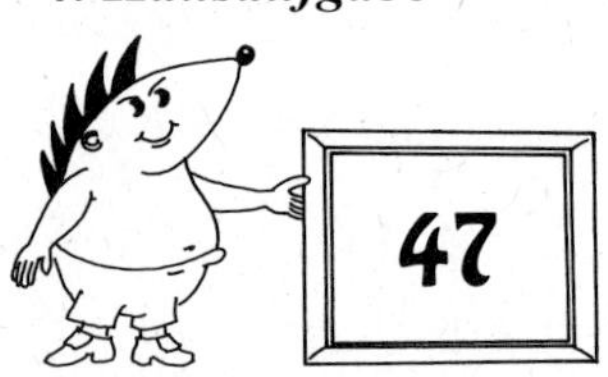


Für den *Detektivauftrag 12* sollen die Kinder bis zur nächsten Stunde möglichst oft verschiedene Stressbewältigungsstrategien ausprobieren.
Die einzelnen Tipps stehen unten auf dem Auftragszettel. Wenn das Kind einen Tipp von Igor (oder einen eigenen) umgesetzt hat, schneidet es diesen aus, klebt ihn unter einen Igor-Kreis und kreuzt oder malt diesen an.
Auf diese Weise sollen die Kinder auch lernen, die Strategien *flexibel* zu gebrauchen.

**4. Gemeinsamer Abschluss**

Den hier vorgestellten *„Energiesprung"* können die Kinder immer dann einsetzen, wenn sie müde sind oder sich nicht mehr so gut konzentrieren können.
Die Kinder stellen sich so auf, dass sie genug Platz haben um ihre Arme ganz auszustrecken. Die Lehrkraft demonstriert nun den Sprung, begleitet durch „lautes Denken":

*Energiesprung*

**Energiesprung**

Ich stehe fest mit beiden Füßen auf dem Boden. Meine Hände habe ich locker auf den Bauch gelegt. Nun schließe ich die Augen und achte auf meinen Atem. Ich konzentriere mich auf meinen Bauch und spüre seine Bewegung beim Atmen. In meinem Bauch sammle ich nun meine ganze Kraft. Ich schicke sie mit meinem Atem runter in die Beine und bereite mich vor ... Jetzt zähle ich langsam von vier rückwärts und bei 0 fliegen meine Arme nach außen, meine Beine springen nach außen und ich reiße die Augen ganz weit auf und schreie „Ha!". So, das machen wir jetzt mal alle zusammen (zweimal durchführen).

***6. Zusätzliche Aktivität***

Wenn noch Zeit ist, kann das Lied „Ich schaff das schon" von CD oder Kassette abgespielt werden. Anschließend sollte der Liedtext (s. u.) besprochen werden, in der die Bewältigungsorientierung des Mädchens herausgestellt werden sollte.

**Ich schaff das schon**

Als Maike knapp ein Jahr alt war
da konnte sie längst stehn
Sie übte unermüdlich
an der Wand entlang zu gehn
Drei Schritte hat sie leicht geschafft
und fast den vierten auch
doch sie entschied sich lieber
für 'ne Landung auf dem Bauch

Sie sah sich um
und hat gelacht
und hat vielleicht zum ersten Mal gedacht:

Ich schaff das schon
ich schaff das schon
ich schaff das ganz alleine
Ich komm bestimmt
ich komm bestimmt
auch wieder auf die Beine
Ich brauch dazu
ich brauch dazu
vielleicht 'ne Menge Kraft
doch ich hab' immerhin
schon ganz was anderes geschafft

Als Maike in der Schule war
da ging's ihr ziemlich gut
nur wenn sie im Sport am Barren stand
verlor sie fast den Mut
besonders wenn die Klasse sah
wie sie sich dabei quälte
Am liebsten wär sie abgehau'n
und viel hat nicht gefehlt

Doch sie stand da
und hat gedacht
Da muss ich durch das wäre doch gelacht

Ich schaff das schon ...

Als Maike siebzehn Jahre war
war sie total verliebt
Sie glaubte dass es nur noch
rosa Wolken für sie gibt
doch dann von heut' auf morgen
stürzte ihre Traumwelt ein
Sie war total am Boden
und sie fühlte sich so klein

Doch sie stand auf
und hat gedacht
Ich bin wohl jetzt erst richtig aufgewacht

Ich schaff das schon . . .

Die Zeit ging schnell vorüber
Maike hat heut' selbst ein Kind
Die Wohnung ist nicht groß
in der die zwei zu Hause sind
und doch hat jeder Winkel hier
sein eigenes Gesicht
So kuschelig und friedlich
haben's viele Kinder nicht

Und Maike denkt
in mancher Nacht
an das was sie als Kind
so oft gedacht . . .

## 2.17 Wenn ich nicht weiter weiß

**Auf einen Blick**

*Dimension*

Die Fähigkeit zum Problemlösen zeigt sich in einer verbesserten Entscheidungsfindung. Probleme werden analysiert, konkrete Ziele gesetzt. Entscheidungsalternativen werden strukturiert gegeneinander abgewogen, Vor- und Nachteile differenziert und gewichtet.

*Ziele*

- spezifisches Problem erkennen und benennen
- Erkennen, dass zunächst einmal nachgedacht werden muss um ein Problem zu lösen
- Erkennen, dass es meist verschiedene Lösungsmöglichkeiten für ein Problem gibt

**Stundenüberblick**

1. **Eröffnung:** Morgenkreis
2. **Besprechung der Hausaufgabe:** Detektivauftrag 12
3. **Entspannungsteil:** Fantasiereise
4. **Hauptthema:**
   - 1. Problemgeschichte: „Igor und das Videospiel“
   - Analyse auf dem Nachdenkstuhl
   - Stop-Schilder ausmalen
   - Alternativen suchen auf dem Lösungsstuhl
6. **Gemeinsamer Abschluss:** Lied „Ich schaff das schon“

*Benötigtes Material*

- Fantasiereise: „Im Land der Abenteuer“
- Zeichnungen: „Igor und das Videospiel“ usw. (KV 48–53)
- Igelblätter: „Nachdenkstuhl“, „Stop-Schild“, „Lösungsstuhl“ (KV 54–56)
- Malstifte
- Liedtext und Kassette

*Vorbereitungen*

- Zeichnungen vergrößern und aufhängen oder per Overhead projizieren
- Igel-Blätter „Nachdenkstuhl“ und „Lösungsstuhl“ zu Plakaten vergrößern und über zwei Stühlen anbringen
- Igel-Blatt „Stop-Schild“ in ausreichender Zahl kopieren

*Zusätzliche Aktivitäten*

- Igel-Problem-Geschichten erfinden und malen

**Methodische Anregungen**

***1. Eröffnung***
*Morgenkreis*

Zur Eröffnung des heutigen Abschnitts ist es sinnvoll einen *Morgenkreis* durchzuführen, in dem die Kinder erzählen können, ob es etwas gab, was sie am Vortag „so richtig blöd“ fanden. Dies ist eine gute Einführung in den nun folgenden Abschnitt, in dem es darum geht, wie die Kinder mit Problemsituationen umgehen können.

***2. Besprechung der Hausaufgabe***

Es folgt die Besprechung des *Detektivauftrags 12* (Stresstipps) auf die gewohnte Weise.

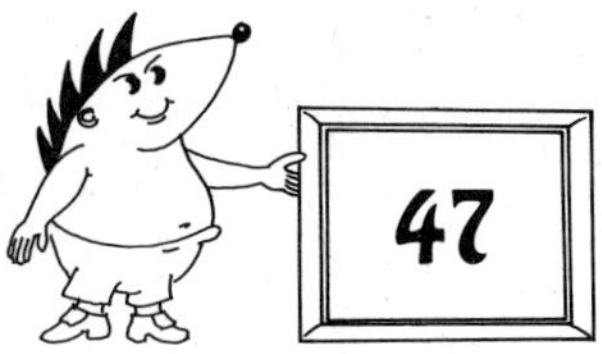


***3. Entspannungsteil***

Danach wird die Durchführung der *Fantasiereise* „Im Land der Abenteuer“ vorgeschlagen. Diese relativ lange Reise (Vorsicht bei Zeitmangel!) ist für Kinder sehr fesselnd. Sie hat die Bewältigung schwieriger, abenteuerlicher Situationen zum Thema. Bei der Bewältigung der Gefahren wird immer ein bestimmter Merkspruch wiederholt. Nach der Rückmelderunde spricht die Lehrkraft mit den Kindern über diesen Merkspruch und schlägt vor, diesen oder einen ähnlichen Spruch auch in schwierigen Alltagssituationen einzusetzen.

*Fantasiereise*

**Im Land der Abenteuer**

*Die Lehrkraft sitzt mit den Kindern im Kreis.*

Setzt euch bequem hin und legt die Hände locker auf die Oberschenkel. Schließt nun die Augen und beobachtet euren Atem (. . .). Der Atem kommt und geht ganz von selbst (. . .).
Langsam merkst du, dass du ruhiger wirst (. . .). Die Augen fallen langsam zu. (. . .)

„Stell dir vor, dass du ruhig und entspannt auf einer weiten Wiese liegst (. . .). Plötzlich hörst du so etwas wie ein helles Singen und Glockenläuten in der Luft. Und als du aufstehst und umherschaust, siehst du einen glänzenden Lichterbogen ein Stückchen von dir entfernt vor dem Wald über der Wiese schweben.
Du stehst auf und gehst hin. Ja, von dorther kommt auch das Singen und du schaust dir den Lichterbogen genau an. Du läufst einmal um ihn herum. Dauernd ändert er seine Farbe, sodass er aus jeder Richtung anders aussieht. Und schließlich trittst du durch den Bogen hindurch.
Die Wiese und der lichte Wald sind verschwunden, du stehst auf einer kleinen Lichtung. Wie ein Dschungel umgibt dich nun das Grün, riesige Urweltbäume ragen in den Himmel hinein. Durch ihre Äste hindurch kannst du einen gewaltigen Berg sehen. Auf seinem Gipfel liegt Schnee. Überall wächst Efeu und undurchdringliches Dickicht. Du siehst auch große, bunte Blumen, die einen wunderbaren Duft verbreiten. Ein Lärm ist das hier, denkst du und hältst dir unwillkürlich die Ohren zu. Ja, überall um dich herum pfeifen, trillern und kreischen unzählige Vögel.
„Dies ist das Land der Abenteuer“, krächzt dir ein uralter Papagei zu, der dich von seinem Platz im Geäst eines mächtigen Urwaldbaumes schweigend betrachtet hat. „Siehst du den Stab, der an meinen Baum gelehnt ist?“ fragt er dann.
„Ja“, antwortest du.

„Das ist ein Zauberstab. Du kannst ihn verwandeln, in was immer du willst. In ein Messer, eine Flasche Sprudel, ein Seil, ein Feuerzeug. Aber es darf immer nur eine Sache auf einmal sein."
„Gut", meinst du und nimmst den Stab.
Dann gehst du auf Entdeckungsreise. Zuerst verwandelst du den Stab in ein Buschmesser um durch den dichten Dschungel zu kommen. Meter um Meter kämpfst du dich durchs Dickicht voran. Plötzlich stolperst du über einen dicken Ast auf dem Boden. Aber der Ast wird lebendig und du merkst, dass es eine Riesenschlange ist, die sich nun wütend auf dich stürzen will.
„O. k. – Ich brauch eine Idee!", murmelst du vor dich hin.
„O. k. – Ich brauch eine Idee!"
Du überlegst einen Moment und dann hast du eine Idee, was du wegen der Riesenschlange machen kannst und du tust es (. . .).
Nachdem du mit der Riesenschlange fertig geworden bist, gehst du weiter durch den Dschungel. So dicht ist das Gestrüpp, dass du kaum etwas sehen kannst. Da gibt es plötzlich ein lautes Gequietsche – und ein Wildschwein mit kräftigen Stoßzähnen, dem du auf den Rüssel getreten bist, funkelt dich böse an. Du entschuldigst dich stotternd, aber das Wildschwein hört gar nicht zu, sondern senkt den Kopf und nimmt Anlauf um dich umzurennen.
„O. k. – Ich brauch eine Idee!", murmelst du vor dich hin.
„O. k. – Ich brauch eine Idee!"
Du überlegst einen Moment, wie du mit dem Wildschwein fertig werden kannst und du tust es (. . .).
Weiter geht es dann durch den Dschungel. Jetzt ist kaum mehr Dickicht, die Bäume stehen auch weiter auseinander, sodass du das Buschmesser gar nicht mehr brauchst und in einen Spazierstock verwandelst. Fröhlich singend wanderst du weiter, den mächtigen Berg hinauf. Du merkst gar nicht, wie die Vögel plötzlich Alarmrufe ausstoßen und immer mehr Tiere in Panik an dir vorüberflüchten. Aber dann siehst du, dass dich ein riesiges Ameisenheer in die Zange genommen hat, Millionen und Abermillionen von Wanderameisen, die alles auffressen, was ihnen auf ihren Raubzügen begegnet. Vor dir, links und rechts von dir, da sind sie schon. Du willst zurückrennen, aber da schließen sich die beiden Flügel des Heeres auch hinter dir und du bist ganz eingekreist.
„O. k. – Ich brauch eine Idee!", murmelst du vor dich hin.
„O. k. – Ich brauch eine Idee!"
Du überlegst einen Moment und dann fällt dir ein, was du tun kannst um den Ameisen zu entkommen und du tust es (. . .).
Und weiter gehst du den Berg hinauf. Die Bäume werden immer weniger, die Felsen mehr, bald wanderst du nur noch über nackten Stein. Da plötzlich hörst du über dir ein Federsausen, mächtige Krallen packen dich an den Kleidern und ein riesiger Raubvogel, größer als der größte Adler, trägt dich durch die Luft immer höher den Berg hinauf. Kleiner und kleiner wird der Dschungel unter dir, hören kannst du ihn schon lange nicht mehr, nur das Sausen der Luft um deine Ohren. Krampfhaft hältst du den Stock fest, aber anfangen kannst du gerade nichts mit ihm. Endlich ist die luftige Reise zu Ende. Ein gewaltiges Nest zwischen mächtigen Felsen ist euer Ziel. Der Vogel wirft dich hinein, mitten unter seine Jungen, sodass du einen Purzelbaum machst. Die Jungen sind genauso verdutzt wie du. So etwas haben ihnen die Eltern wohl noch nie ins Nest gelegt. Zwar krächzen sie dich nicht gerade sehr freundlich an, aber sie tun dir auch nichts.

Wie aber nun weiter? Das Nest ist direkt in eine winzige Felsnische gebaut, überall nur Felswände, über die du nicht klettern kannst. Aber wenn du nichts tust, dann musst du ewig hierbleiben oder die Vögel stoßen dich doch noch in den Abgrund.
„O. k. – Ich brauch eine Idee!", murmelst du vor dich hin.
„O. k. – Ich brauch eine Idee!"
Du überlegst einen Moment und dann hast du plötzlich eine Idee, was du tun kannst um hier wieder fortzukommen. Und du tust es (. . .).
Den Vögeln und dem Abgrund bist du entkommen und wie du noch ein Stückchen weiter wanderst, da hörst du wieder das Klingen und Singen in der Luft und siehst schließlich vor dir den Lichterbogen schimmern. Halb freut es dich, halb tut es dir leid, dass dein Abenteuer damit zu Ende ist. Du trittst durch den Lichterbogen und bist wieder auf deiner Wiese und in deiner eigenen Welt. Du schaust dich um und der Lichterbogen ist noch immer da, er blinkt in allen Farben, als wenn er noch etwas von dir haben wollte. Da lachst du und wirfst den Zauberstock hindurch, den brauchst du hier nicht (. . .)."
(. . .)

Komme nun mit deinen Gedanken langsam in diesen Klassenraum zurück.
Ich werde nun bis drei zählen.
Eins – du ballst jetzt bitte die Hände zur Faust.
Zwei – du streckst die Arme nach oben und atmest tief ein und aus.
Drei – du öffnest jetzt bitte die Augen.

(Gekennzeichneter Text von Sabine Friedrich, Volker Friebel. Entspannung für Kinder. Copyright © 1989 by Rowohlt Taschenbuch Verlag GmbH, Reinbek)

*Alternativvorschläge*

*Alternativvorschläge:* Vorstellungsübung „Die Versuchung im Kaufhaus" (S. 79) oder Fantasiereise „Wanderung im Gebirge" (S. 106): Diese Fantasiereise bestärkt die Kinder in ihrer Bereitschaft die Abenteuer ihres Lebens zu bestehen. Betont werden Selbstvertrauen und Zuversicht, Naturnähe und innere Konzentration.

*Fantasiereise*

## Wanderung im Gebirge

Setzt euch bequem hin und legt die Hände locker auf die Oberschenkel. Schließt nun die Augen und beobachtet euren Atem (. . .). Der Atem kommt und geht ganz von selbst (. . .).
Langsam merkst du, dass du ruhiger wirst (. . .). Die Augen fallen langsam zu.
(. . .)

„Stell dir vor, dass du eine lange, lange Wanderung beginnst. Du gehst ganz allein um einen hohen Berg zu besteigen, den du schon längere Zeit betrachtet hast. Und du weißt ganz sicher, dass es nicht unmöglich oder gefährlich ist, weil du tief in dir willst, dass du den Gipfel erreichst. Darum spürst du Kraft und Sicherheit.
Und zuerst gehst du über eine Wiese, auf der schöne blaue und gelbe Blumen stehen. Dann folgst du einem schmalen Pfad, der am Berg hinaufführt, sich in vielen Schleifen weiter und weiter hinaufwindet. Und du hast noch viel Kraft, weil du Lust hast zum Wandern und weil du den Gipfel erreichen willst.
Auf einer Holzbrücke überquerst du einen kleinen Fluss. Du musst viele Bäche und kleine Flüsse überqueren, während du höher und höher kommst. Jetzt gehst du durch einen Wald, der frisch und harzig duftet. Tiere rascheln im Gebüsch (. . .).
Dann ist der Wald zu Ende und du gehst über Wiesen und Geröll, beschienen von der Sonne. An einem kleinen Bach bückst du dich und trinkst ein wenig. Es ist nicht mehr weit. Du bist fast oben. Schließlich kommst du zum Gipfel. Um dich herum blauer Himmel. Wen oder was kannst du oben auf dem Gipfel sehen?

Was geschieht dort? Ruhe dich dort oben etwas aus, auf dem Berggipfel, den du erreicht hast (. . .).
Und dann komm wieder herab zu uns allen in diesen Raum und ruh dich noch etwas aus (. . .)."
(. . .)

Spüre, wie du auf deinem Stuhl sitzst, atme tief ein und aus, balle deine Hände zu Fäusten, recke und strecke dich und öffne die Augen.
(Gekennzeichneter Text von Klaus W. Vopel. Im Wunderland der Fantasie. Kinder ohne Stress. Band 2. Salzhausen, iskopress Verlags GmbH, 4. Auflage 1996)

***4. Hauptthema***

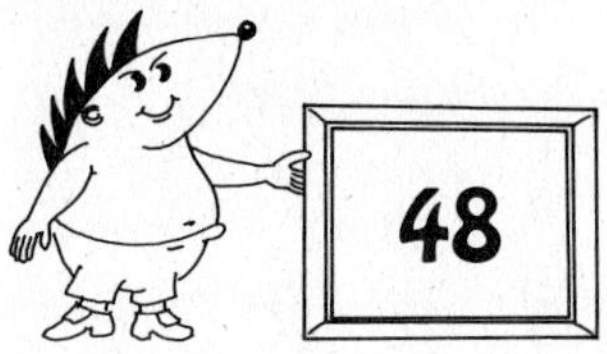


In dieser Stunde werden die wichtigsten Punkte der Abschnitte 15–18 des Manuals für Erst- und Zweitklässler wiederholt. So erhalten die Kinder, die noch nicht an dem Trainingsprogramm teilgenommen haben, eine Einführung. Bei den Kindern, die das Programm schon kennen, stellt sich dagegen ein Wiedererkennungseffekt ein, der die positive Bewertung dieses Abschnitts fördern dürfte ohne Langeweile zu erzeugen.
Zunächst werden die Zeichnungen *„Igor und das Videospiel"* vorgestellt: Igor wünscht sich dringend ein Videospiel. Er hat aber nicht genug Geld und bis zu seinem Geburtstag ist es noch lange hin. Er kennt allerdings ein Geschäft, wo die Videospiele offen in einem Regal herumliegen. Die Gefahr, dort beim Klauen erwischt zu werden, scheint nicht sehr groß zu sein. Die Kinder erklären das Bild.

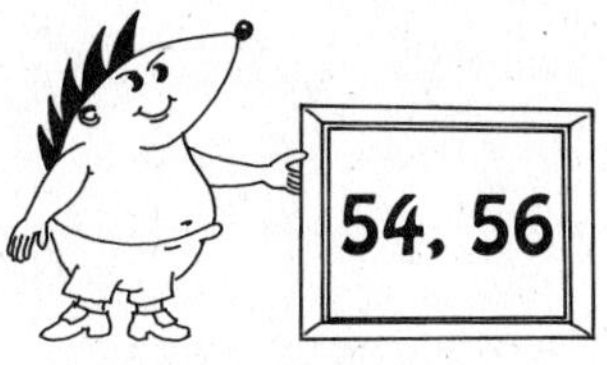


Danach werden im Raum zwei Stühle aufgestellt. Über dem einen hängst das Plakat des nachdenklichen Igels. Dies ist der *Nachdenkstuhl.* Über dem anderen hängt das Plakat des Igels, der eine Idee hat. Dies ist der *Lösungsstuhl.* Diese Anordnung veranschaulicht sehr gut die Trennung von Problem und Lösung. Es wird nun erklärt, dass erst einmal nachgedacht werden muss (hier: auf dem Nachdenkstuhl), bevor das Problem gelöst werden kann (hier: auf dem Lösungsstuhl).

***Nachdenk- und Lösungsstuhl***

Die Problemanalyse auf dem Nachdenkstuhl umfasst Fragen zu Ursachen und Begleitumständen für das Entstehen und die Aufrechterhaltung des problematischen Zustandes. Mögliche Fragen können lauten:

- Was ist eigentlich das Problem?
- Was geht in Igor vor?
- Was will er erreichen?
- Wie würdest du dich an Igors Stelle fühlen?
- Ist dir etwas Ähnliches schon einmal passiert?

Zur Beantwortung dieser Fragen sollen die Kinder jeweils auf dem Nachdenkstuhl Platz nehmen.

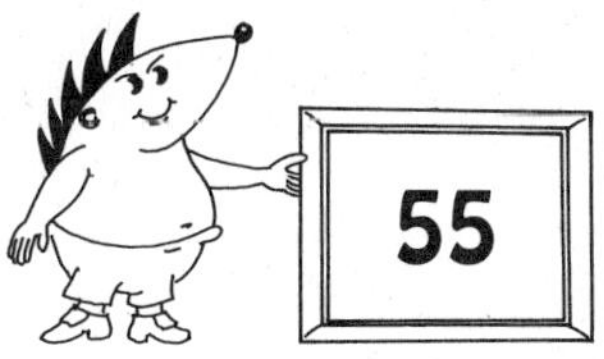


Am Ende der Problemanalyse sollte dic Einsicht stehen, dass zur effektiven Lösung eines Problems erst einmal innegehalten und nachgedacht werden muss. Nun kann jedes Kind ein *Stop-Schild* rot ausmalen, das sie daran erinnern soll, erst einmal innezuhalten und nachzudenken, wenn ein Problem auftritt.
Nach Beendigung dieser Aufgabe beginnt die Einzelarbeit auf dem Lösungsstuhl. Auf die Frage *„Was kann Igor jetzt tun?"* sollen auf dem Lösungsstuhl möglichst viele Handlungsalternativen von den Kindern entwickelt werden. Die Lehrkraft protokolliert alle Ideen, damit diese in der nächsten Stunde nochmals aufgegriffen werden können. Ziel dieses Vorgehens ist es herauszustellen, dass es mehr als eine Lösungsmöglichkeit gibt und dass jede Person die Möglichkeit hat sich zwischen mehreren Alternativen zu entscheiden.
Um Zeit zu sparen und allen Kindern die Gelegenheit zu geben auf den Stühlen Platz zu nehmen, können auch mehrere Kleingruppen mit eigenen Stühlen gebildet werden.
Darüber hinaus können der *Vorschlagsliste* Anregungen für andere bzw. zusätzliche Problemsituationen entnommen werden.

*Vorschlagsliste für Problemsituationen*

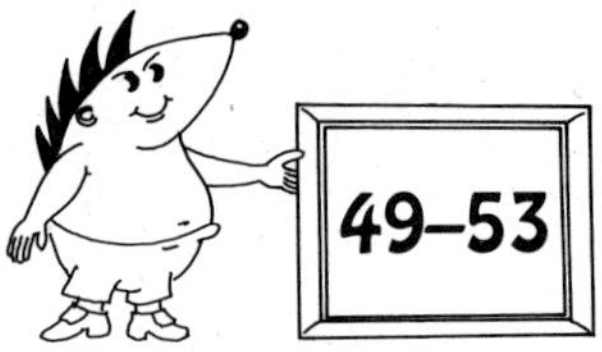


1. Igor wünscht sich dringend ein Videospiel. Er hat aber nicht genug Geld und bis zu seinem Geburtstag ist es noch lange hin. Er kennt allerdings ein Geschäft, wo die Videospiele offen in einem Regal herumliegen. Die Gefahr, dort beim Klauen erwischt zu werden, scheint nicht sehr groß zu sein.
2. Igor hat soeben die Fensterscheibe des Nachbarn eingeschossen.
3. Igor hat wenig Freunde in der Klasse. In der Pause steht er oft allein herum.
4. Isabella schlendert allein auf einer einsamen Straße durch den Ort. Auf einmal stellen sich ihr eine Gruppe Rowdies in den Weg, die sie schon von der Schule her kennt.
5. Alle Kinder in Isabellas Klasse haben eine moderne Frisur. Nur Isabella trägt Zöpfe, weil es ihr Vater so will. Die anderen ziehen an ihren Zöpfen und machen sich lustig über sie.
6. Igor möchte gern in die Straßenfußballmannschaft. Manche Jungen sagen aber, dass er dafür zu schlecht spielt.
7. Isabellas Eltern haben nicht so viel Geld. Deshalb muss sie oft abgetragene Klamotten anziehen, die ihrer älteren Schwester zu klein geworden sind.
8. Igor ist im Turnunterricht beim Laufen ein bisschen langsam. Einige Kinder hänseln ihn deswegen.
9. Igor ist im Rechnen besonders gut. Er übt auch immer fleißig für die Rechentests. Sein Sitznachbar übt nie für die Tests und möchte immer abschreiben.
10. Igor möchte am liebsten auf die Realschule gehen. Seine beste Freundin soll aber aufs Gymnasium. Die beiden wollen natürlich zusammen bleiben. Was soll Igor jetzt tun?
11. Igors Eltern spielen fast nie etwas mit ihm. Sie sagen oft, dass sie gerade keine Zeit haben oder zu müde sind.
12. Igar traut sich nicht seinen Eltern etwas von einer misslungenen Klassenarbeit zu berichten.
13. Igar kann das neue, teure Computerspiel, das er von seiner Mutter geschenkt bekommen hat, einfach nicht mehr finden. Er hat es vielleicht verloren.
14. Igor ist der einzige in der Klasse, der im Zeugnis eine Fünf hat. Die anderen glauben bestimmt alle, dass er dumm ist.
15. Wenn jemand in der Klasse was anstellt, sagen sie immer, dass es Igor gewesen ist. Auch die Lehrerin hält meistens zu den anderen.

Für einige Situationen liegen auch Zeichnungen vor. Diese könnten z. B. im Deutschunterricht als Ausgangsmaterial für das Schreiben kleiner Geschichten benutzt werden.

***5. Gemeinsamer Abschluss***

Bei ausreichender Zeit könnte noch das Lied „*Ich schaff das schon*" gehört werden (siehe S. 101f.). Auch der bei Kindern beliebte Energiesprung kann öfter wiederholt werden.

## 2.18 Ich denke nach

**Auf einen Blick**

*Dimension*

Die Fähigkeit zum Problemlösen zeigt sich in einer verbesserten Entscheidungsfindung. Probleme werden analysiert, konkrete Ziele gesetzt. Entscheidungsalternativen werden strukturiert gegeneinander abgewogen, Vor- und Nachteile differenziert und gewichtet.

*Ziele*

- Erkennen, dass es meist verschiedene Lösungsmöglichkeiten für ein Problem gibt.
- Erkennen, dass jede Lösung Vor- und Nachteile hat und zu unterschiedlichen Konsequenzen führt

**Stundenüberblick**

1. **Eröffnung:** Lied „Ich schaff das schon“
2. **Entspannungsteil:** Kurzentspannung im Sitzen
3. **Hauptthema:**
   – Problemgeschichte aus vorherigem Abschnitt oder neues Problem
   – Abwägen von Konsequenzen auf dem Folgenstuhl
4. **Gemeinsamer Abschluss:** Igelgeschichten vollenden

*Benötigtes Material*

- Liedtext und Kassette
- Entspannungsanleitung
- Problem-Zeichnungen (KV 48–53)
- Igelzeichnung: „Folgenstuhl“ (KV 57)

*Vorbereitungen*

- vergrößerte Zeichnung „Folgenstuhl“ über einem Stuhl anbringen

*Zusätzliche Aktivitäten*

- *Vom Kind, das die Wut besiegte:* Die Lehrkraft beginnt eine frei erfundene Geschichte vom „Kind, das die Wut besiegte“ zu erzählen. Nach den ersten drei bis vier Sätzen führen die Kinder die Geschichte reihum fort. Aufgabe ist es, gemeinsam eine Fortsetzung zu finden, in der die Wut besiegt wird.

**Methodische Anregungen**

***1. Eröffnung***
*Lied*

Es kann erneut das Lied *„Ich schaff das schon"* gehört werden.

***2. Entspannungsteil***
*Kurzentspannung*

Im bisherigen Verlauf der Unterrichtseinheit haben die Kinder gelernt einen Entspannungszustand zu erreichen. Dies geschah in der Regel über geleitete Fantasiereisen. Heute und in der nächsten Stunde wird nun die „Kurzentspannung im Sitzen" eingeführt. Sie enthält keine Fantasiegeschichte, sondern lenkt die Konzentration auf die Kontaktpunkte, die man bei der vorgeschlagenen Sitzhaltung spürt. Nach einigen Wiederholungen im Klassenverband kann die Übung von den Kindern leicht selbst praktiziert werden.

### Kurzentspannung im Sitzen

Setze dich bitte gerade auf deinen Stuhl, die Füße stehen fest auf dem Boden, die Hände liegen ruhig auf den Knien. Nun stell dir vor, du hast mitten auf deinem Kopf einen Faden, an dem ich jetzt ziehe, sodass dein Körper und dein Kopf ganz aufrecht werden. Nun lasse ich den Faden wieder los und du sinkst wieder etwas zusammen, bleibst aber schön aufrecht sitzen. So müsstest du es jetzt ein Weilchen gut aushalten können.
Schließe nun die Augen und achte auf deinen Atem.
Du atmest ruhig und gleichmäßig. Das Ausatmen dauert etwas länger als das Einatmen.
Du wirst ganz ruhig. Du atmest ruhig und gleichmäßig. *(mehrmals wiederholen)*
Gehe nun in Gedanken zu deinen Füßen und spüre, wie sie fest und sicher auf dem Boden stehen. Deine Füße stehen fest und sicher auf dem Boden. *(wiederholen)*
Wandere in Gedanken nach oben und fühle, wie du auf dem Stuhl sitzst, wo deine Oberschenkel und dein Po den Stuhl berühren. Spüre, wie du vom Stuhl getragen wirst. Du sitzst ruhig und sicher auf dem Stuhl (mehrmals wiederholen)
Nun denke an deine Hände. Fühle, wie sie locker und entspannt auf deinen Knien liegen. Die Hände liegen ruhig und sicher auf den Knien. *(mehrmals wiederholen)*
Und nun lass die Entspannung in deinen ganzen Körper fließen. Du fühlst dich ruhig und sicher und bist ganz entspannt. *(mehrmals wiederholen)*
Wenn ich nun gleich von drei bis eins rückwärts zähle, schließe deine Hände zu Fäusten, recke und strecke dich und öffne die Augen.

Bei einer fortlaufenden Einübung können die (Selbst-)Instruktionen immer weiter reduziert werden, sodass es z. B. ausreichen kann, an den festen Kontakt zwischen Füßen und Boden zu denken um entspannter zu werden. Diese Selbstinstruktion kann dann z. B. auch während des Stehens erfolgen.
Bei fortgeschrittener Beherrschung kann dieses Verfahren daher sehr flexibel in den unterschiedlichsten Alltagssituationen eingesetzt werden und eignet sich somit als Standard-Entspannungsmethode.

***3. Hauptthema***

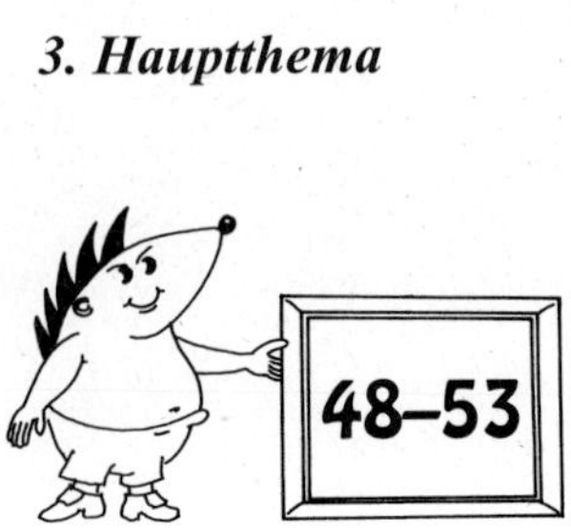


Zur Einleitung des Hauptthemas fasst die Lehrkraft zunächst noch einmal kurz das Gelernte (jedes Problem sollte erst mal überdacht werden, und jedes Problem hat mehrere Lösungen) zusammen. Natürlich kann diese Zusammenfassung auch durch die Schüler geschehen. Nun kann noch einmal die Igelgeschichte der vorhergehenden Stunde aufgegriffen werden (KV 48). Wenn das behandelte Problem schon zu „ausgereizt" ist, sollte ein neues gewählt werden – z. B. „Igor schießt Scheibe ein" (KV 49) oder „Straßenfußballmannschaft" (KV 50). Die Lehrkraft schreibt die genannten Lösungsvorschläge an die Tafel.

Der Schwerpunkt der heutigen Stunde liegt auf dem *Betrachten und Abwägen der Konsequenzen jeder Lösung*. Die Kinder sollen lernen zunächst eine Lösung für ein Problem herauszugreifen, dann zu überlegen, welche möglichen Folgen die Lösung haben könnte, um dann zu dem Problem zurückzukommen, eine zweite Lösung aufzugreifen und wieder deren Folgen zu überlegen. Ziel ist es also, den Kindern die Abhängigkeit von Lösung und Folgen zu verdeutlichen.

***Folgenstuhl***

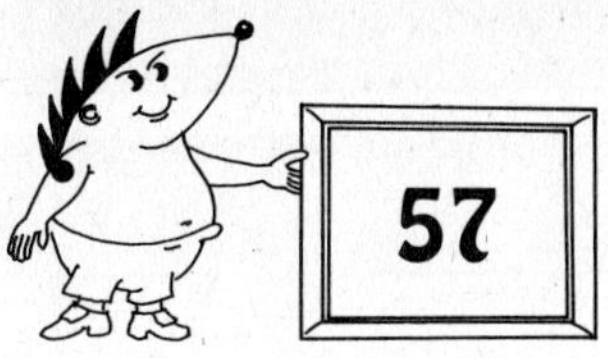


Hierzu wird ein dritter Stuhl, der sogenannte *„Folgenstuhl"*, aufgestellt. Zum Anregen des Nachdenkens und der Diskussion im Klassenverband über die Konsequenzen der unterschiedlichen Lösungen eignen sich folgende Fragen:

- Ist diese Lösung überhaupt durchführbar?
- Was könnte wohl passieren, wenn Igor sich für diese (eine der vorgegebenen Lösungen) entscheidet?
- Wo seht ihr Nachteile bzw. Vorteile dieser Lösung?
- Wenn Igor sich für diese Lösung entscheidet, wie könnte die Geschichte dann weitergehen?

Zum Benennen ihrer Vorschläge nehmen die Kinder jeweils auf dem „Folgenstuhl" Platz. Der Vorteil ist hierbei, dass den Kindern anhand der unterschiedlichen Stühle, die je einem Problemlöseschritt entsprechen, noch einmal der gesamte Ablauf des Problemlöseverfahrens deutlich gemacht wird.

***4. Abschluss der Stunde***

Es bietet sich an, dass jedes Kind die von ihm bevorzugte Lösung heraussucht und die Igelgeschichte zu Ende schreibt oder zeichnet. Hierbei sollte die Lehrkraft noch einmal deutlich machen, dass die Kinder besonders auf die Folgen der gewählten Lösungen achten sollten.
Auf diese Weise können die Kinder noch einmal in Ruhe reflektieren, was sie in dieser Stunde gelernt haben. Wenn noch Zeit ist, können Freiwillige ihr Ende der Geschichte vorlesen bzw. zeigen; ansonsten sollte diese Aufgabe als *Hausaufgabe* beendet werden.

## 2.19 Wenn ich in Zukunft nicht mehr weiter weiß

**Auf einen Blick**

*Dimension*

Die Fähigkeit zum Problemlösen zeigt sich in einer verbesserten Entscheidungsfindung. Probleme werden analysiert, konkrete Ziele gesetzt. Entscheidungsalternativen werden strukturiert gegeneinander abgewogen, Vor- und Nachteile differenziert und gewichtet.

*Ziele*

- Fähigkeit zur Problemanalyse ausbauen
- Gelerntes auf alltägliche Probleme der Kinder übertragen

**Stundenüberblick**

1. **Eröffnung:** Morgenkreis
2. **Entspannungsteil:** „Kurzentspannung im Sitzen"
3. **Hauptthema:** vollständige Anwendung der Problemlösesequenz
   – neue Problemgeschichte
4. **Hausaufgabe:** Detektivauftrag 13
6. **Gemeinsamer Abschluss:** Lied „Ich schaff das schon"

*Benötigtes Material*

- Entspannungsanleitung
- Zeichnung: „Igor schießt Scheibe ein" (KV 49)
- Igelblätter: „Nachdenkstuhl", „Stop-Schild", „Lösungsstuhl", „Folgenstuhl" (KV 54–57)
- Merkblatt zum Problemlösen (KV 58)
- Detektivauftrag 13 (KV 59)
- Lied „Ich schaff das schon"

*Vorbereitungen*

- Zeichnung „Igor schießt Scheibe ein" vergrößern und aufhängen oder per Overhead projizieren
- vergrößerte Igel-Blätter über drei Stühlen anbringen

*Zusätzliche Aktivitäten*

- andere Problemgeschichten erfinden, malen oder nachspielen

**Methodische Anregungen**

***1. Eröffnung***
*Morgenkreis*

Es kann ein *Morgenkreis* gebildet werden. Passend zum Thema könnten die Kinder gefragt werden, ob sie in den vergangenen Tagen etwas erlebt haben, was sie schon öfter „genervt“ hat, und was sie deshalb gerne ändern würden. Dieses Gespräch erleichtert auch die Bearbeitung der heutigen Hausaufgabe.

***2. Entspannungsteil***
*Wiederholung Kurzentspannung*

Es wird die *„Kurzentspannung im Sitzen“* wiederholt (s. S. 110). Bei regelmäßiger Übung kann dieses Entspannungsverfahren von den Kindern selbstständig in unterschiedlichsten Alltagssituationen eingesetzt werden (z. B. beim Zahnarzt, bei Klassenarbeiten, etc.).

Es wäre wünschenswert, wenn dieses Verfahren nach Abschluss der Unterrichtseinheiten weiterhin im normalen Unterricht berücksichtigt und auch von den Kindern zu Hause weiter geübt wird. Nur so kann mit Hilfe dieser Methode schnell und einfach eine Entspannung erreicht werden.
Davon abgesehen empfiehlt sich allerdings auch die weitere Durchführung von Fantasiereisen.

***3. Hauptthema***

Die Kinder haben in den letzten Abschnitten den gesamten Ablauf eines Problemlöseverfahrens kennen gelernt. Nun ist es an der Zeit, dass sie dieses Verfahren einmal vollständig zur Anwendung bringen.
Hierzu wird zunächst noch einmal an die letzte Stunde angeknüpft, indem die Lehrkraft oder ein Schüler/eine Schülerin kurz das in der letzten Stunde behandelte Thema zusammenfasst. Zur Erleichterung der Erinnerung an den Ablauf der einzelnen Schritte stellt die Lehrkraft noch einmal alle drei Stühle (Problemanalyse-, Lösungs- und Folgenstuhl) auf und schreibt außerdem die einzelnen Schritte an die Tafel, sodass die Schüler immer überprüfen können, ob sie auch keinen Schritt übersehen haben.

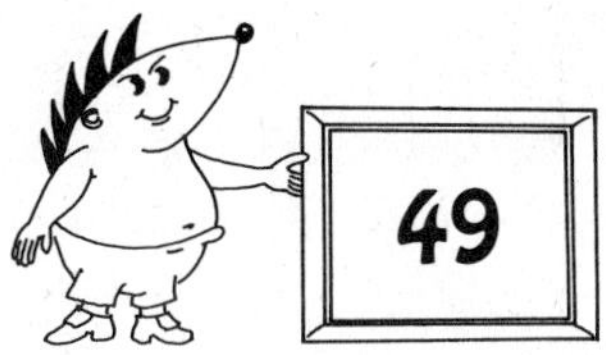


Nun wird eine *neue Problemgeschichte* erzählt bzw. gezeigt (Vorschlag: „Igor schießt Scheibe ein“). Im Klassenverband wird zunächst eine kurze Problemanalyse durchgeführt.

*Arbeit in Kleingruppen*

Die Kinder sollen sich dann in Kleingruppen von ca. fünf Kindern zusammensetzen. Sie generieren gemeinsam Lösungen und diskutieren die positiven und negativen Folgen der unterschiedlichen Lösungen.
In den Gruppen können auch für die einzelnen Problemlöseschritte Rollen verteilt werden, d. h. das erste Kind benennt das Problem, das zweite Kind sagt eine Lösung, das dritte eine Folge, das vierte Kind nennt eine andere Lösung usw. Am Ende soll sich jede Gruppe auf eine gemeinsame Entscheidung zur Lösung des Problems einigen.
Die Arbeit in der Kleingruppe dient hier auch dem Einüben der Kommunikationsregeln. Die Lehrkraft sollte daher am Anfang der Stunde die Grundregeln zum richtigen Sprechen und Zuhören noch einmal an die Wand kleben und die Kinder darauf hinweisen.
Nach ca. 10–15 Minuten stellen die Kleingruppen vor der Klasse ihre Entscheidungen vor und begründen diese.

***4. Hausaufgabe***

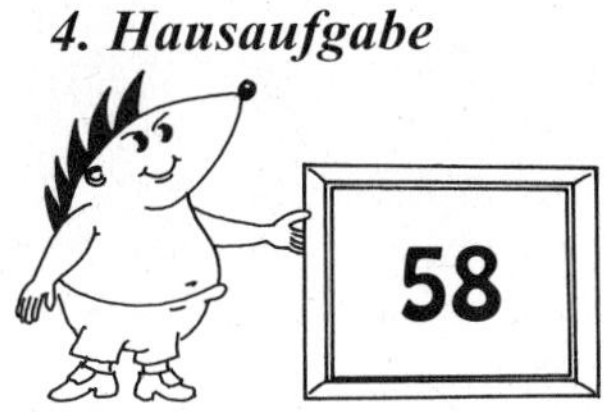


Zunächst wird das *Merkblatt zum Problemlösen* ausgeteilt. Die Lehrkraft kann noch einmal darauf hinweisen, welche einzelnen Schritte beim Problemlösen wichtig sind.
Die Kinder sollen sich jetzt etwas überlegen, was sie „ganz schön nervt“ und was sie in der nächsten Woche mit Hilfe ihrer gelernten Problemlösestrategien verändern wollen. Dies können sie auf ihrem *Detektivauftrag 13* notieren. Die Kinder

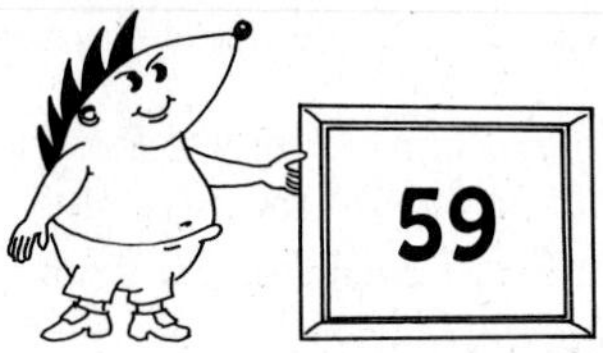


sollten darauf hingewiesen werden, dass als Problem bzw. Auftrag nichts Schwerwiegendes genommen werden muss, sondern schon alltägliche Situationen, die die Kinder verändern wollen, geeignet sind.

***5. Abschluss der Stunde***
*Lied*

Zum heutigen Abschluss kann das *Lied „Ich schaff das schon"* gesungen werden.

## 2.20 Igelrallye (Doppelstunde)

**Auf einen Blick**

*Ziele*

- einen gemeinsamen Abschluss der Unterrichtseinheit gestalten
- die Einstellung der Kinder zur Fit-und-stark-fürs-Leben-Einheit erfragen
- bei den Kindern positive Assoziationen zur Fit-und-stark-fürs-Leben-Einheit festigen
- den Transfer der erlernten Kompetenzen in den kindlichen Alltag anregen

**Stundenüberblick**

1. **Eröffnung:** Lied „Lass doch den Kopf nicht hängen"
2. **Entspannungsteil:** Fantasiereise oder Kurzentspannung
3. **Hauptthema:** Igelrallye (Stationenlernen)
4. **Gemeinsamer Abschluss:** Abschlussgespräch
5. **Ausblick:** individueller Brief an jedes Kind

*Benötigtes Material*

- Lied „Lass doch den Kopf nicht hängen"
- evtl. Musikkassette oder CD
- Fit-und-stark-fürs-Leben-Buch
- Material zum Bau der Stationen
- Stationenplan (KV 60)
- Abschlussbriefe/-Urkunden (KV 61)

*Vorbereitungen*

- Briefe/Urkunden für jedes Kind individuell gestalten
- Materialien bereithalten

*Zusätzliche Aktivitäten*

- Igelpuppen basteln
- Igelfamilie aus Knetmasse formen
- als Igel verkleiden, schminken
- Schokoladen-Igel backen
- *Birnenigel:* Birnen halbieren (ergibt Igelform!), Nase in Schokolade tauchen, Stacheln aus Mandelstiften (schmeckt gut und geht schnell)

**Methodische Anregungen**

***1. Einleitung***
*Evtl. Eltern einladen*

Zu dieser Rallye im Stationenlernverfahren können auch interessierte *Eltern* eingeladen werden. Insofern ist zu überlegen, ob dieser Abschnitt nicht auch am Nachmittag stattfinden sollte. So können sich die Eltern vor Ort von den positiven Auswirkungen des Programms überzeugen und werden aktiv einbezogen.
Zu Anfang kann noch einmal das Lied *„Lass doch den Kopf nicht hängen"* gesungen werden. Daraufhin kann deutlich gemacht werden, dass es sich um den letzten Abschnitt des Projektes handelt und deshalb heute eine *Doppelstunde* als krönender Abschluss vorgesehen ist.

***2. Entspannungsteil***
*Wiederholung*
*Fantasiereise oder*
*Kurzentspannung*

Es folgt die Durchführung einer *Fantasiereise* oder der *Kurzentspannung.* Hier kann es sinnvoll sein zu Beginn zu erfragen, ob die Kinder über die Abschnitte hinweg eine Entwicklung bemerkt haben, was ihnen schwer und was ihnen leicht fiel, welche Entspannungsübung ihnen am besten gefallen hat usw. Es sollte heute eine besonders beliebte Übung durchgeführt werden.

***4. Hauptthema***
*Igelrallye*

Heute wird eine *Igelrallye* veranstaltet. Dies sollte im Klassenraum oder in einem größeren Raum (z. B. Turnhalle) geschehen. Die Kinder teilen sich in sechs Gruppen auf, besetzen die Stationen und führen die dort vorgesehenen Aufgaben bzw. Spiele durch. Die beiden freien Stationen dienen als Ausweichstationen. Über die nachfolgenden Anregungen für die Stationen sind auch andere Stationen denkbar (vgl. „zusätzliche Aktivitäten").

*Station 1*

**Wir kennen uns jetzt besser**
Spiel: Ich denk mir ein Kind.

- Das Spiel ist bekannt als „Ich seh etwas, was Du nicht siehst." Diesmal werden aber keine Gegenstände, sondern Personen erraten. Ein Kind stellt sich ein bestimmtes anderes Kind aus der Gruppe vor und sagt z. B.: „Ich denke an ein Kind, das gerne reitet ..., das beim Lachen ein Grübchen hat ..., das sich traut, auch Erwachsenen die Meinung zu sagen ...".
  Die anderen Kinder versuchen das „gedachte" Kind herauszufinden. Wer zuerst richtig geraten hat, darf sich dann das nächste Kind vorstellen. Natürlich kann auch solange weitergespielt werden, bis alle das „gedachte" Kind herausgefunden haben. In diesem Fall werden die Lösungsversuche geflüstert oder – noch besser – schriftlich mitgeteilt. Das Personenraten wird unterschiedlich schwierig, je nachdem, welche Aussagen über ein Kind gemacht werden und wie gut es den anderen bekannt ist.
  Wie schnell merken die „Gedachten", dass sie gemeint sind? Wie fühlen sie sich dabei? Hätten Sie sich selbst auch so beschrieben?

*Station 2*

**Mein Begleiter für die Zukunft**

- aus Knete oder Salzteig werden Igel geformt
- flache Steine zu Igeln bemalen

*Station 3*

**Ich bin fit**

- Spiel „Ich bin fit" (s. S. 72, KV 28–30), ggf. mit neuen Spielkarten

Station 4

**Ich kann jetzt Probleme besser lösen**
Problembilder vorgeben:
- Isabella wird an Haaren gezogen (KV 52)
- Isabella mit Rowdies (KV 51)
- Igor ohne Freunde (KV 53)

Die Kinder suchen sich ein Bild aus und schreiben bzw. zeichnen Lösungen und Folgen auf.

| Problem-Bild | Lösung 1 | Lösung 2 | Lösung 3 |
| --- | --- | --- | --- |
| | Folgen | Folgen | Folgen |

Station 5

**Nur kein Stress!**
- Energiesprung (s. S. 100)
- Erstellen von einem „Anti-Stress-Tipps und Mutspruch-Plakat“: Die Kinder schreiben alles, was ihnen dazu einfällt, auf ein großes Plakat.

Station 6

**Wir sind stark – wir rauchen nicht**
- Die Kinder haben hier die Möglichkeit, ein Anti-Rauch-Plakat zu erstellen (Vorsicht, zeitaufwendig!)

Station 7

**Sprache ohne Worte**
- Die Karten zum Spiel „Sprache ohne Worte“ (s. S. 58, KV 20/21) liegen auf dem Stationstisch. Ein Kind greift eine verdeckte Karte und versucht diese darzustellen. Die anderen Kinder raten.

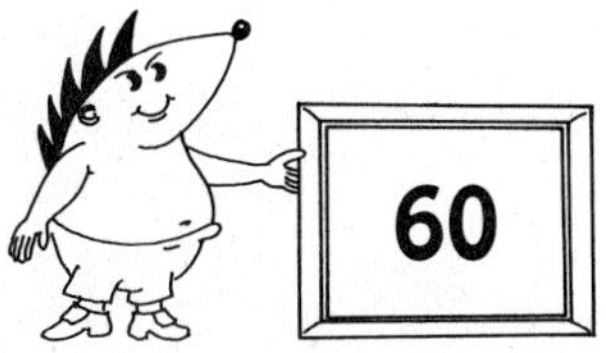


Nachdem die einzelnen Stationen erklärt wurden, geht jede Gruppe zu einer Station und hat eine Weile Zeit die Aufgabe zu bearbeiten. Auf dem Stationenplan können die Kinder ankreuzen, welche Station sie schon bewältigt haben und wie sie ihnen gefallen hat. Danach wird zur nächsten freien Station gewechselt, bis jede Gruppe zumindest drei Stationen aufgesucht hat. Sollten Eltern eingeladen worden sein, können diese als Stationsleiter fungieren bzw. mitarbeiten.

***4. Gemeinsamer Abschluss***
*Gespräch*

Im gemeinsamen Abschluss sollte auf jeden Fall ein *Gespräch* stattfinden. Es sollte darüber diskutiert werden, wie den Kindern die Unterrichtseinheit insgesamt gefallen hat, welche Teile sie für besonders interessant, welche sie für langweilig gehalten haben.
Auch können Abmachungen darüber getroffen werden, wann die Kinder in Zukunft das Gelernte umsetzen werden. Wieder kann thematisiert werden, was ihnen dann leicht und was schwer fallen würde. Es kann auch sinnvoll sein diese Abmachungen erneut schriftlich zu fixieren und einen ähnlichen Vertrag wie im ersten Abschnitt für die Zukunft zu schließen.
Somit dient der gemeinsame Abschluss der Stunde vor allem der Rekapitulation wichtiger Inhalte der Einheit.

***5. Ausblick***
*Individueller Brief*

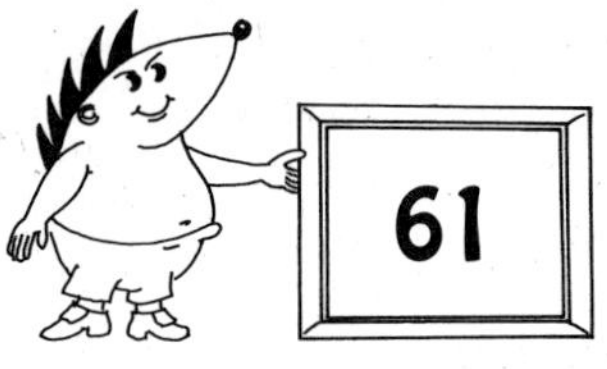


Um die weitere Einübung der erlernten Kompetenzen auch in Zukunft zu fördern, ist es sinnvoll, für jedes Kind einen *individuellen Brief* zu verfassen, in dem die Lehrkraft die aktive Mitarbeit des Kindes lobt und einen konkreten Wunsch für die Zukunft des jeweiligen Kindes formuliert. Dieser Wunsch sollte sich auf ein Lernziel des Programms beziehen, das das Kind mittelgut beherrscht. Als Beispiel ist unten ein solcher Brief aufgeführt, der sich an ein Kind richtet, das die Entspannungsübungen während der Unterrichtseinheit zwar als ein wirksames Mittel mit seinen Ängsten umzugehen entdeckte, diese aber bisher nur unregelmäßig anwendet. Dieser Brief kann auch in Form einer Urkunde verfasst werden.

Musterbrief

Kiel, den 26. 8.

Lieber Peter!

Erst einmal möchte ich dir ein ganz dickes Lob für deine tolle Mitarbeit an den Igel-Stunden aussprechen. Mir hat besonders gut gefallen, dass du die vielen neuen Spiele gern ausprobiert und anschließend immer gesagt hast, wie sie dir gefallen haben. Außerdem fand ich es prima, dass du dich nach und nach immer besser entspannen konntest.

Ich wünsche mir, dass du die Entspannungsübungen auch weiterhin durchführst. Dann kannst du bestimmt mit schwierigen und beängstigenden Sachen besonders gut umgehen.

Viel Glück für die Zukunft wünscht dir

IGOR IGEL

# Kopiervorlagen

# Ich lache niemanden während unserer Übungen aus.

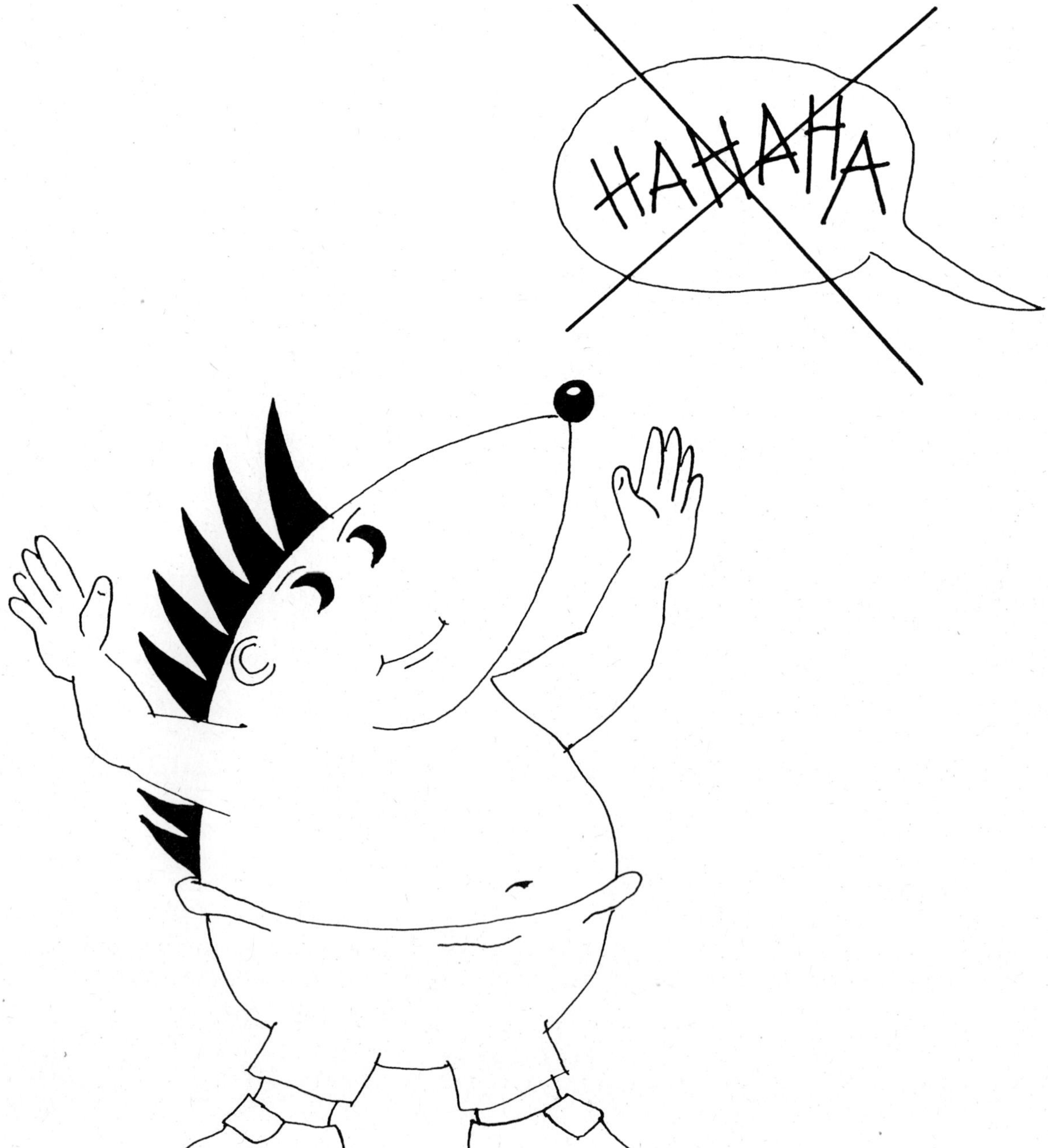

# Ich spiele leise in der Gruppe ohne jemanden zu stören.

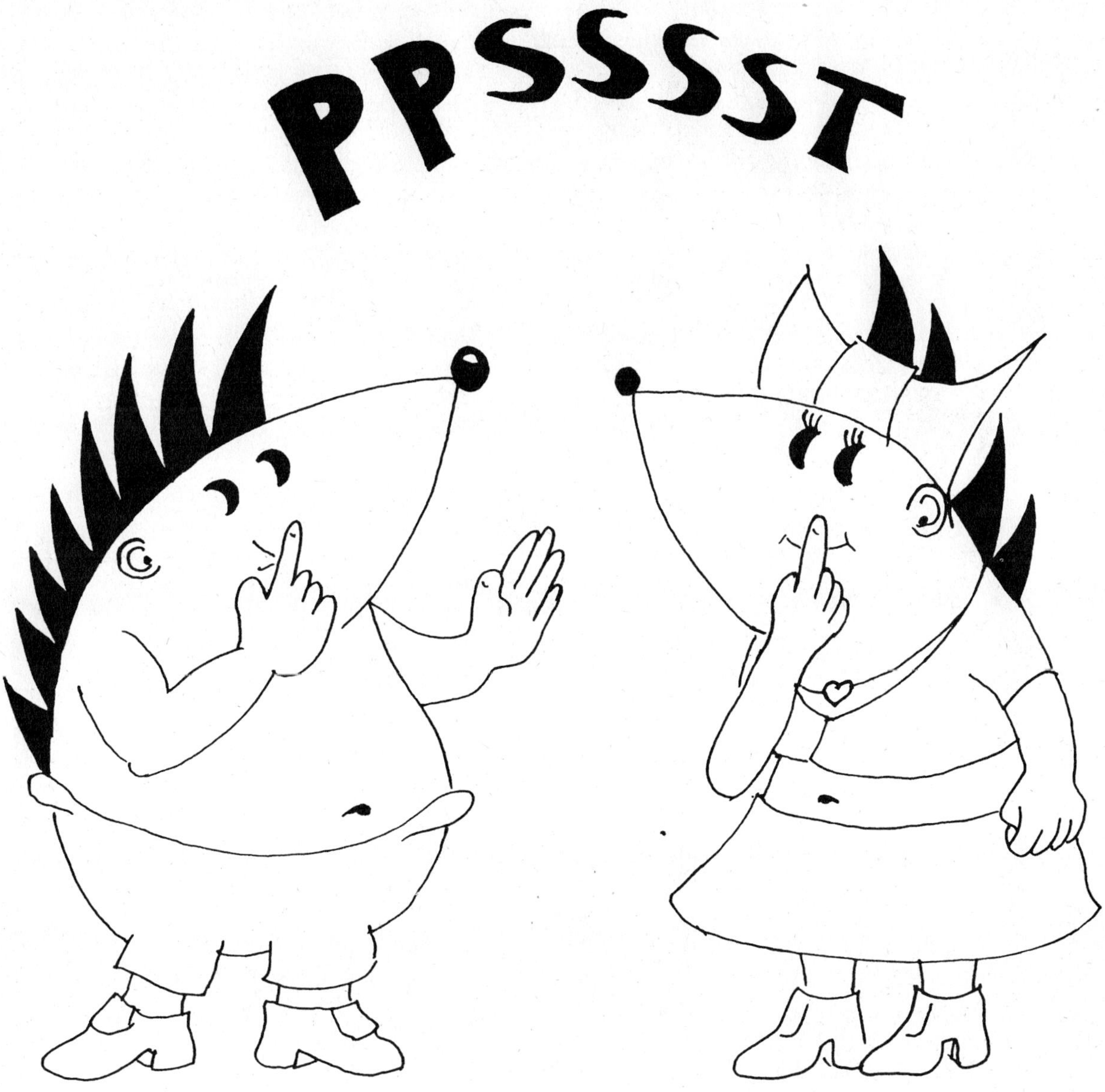

# Ich melde mich, wenn ich mitmachen möchte.

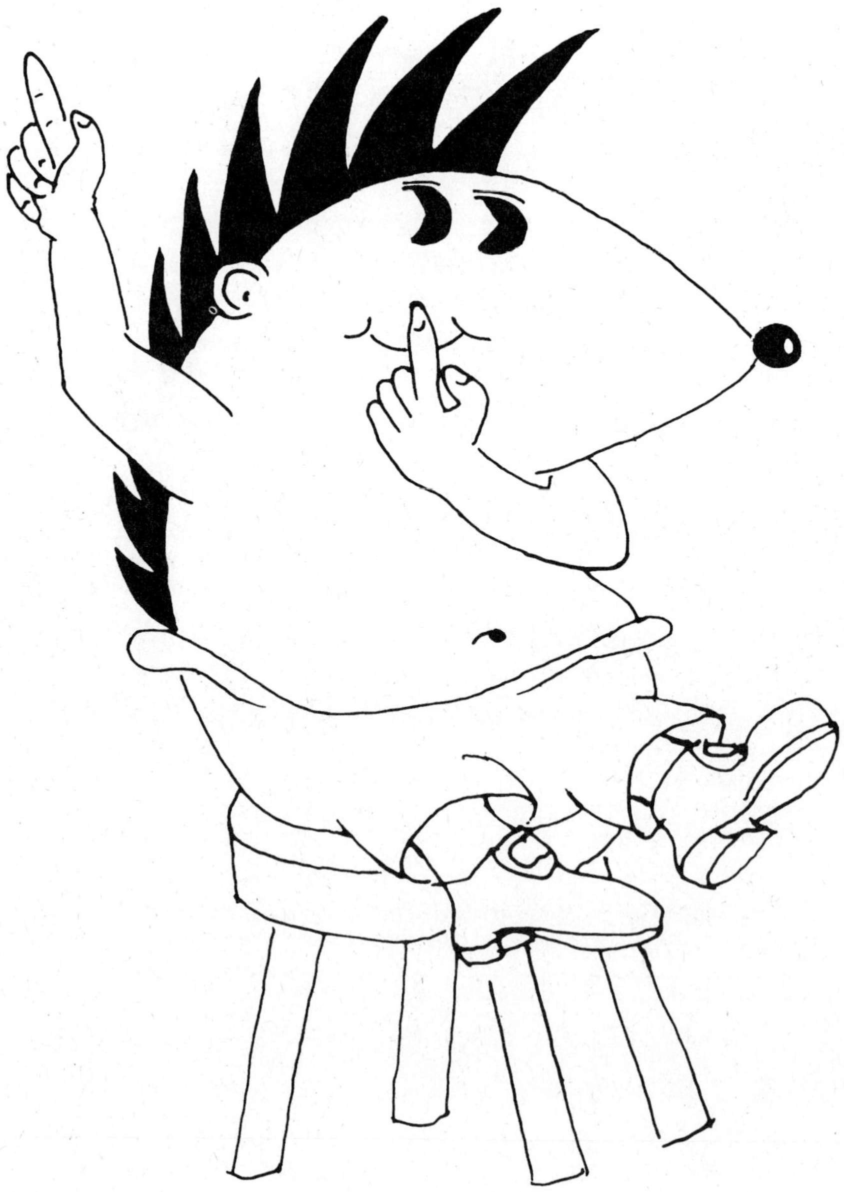

# Ich beobachte, was die anderen Kinder sagen und tun.

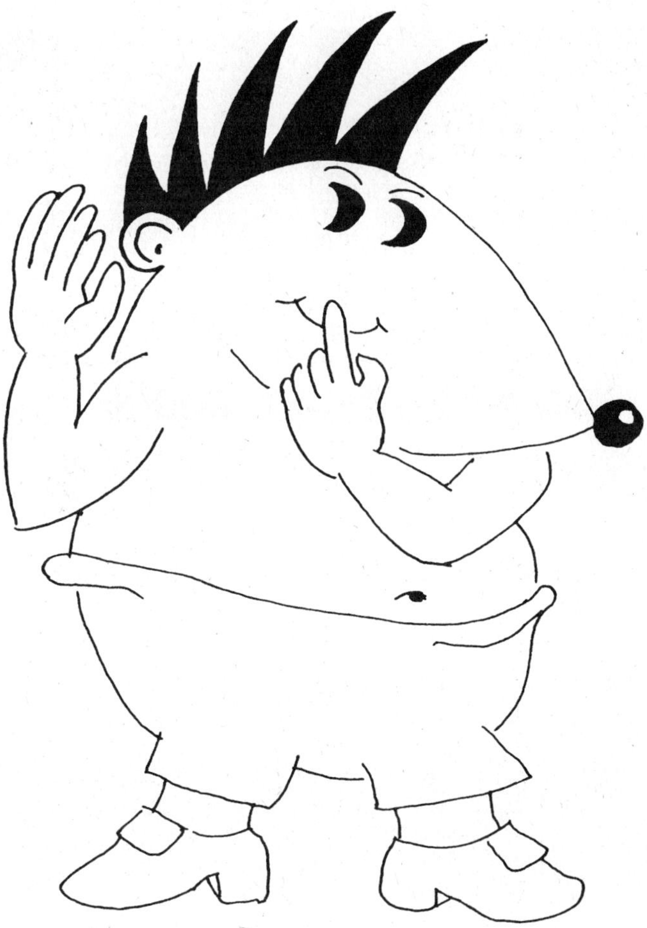

# Ich bin ruhig beim Entspannen, auch wenn ich nicht mitmache.

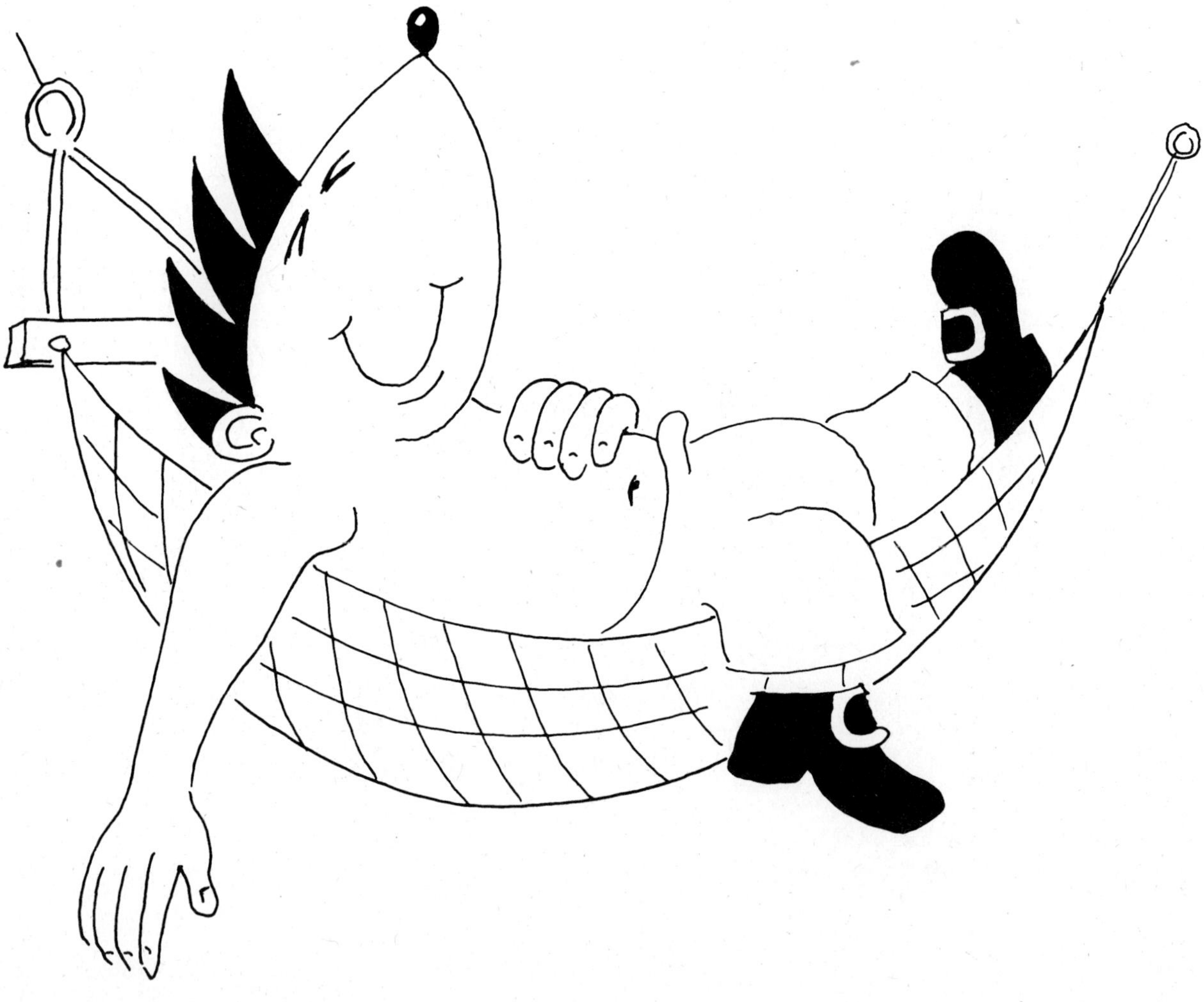

# Ich warte, bis ich an der Reihe bin.

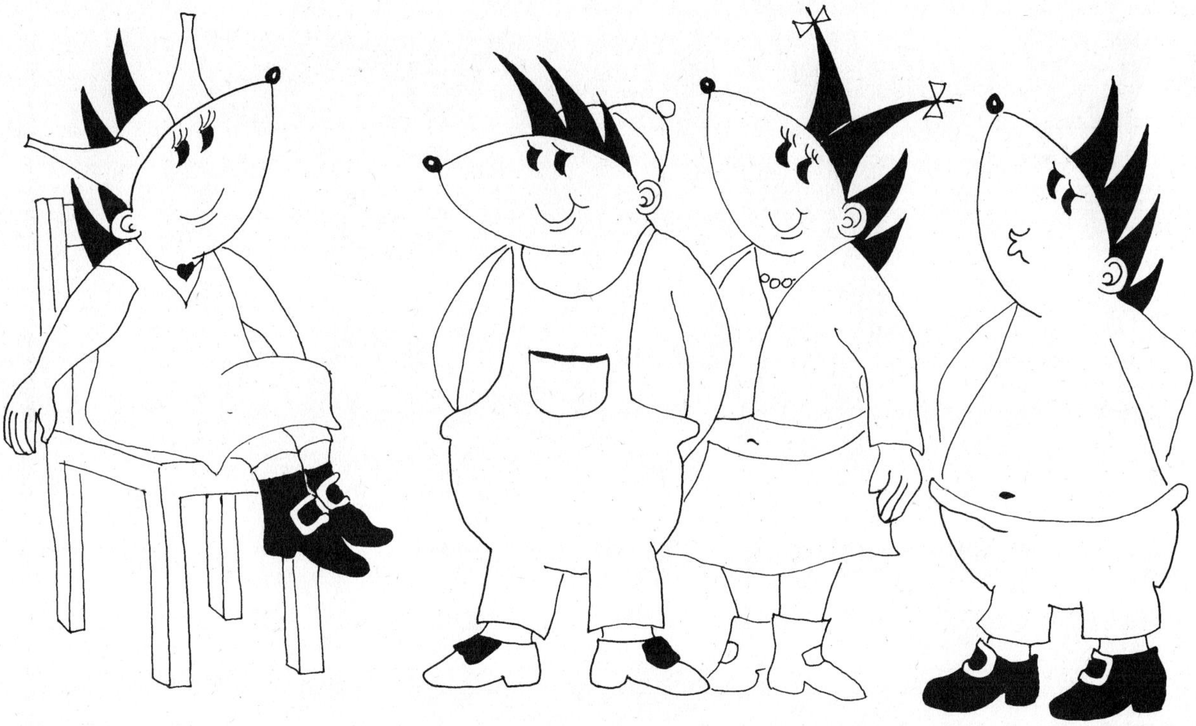

# Igel-Vertrag

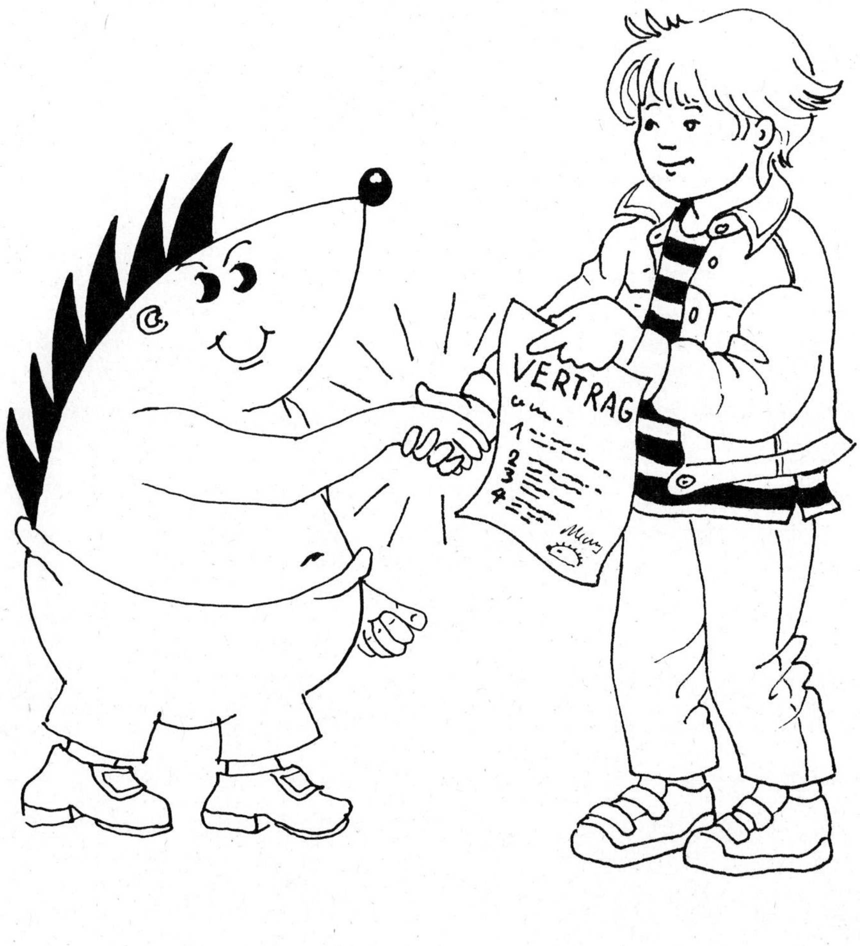


**Wir halten uns an die Regeln:**

## Bastelvorlage für „Igor Igel" – Finger oder Handpuppe

Du brauchst:

- Stoff in zwei verschiedenen Farben (Filz)
- Knöpfe oder Perlen
- Watte zum Ausstopfen

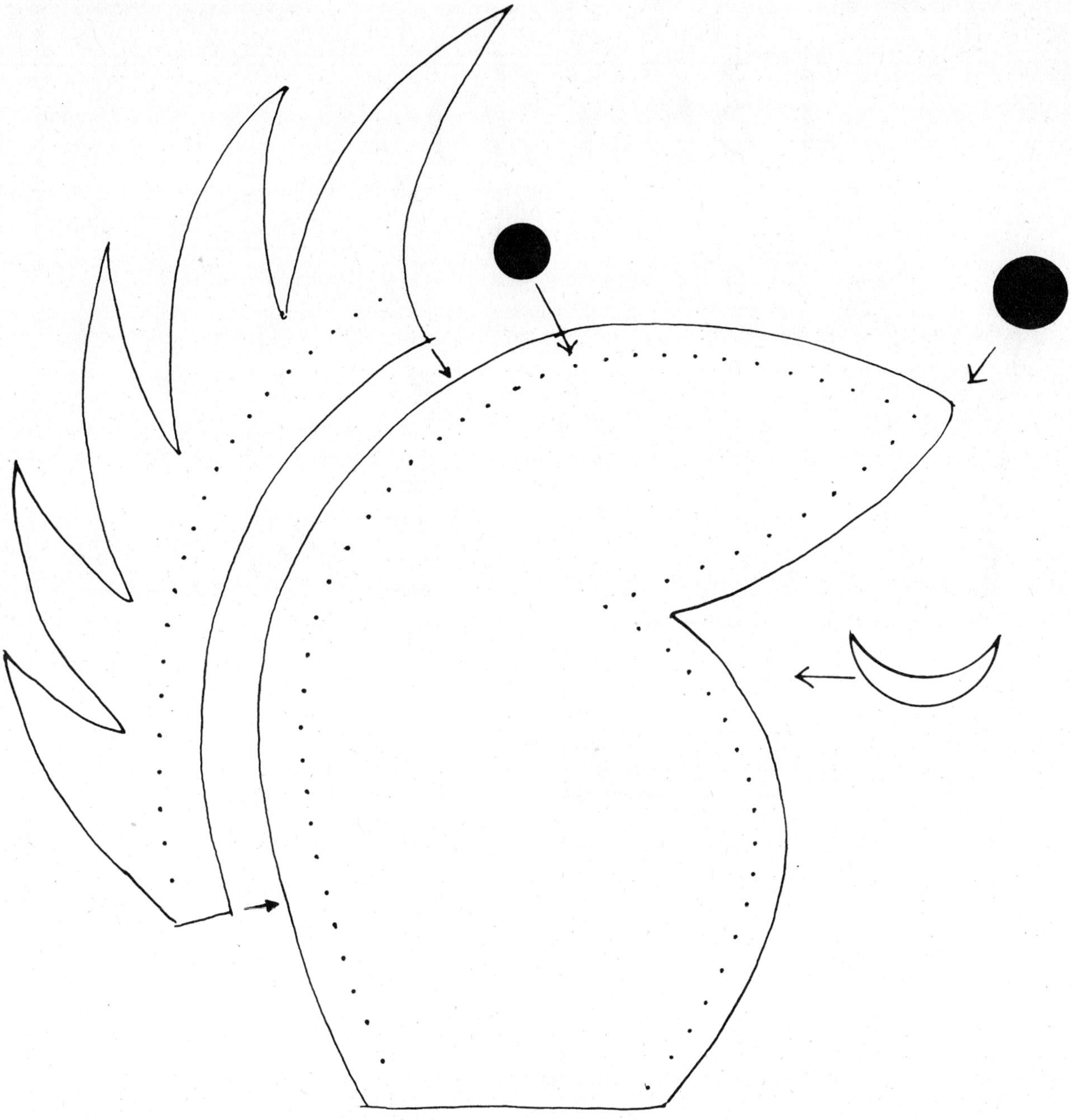

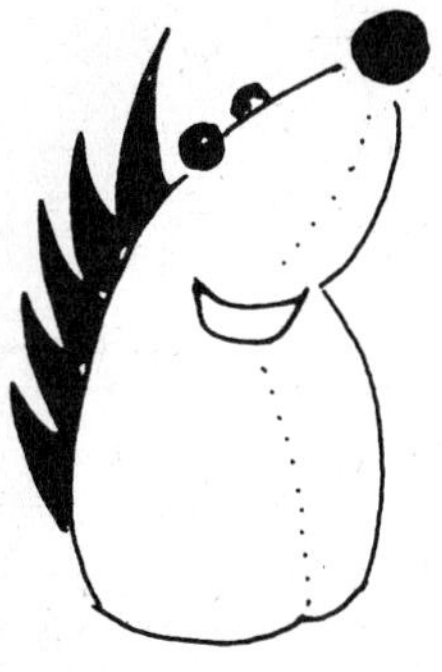

# Mein Ich-bin-fit Buch

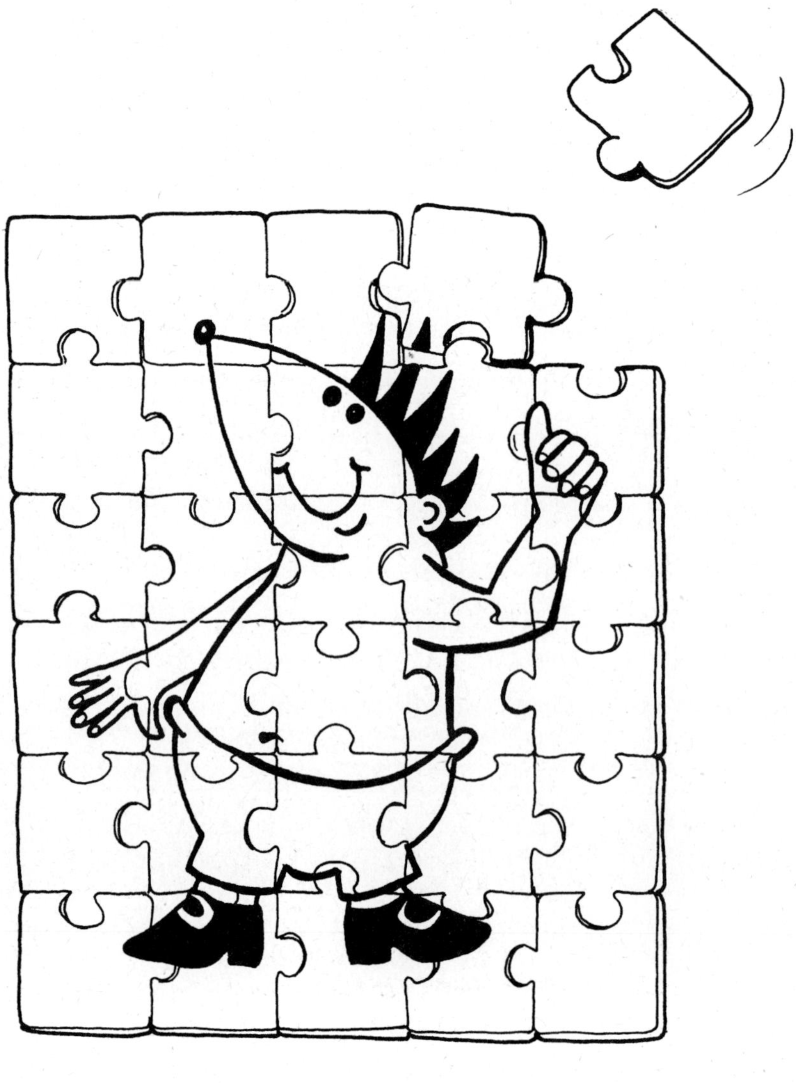

# Interviewfragen für das Reporterkind

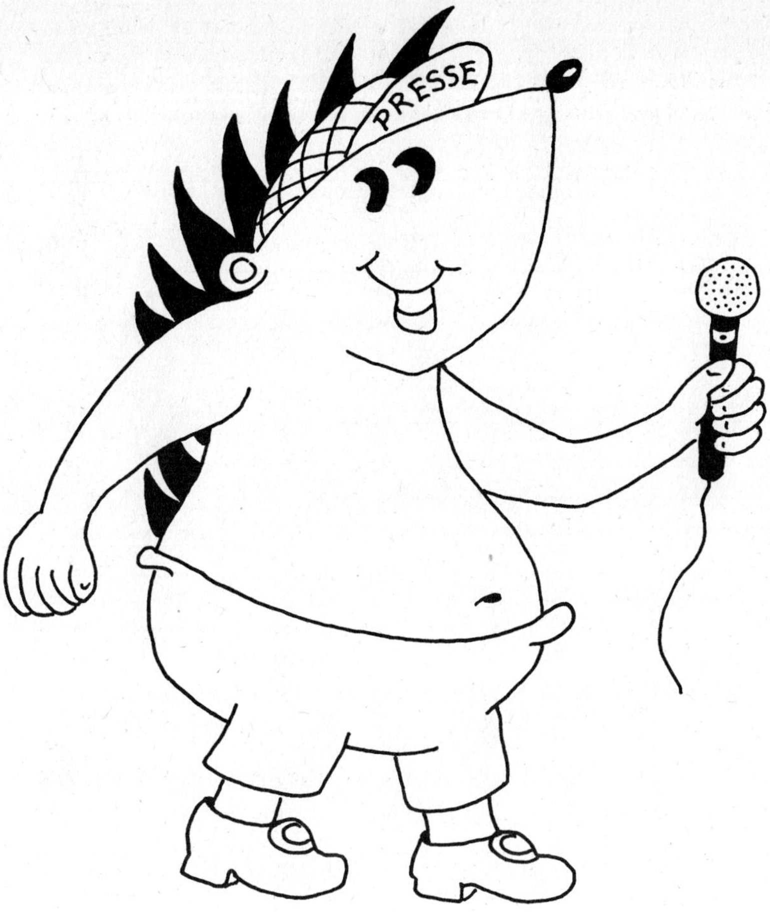


**Stelle jedem Kind in deiner Gruppe folgende Fragen:**

1. Hast du dich in letzter Zeit einmal besonders **gut gefühlt**, weil eine Person etwas Bestimmtes zu dir gesagt hat?

   Wenn ja, was hat die Person zu dir gesagt?

2. Hast du dich in letzter Zeit einmal besonders **schlecht gefühlt,** weil eine Person etwas Bestimmtes zu dir gesagt hat?

   Wenn ja, was hat die Person zu dir gesagt?

# Der Bericht des Meinungsforscherkindes

**Schreibe die Antworten der befragten Kinder kurz auf.**

Da habe ich mich gut gefühlt (Antworten zu Frage 1):

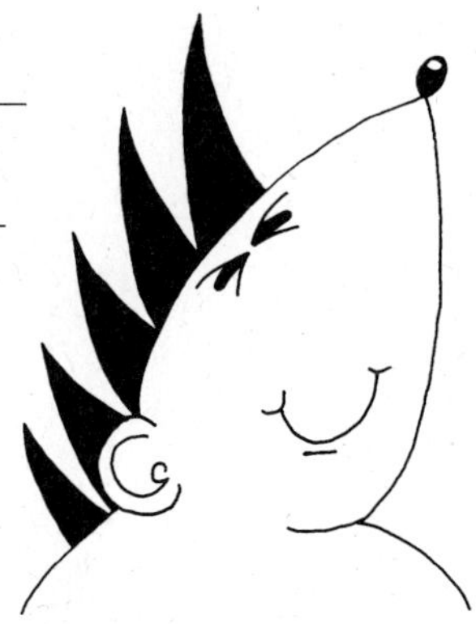

Da habe ich mich schlecht gefühlt (Antworten zu Frage 2):

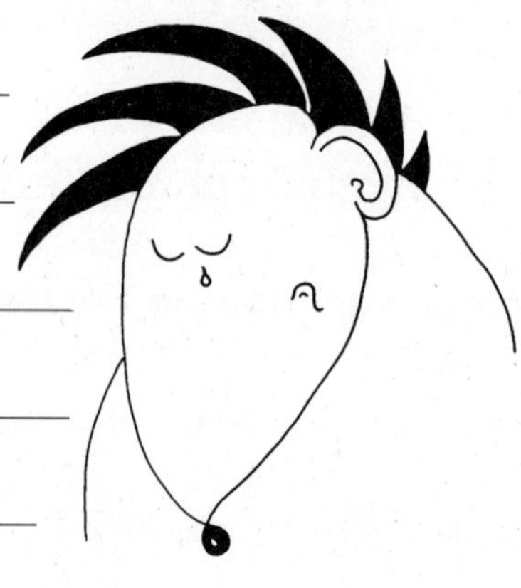

# Wann wir uns gut fühlen

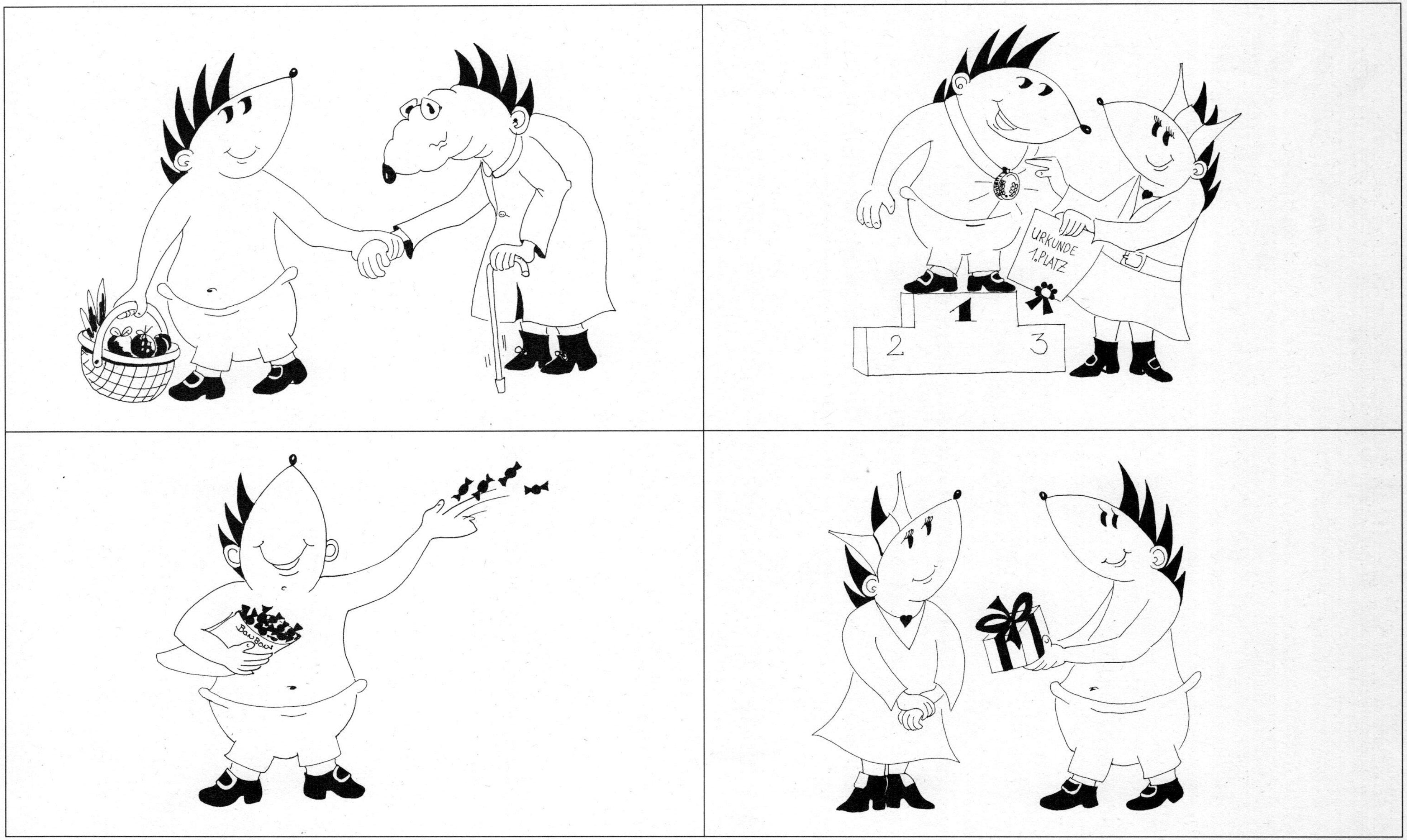

# Detektivauftrag 1

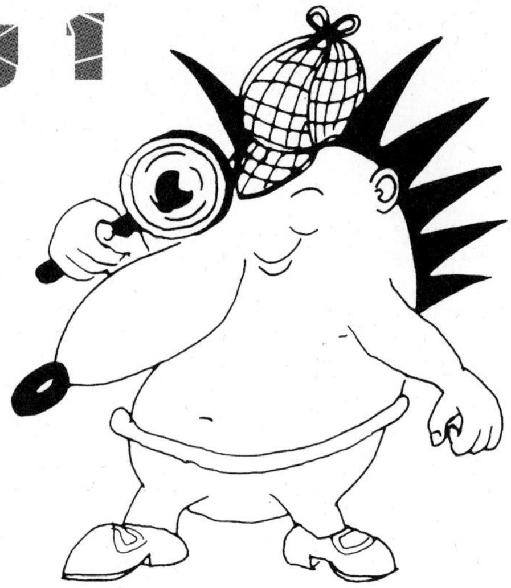

Ich heiße ______________________

und bin mein eigener Detektiv.

**Mein Auftrag lautet:**

**Ich verteile möglichst viele Kärtchen mit Satzgeschenken an verschiedene Personen. Dabei beobachte ich, wie die Personen reagieren.**

**Beobachtungen**

Name der Person

Wie hat die Person reagiert?
(bitte ankreuzen)

______________________

______________________

______________________

______________________

______________________

______________________

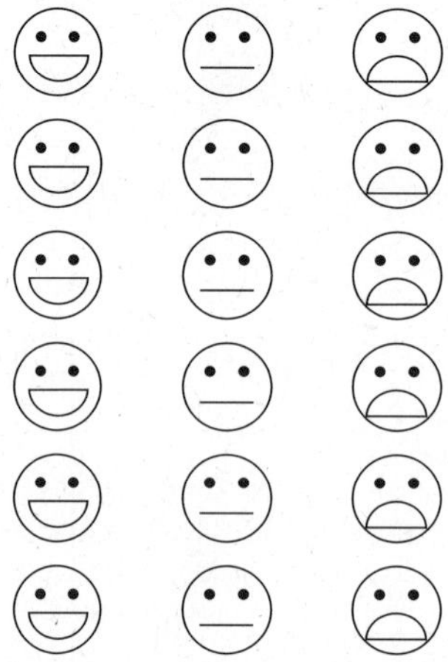

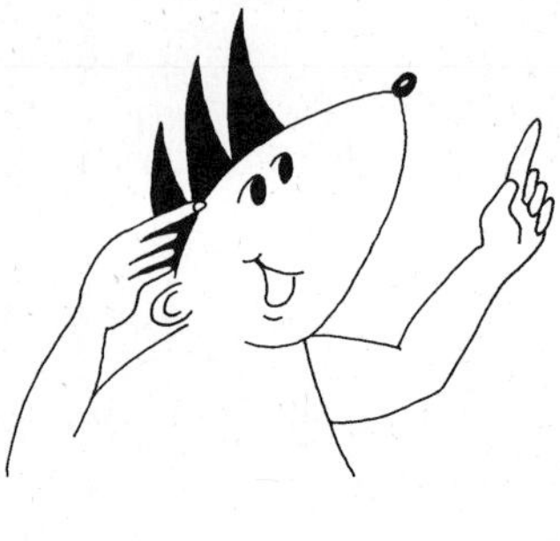

Notiz: Satzgeschenke sind nette Sätze, die man Mitmenschen zur Freude schenkt.

# Satzgeschenk-Kärtchen

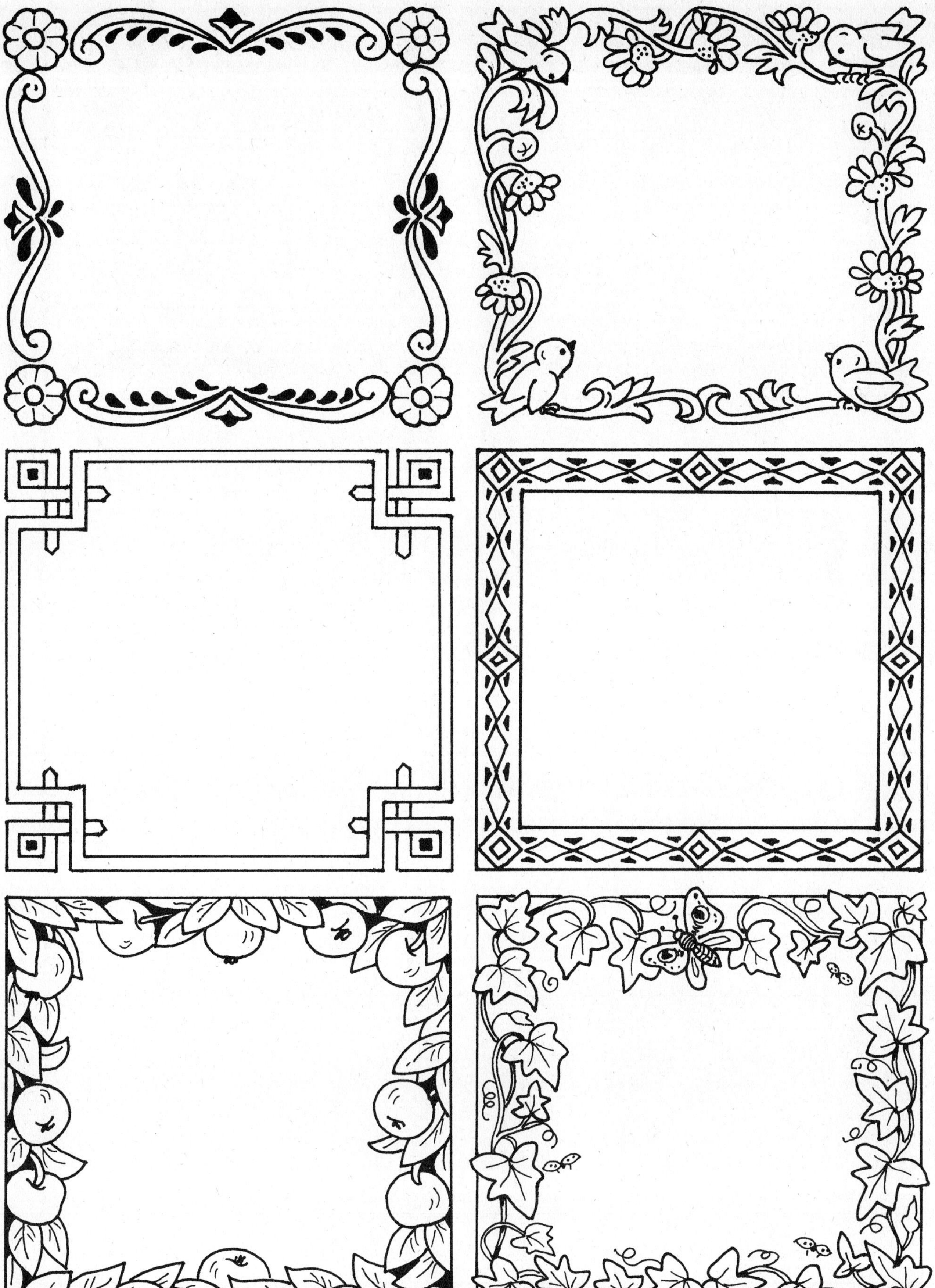

# Meine besonderen Leute

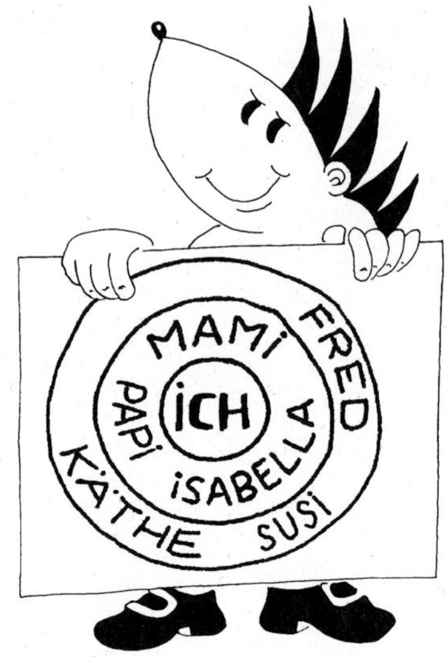


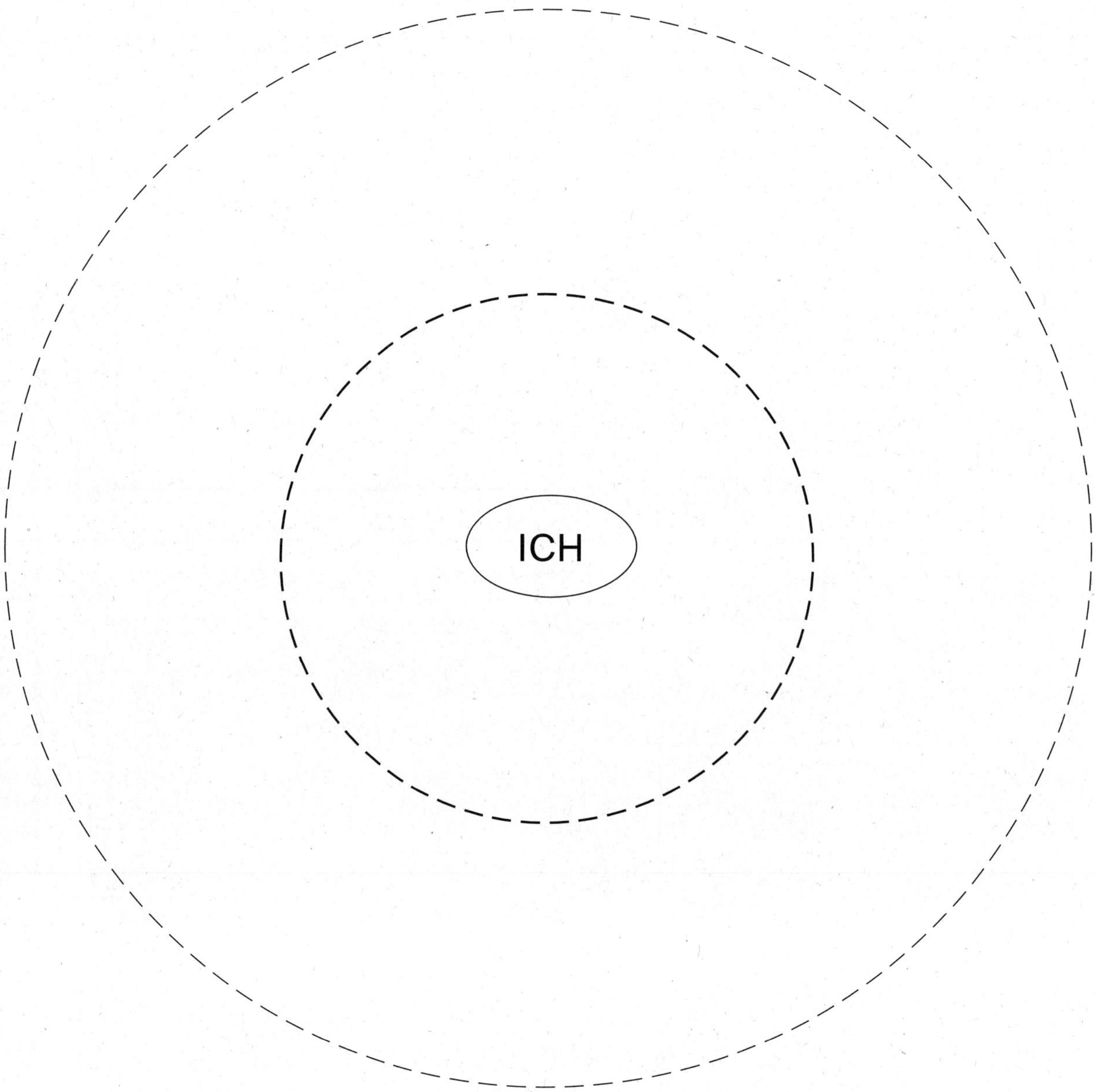

# Detektivauftrag 2

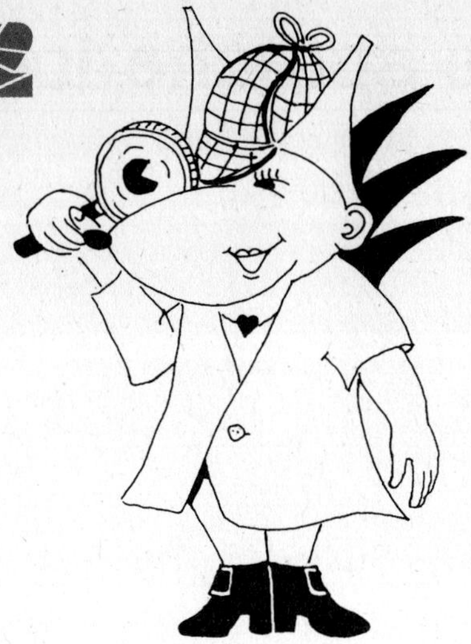

Ich heiße ______________________

und bin mein eigener Detektiv.

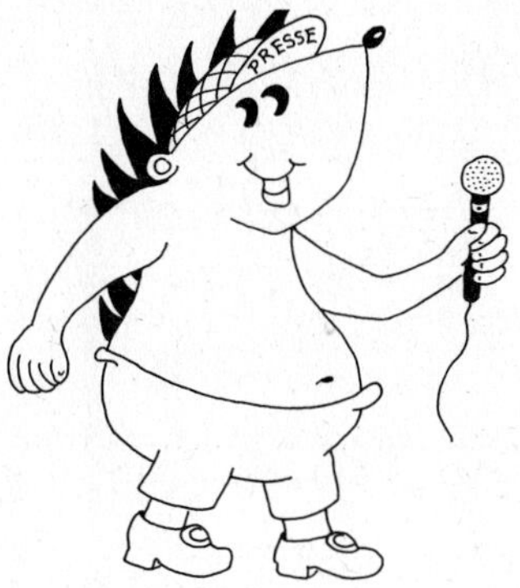


Meine besondere Person heißt:

______________________

Benutze die Rückseite zum Schreiben, wenn der Platz nicht reicht.

1. Was spielst du gern mit mir?

2. Was möchtest du mit mir gern einmal unternehmen?

3. Womit könnte ich dir eine Freude machen?

4. Welche Hobbys hast du?

5. Was ich dich immer schon mal fragen wollte . . .

# Wie spreche ich richtig?

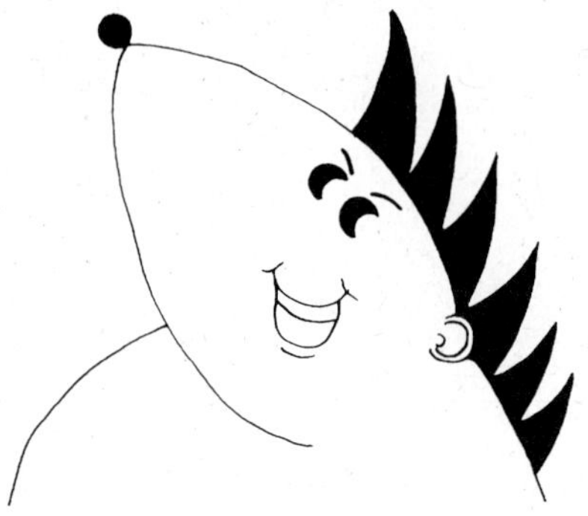

1. Ich schaue meinen Partner beim Sprechen an.

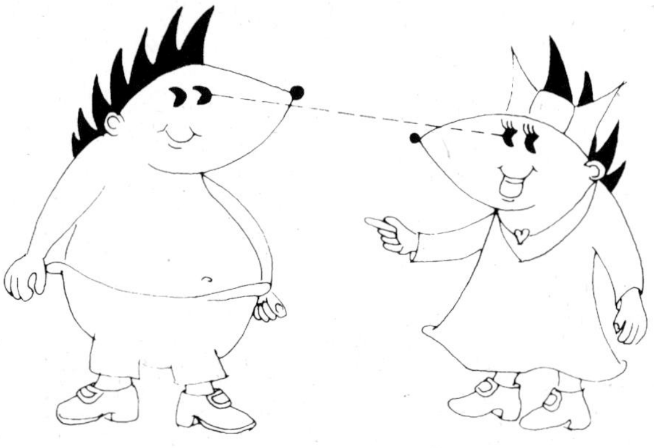

2. Ich spreche langsam und ruhig.

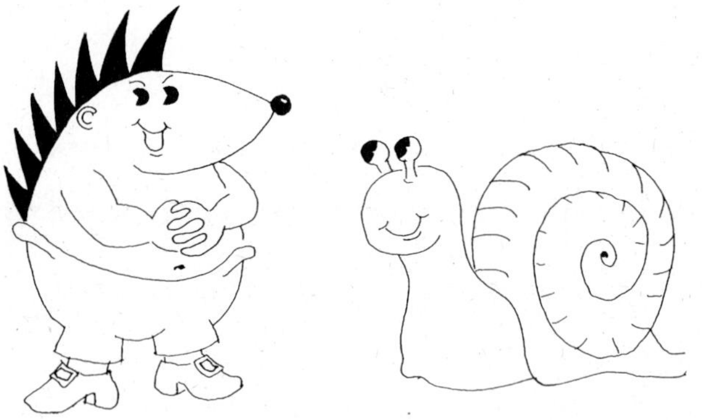

3. Ich spreche laut und deutlich.

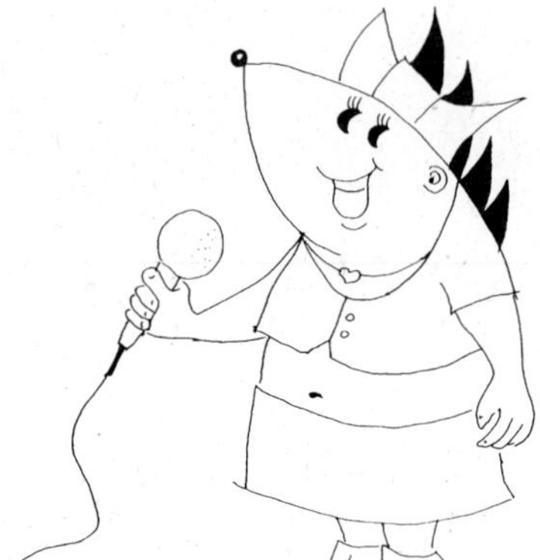

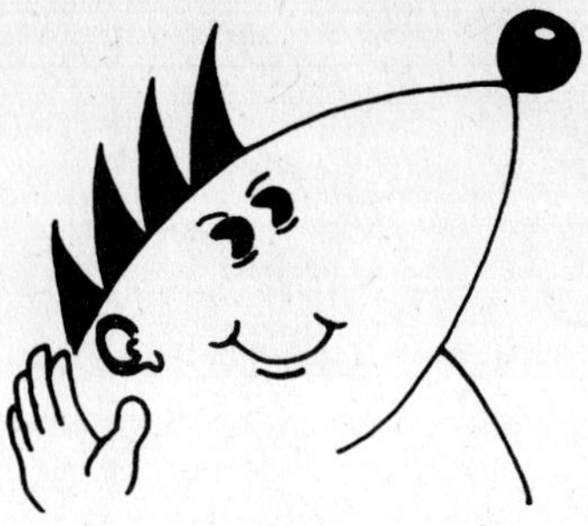

# Wie höre ich aufmerksam zu?

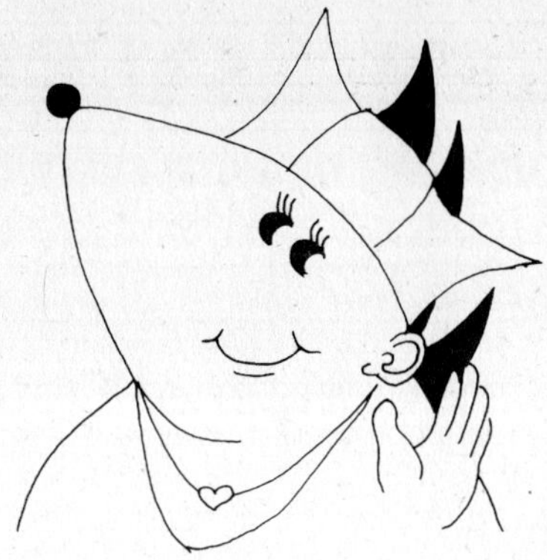

1. Ich schaue meinen Partner beim Zuhören an.

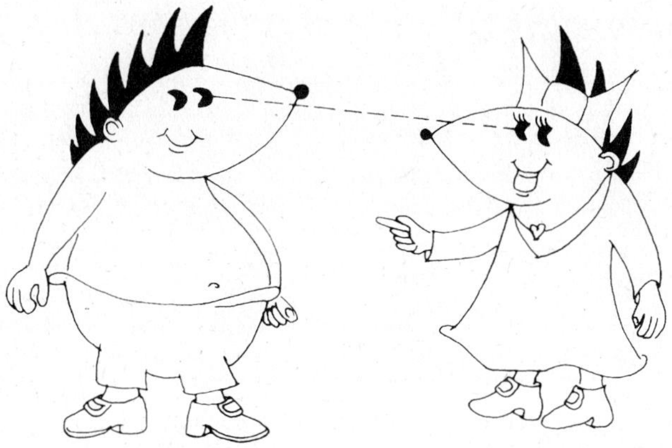

2. Ich frage nach, wenn ich etwas nicht verstehe.

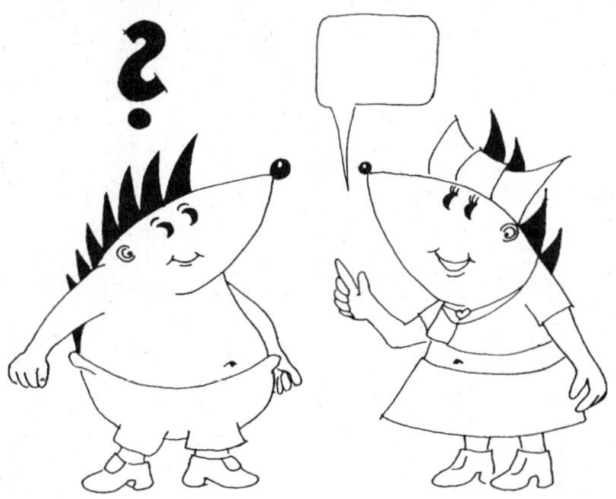

3. Ich lasse meinen Partner ausreden.

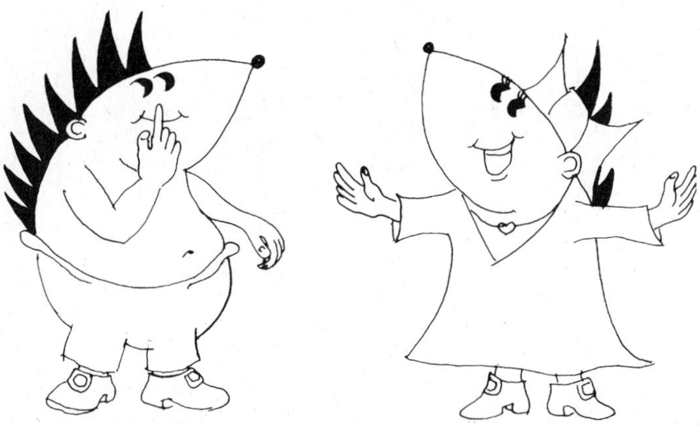

# Detektivauftrag 3

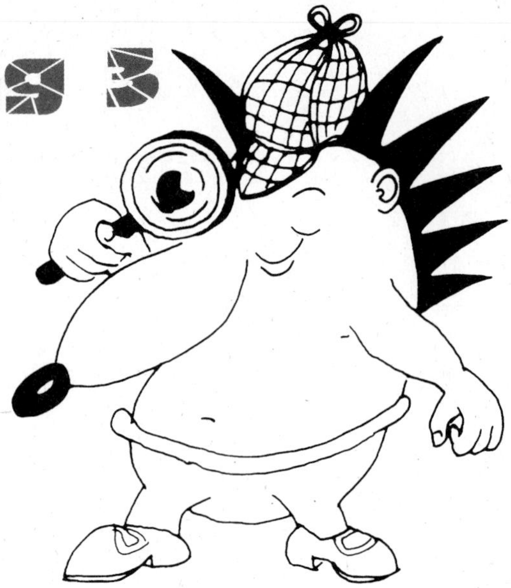

Ich heiße ______________________

und bin mein eigener Detektiv.

Ich habe heute mindestens

einmal diese Regel angewendet:

| |
|---|
| ______________________________________________ |

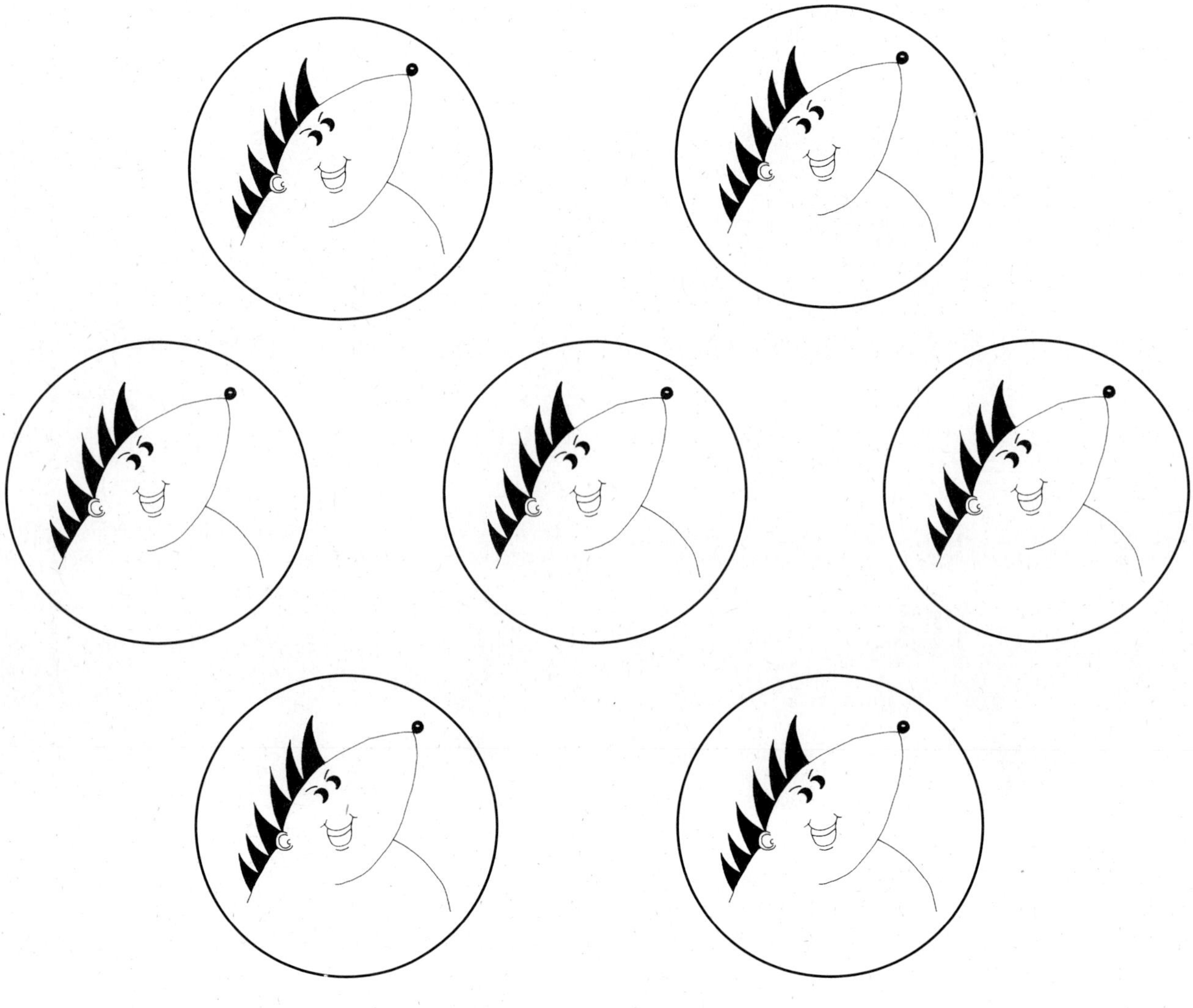

# Sprache ohne Worte

| | |
|---|---|
| Komm mal her! | Ach, du Armer! |
| Das hast du toll gemacht! | Guten Tag! |
| Nicht sprechen! | Kommt alle ein bisschen näher heran! |
| Ich habe Hunger. | Bravo! |
| Schere | Ich habe Angst. |
| Ich telefoniere. | Ich denke nach. |
| Ich bin müde. | Es hat mir gut geschmeckt, lecker! |

| | |
|---|---|
| Pass bloß auf, na warte! | Ich friere. |
| Mir ist heiß. | Ja! |
| Nein! | Ich weiß nicht. |
| Steh auf! | Es regnet. |
| Schreiben | Ihr zwei tauscht bitte die Plätze. |
| | |
| | |

# Detektivauftrag 4

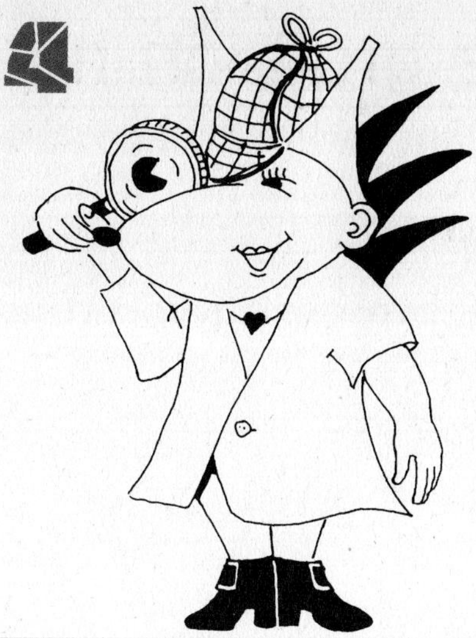

Ich heiße ______________________

und bin mein eigener Detektiv.

*Mein Auftrag lautet:*

**Finde heraus, wie groß du bei der Geburt und bei der Einschulung warst.**

Bei meiner Geburt war ich _____________ Zentimeter groß.

Bei meiner Einschulung war ich ungefähr _____________ Zentimeter groß.

Bei meiner Einschulung hatte ich ungefähr Schuhgröße _____________.

Ein altes Foto von mir:

Auf diesem Foto war ich ungefähr _____ Jahre alt.

(Foto)

# Wie groß ich heute bin

Ich heiße ____________

und ich messe mich am ______________.

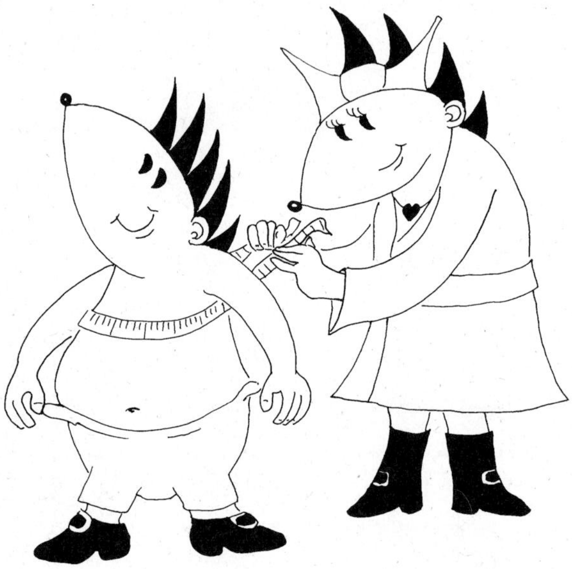

Körpergröße ________ cm

Kopfumfang ________ cm

Armlänge ________ cm

Brustumfang ________ cm

Hüftumfang ________ cm

Beinlänge ________ cm

Schuhgröße ________

# Wie groß ich bei meiner Einschulung war

Körpergröße ________ cm

Schuhgröße ________

Meine Körpergröße heute: ________

Meine Körpergröße bei der Einschulung: ________

Ich bin in ________ Jahren ________ cm gewachsen.

# Detektivauftrag 5

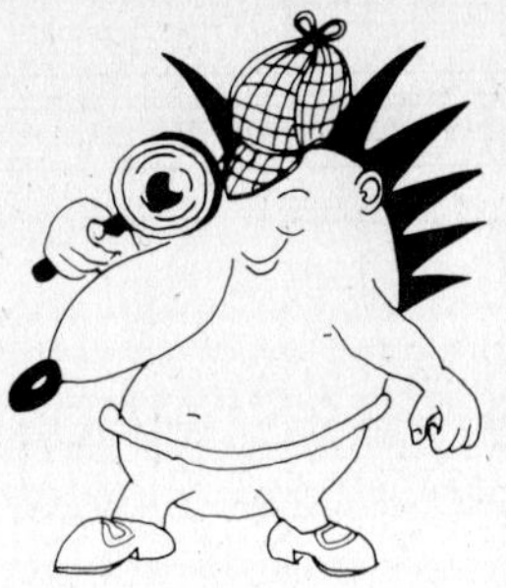

Name: ____________________________

| **Was konnte ich bei der Einschulung?** | **Ja** | **Nein** | **Was kann ich heute?** | **Ja** | **Nein** |
|---|---|---|---|---|---|
| Ein Buch lesen | ☺ | ☹ | Ein Buch lesen | ☺ | ☹ |
| Geschichten schreiben | ☺ | ☹ | Geschichten schreiben | ☺ | ☹ |
| Einmal-Eins-Rechnen | ☺ | ☹ | Einmal-Eins-Rechnen | ☺ | ☹ |
| Schwimmen | ☺ | ☹ | Schwimmen | ☺ | ☹ |
| Fahrrad fahren | ☺ | ☹ | Fahrrad fahren | ☺ | ☹ |
| Rollschuh laufen | ☺ | ☹ | Rollschuh laufen | ☺ | ☹ |
| Schlittschuh laufen | ☺ | ☹ | Schlittschuh laufen | ☺ | ☹ |
| Alleine einkaufen gehen | ☺ | ☹ | Alleine einkaufen gehen | ☺ | ☹ |
| Alleine Bus fahren | ☺ | ☹ | Alleine Bus fahren | ☺ | ☹ |
| **Meine Sportarten:** | | | **Meine Sportarten:** | | |
| **Meine Hobbys:** | | | **Meine Hobbys:** | | |
| **Mein Lieblingsessen:** | | | **Mein Lieblingsessen:** | | |
| **Was ich heute alles besser kann:** | | | | | |

# Station 1: Ich höre mein Herz schlagen

**Material:** Stethoskope
Stoppuhr oder Uhr mit Sekundenzeiger

1. Versuche, mit dem Stethoskop den Herzschlag zu hören.

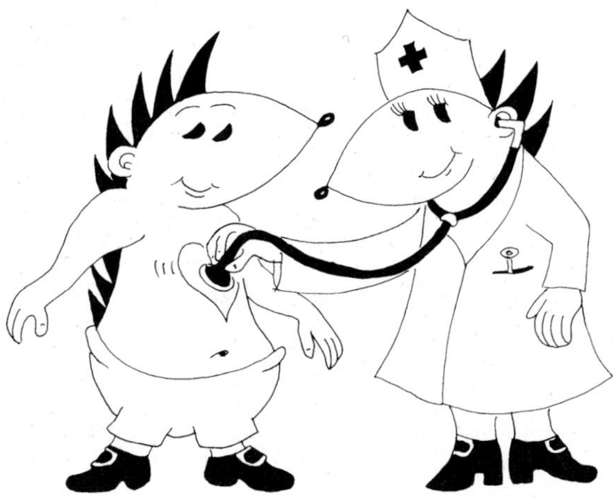

2. Setze dich ruhig auf einen Stuhl. Mit dem Stethoskop hörst du den Herzschlag. Zähle, wie oft das Herz in einer Minute schlägt und trage dies unten in die Tabelle ein.

3. Mache 15 Kniebeugen. Zähle sofort danach, wie oft das Herz jetzt in einer Minute schlägt und vergleiche mit der Anzahl im Sitzen.

| Eure Namen | Herzschläge in einer Minute **im Sitzen** | Herzschläge in einer Minute **nach 15 Kniebeugen** |
|---|---|---|
| 1. | | |
| 2. | | |

# Station 2: Ich atme

**Material:** Taschenspiegel
Maßbänder

1. Halte einen Taschenspiegel im Abstand von 10 Zentimetern vor deinen Mund. Atme mit geschlossenem Mund langsam tief ein und mit geöffnetem Mund (Lippen wie beim Pfeifen gespitzt) langsam wieder aus.
   Was beobachtest du?

2. Atme tief ein. Halte die Luft an und miss nun deinen Brustumfang – so wie das Isabella mit Igor tut.
   Schreibe dein Messergebnis in die Tabelle unten.
   Atme ganz tief aus. Halte die Luft an und miss deinen Brustumfang.
   Schreibe dein Messergebnis in die Tabelle unten.

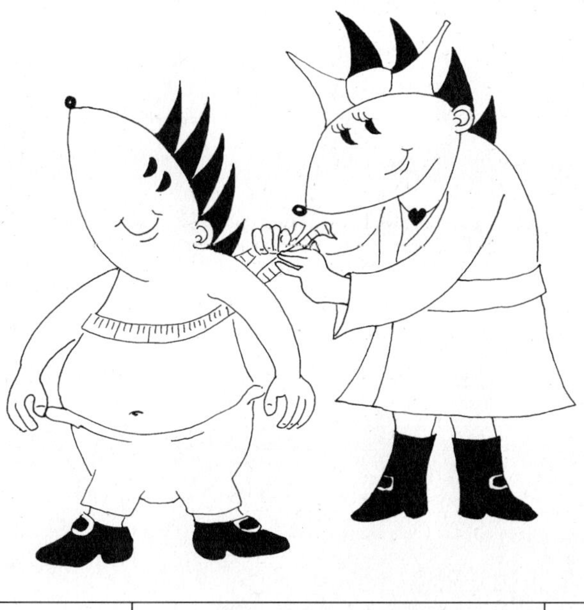

| Eure Namen | Brustumfang **eingeatmet** (cm) | Brustumfang **ausgeatmet** (cm) |
|---|---|---|
| 1. | | |
| 2. | | |

# Station 3: Infokarte

## Herz und Lunge

| Organ | Lage | Aufgabe | Klebe hier das richtige Organ ein. |
|---|---|---|---|
| Herz | Das Herz liegt geschützt auf der linken Seite im Brustkorb unter den Rippen. | Das Herz ist ein etwa faustgroßer Muskel. Es pumpt das Blut durch den ganzen Körper und versorgt ihn mit Nährstoffen und Sauerstoff. | |
| Lunge | Die Lunge liegt im Brustkorb und ist durch die Rippen geschützt. | Mit der Luft atmen wir Sauerstoff in die Lunge ein und verbrauchte Luft wird ausgeatmet. | |

**Schneide die Organe aus und klebe sie in das richtige Feld.**

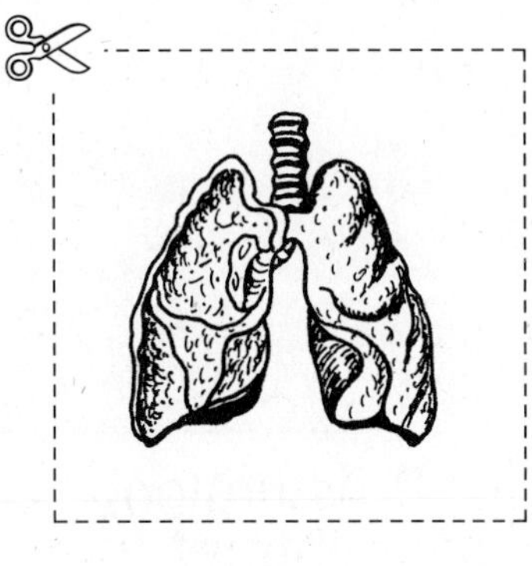

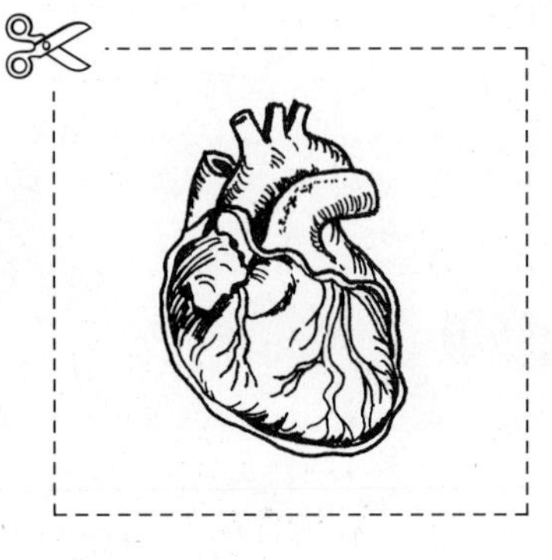

# Ich bin fit

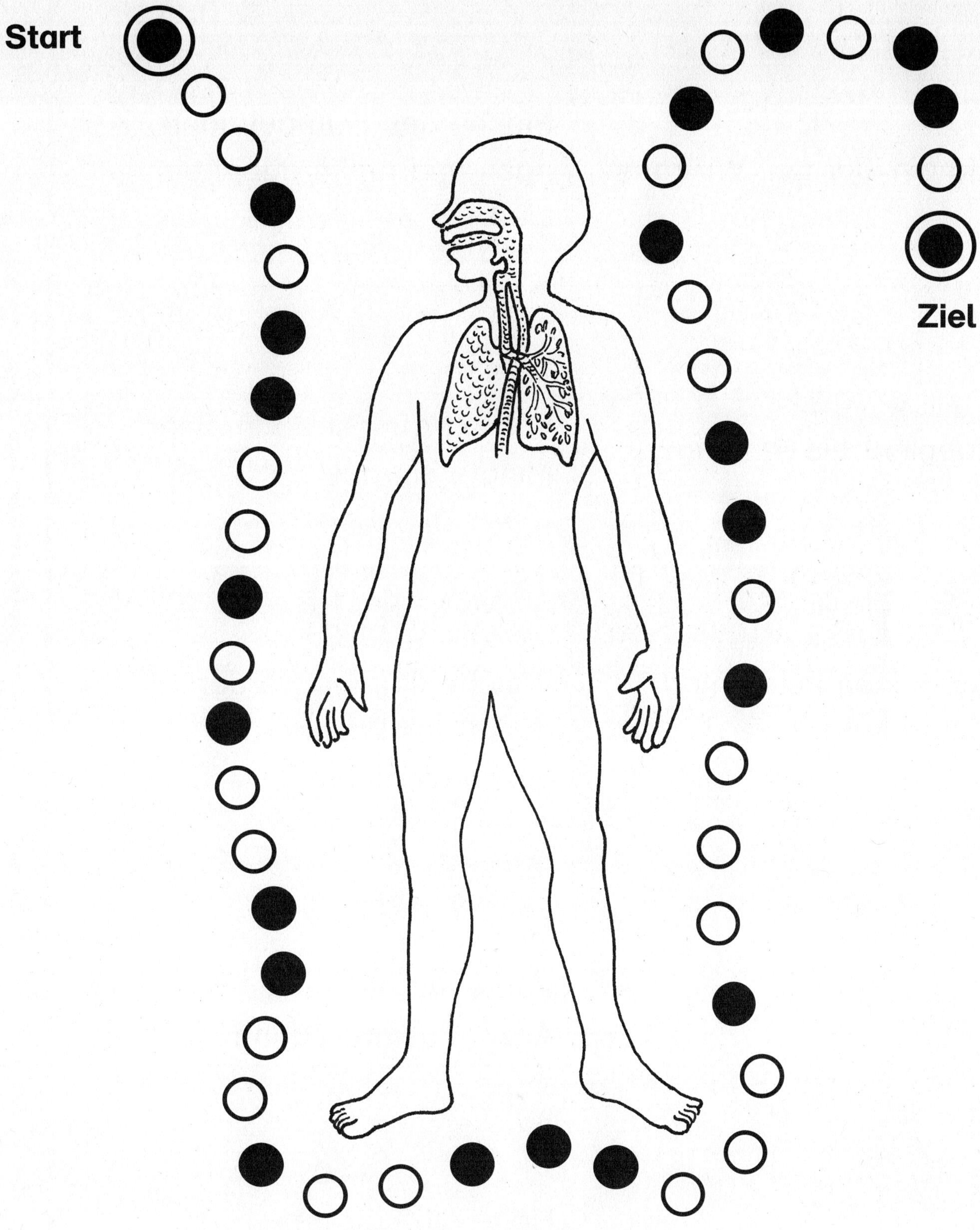


Ziehe eine Karte, wenn du auf ein schwarzes Feld kommst!

# Spielkarten zum Spiel „Ich bin fit“

1.
Stelle ein Tier dar. Wir raten.

2.
Wo beginnt die Atmung?

3.
Zähle deinen Pulsschlag 1 Minute lang.

4.
Sage das 1 × 4 auf.

5.
Schließe die Augen, stelle dich auf ein Bein und führe den Zeigefinger zur Nase.

6.
Mache den Hampelmann nach und pfeife dabei ein Lied.

7.
Wie oft atmest du in einer Minute ein/aus?

8.
Welche Organe werden durch das Rauchen geschädigt?

9.
Zähle mit der Zunge die Anzahl deiner Zähne.

10.
Halte die Luft an –
nicht lachen!
Dein Partner stoppt die Zeit.

# Spielkarten zum Spiel „Ich bin fit“

| | |
|---|---|
| 11.<br>Schließe deine Augen und nenne die Namen deiner Nachbarn. | 16.<br>Du siehst so schlapp aus – mache drei Liegestützen. |
| 12.<br>Sage deinem rechten Nachbarn, was du besonders nett an ihm/ihr findest. | 17.<br>Nenne drei Dinge, die du gut kannst. |
| 13.<br>Welche Sportart passt am besten zu deinem linken Nachbarn? | 18.<br>Nenne Gründe, warum das Rauchen nicht gut ist. |
| 14.<br>Du bist viel zu schnell. Gehe 5 Felder zurück. | 19.<br>Ältere Schüler fragen dich: „Was, du hast noch nicht geraucht?“ Sage laut, was du antwortest. |
| 15.<br>Bringe einen Mitspieler zum Lachen. | 20.<br>Was tust du um fit zu bleiben? |

# Igor experimentiert mit einer Zigarette

**Was will Igor wissen?**
Igor will sehen, ob man den Teer in einer Zigarette sichtbar machen kann.

**Wie wird das Experiment durchgeführt?**
Die Lehrerin steckt eine Zigarette in das Reagenzglas und verschließt es mit einem lockeren Wattebausch. Das tut sie, damit der Rauch möglichst schwer entweicht. Als nächstes nimmt sie eine Klammer und fasst das Reagenzglas damit ganz oben an, damit sie sich nicht die Finger verbrennt. Nun hält die Lehrerin das Reagenzglas an die Flamme und erhitzt es vorsichtig.

**Welche Beobachtung macht Igor?**
Aus dem Reagenzglas kommt langsam Qualm.
Die Zigarette im Reagenzglas wird schwarz.
Unter dem Wattebausch im Reagenzglas sammelt sich eine braune, zähe Flüssigkeit.

**Zu welchem Ergebnis kommt Igor?**
Igor riecht am Reagenzglas und nimmt den Wattebausch ganz vorsichtig heraus (Vorsicht! Das Reagenzglas ist noch heiß!). Er ist klebrig, das erinnert Igor an Teer. Dieser stinkt!
Den Wattebausch mit dem Teer gibt er in eine Filmdose (Stinky-Box), damit er anderen später auch das Ergebnis des Experimentes vorführen kann.

1.

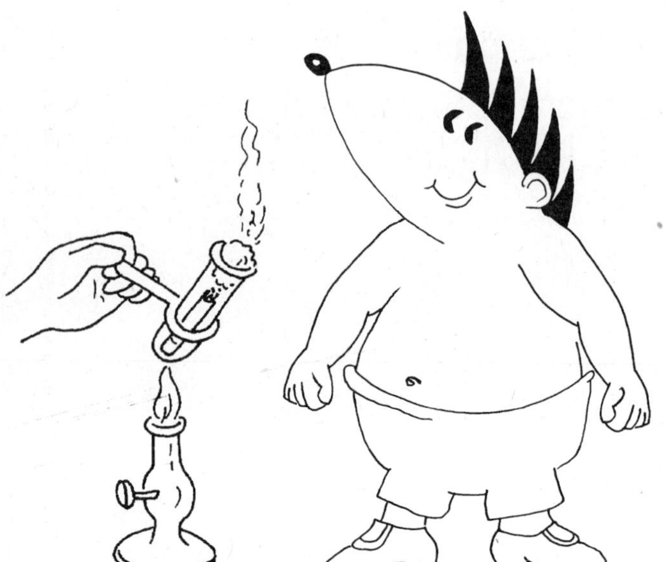

2.

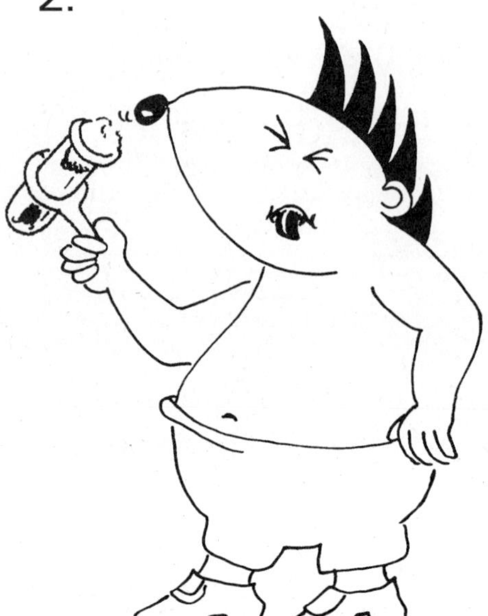

# Die Teerstraße im Raucher

Über unsere Atemwege gelangen die Teerstoffe in die Lunge. Da der Rauch Teer enthält, wird aus dem Atemweg eine Teerstraße.
Ein Erwachsener, der **täglich 20 Zigaretten** raucht, nimmt in einem Jahr **eine Tasse voller Teer** auf. Dabei werden die Lungen geschädigt:

**Die Folgen:**

- Raucher müssen oft stark husten.
- Raucher bekommen leichter Erkältungen.
- Raucher sind häufiger heiser.
- Raucher bekommen gelbe Zähne und gelbe Finger.
- Raucher riechen nach Rauch.
- Das Rauchen kann auch Krebs erzeugen.

**Aufgabe:**

1. In der Zeichnung siehst du die Atemorgane, die beim Rauchen zu einer Teerstraße werden. Male sie braun an.
2. Verbinde die Begriffe a–d mit den jeweiligen Organen.

a – Mundhöhle
b – Nasenhöhle
c – Luftröhre
d – Lunge (mit Bronchien)

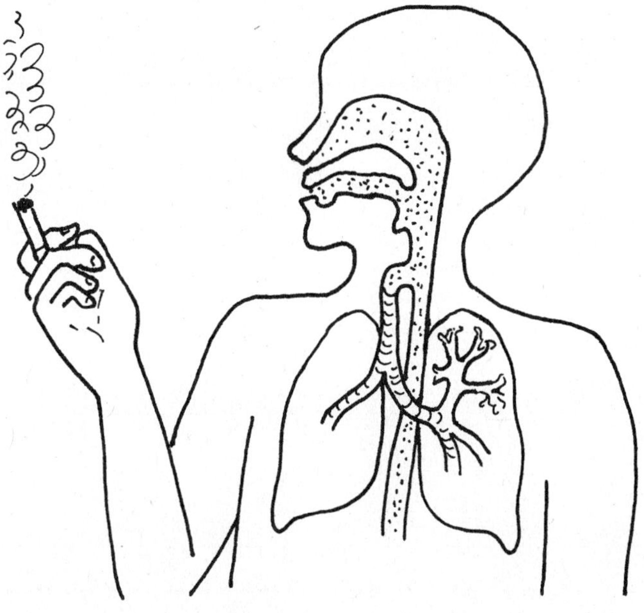

**Zusatz-Gruppenaufgabe:**

1. Mit einem Wattestäbchen holt ihr euch aus dem Reagenzglas etwas Teer und malt damit die Atemwege auf einem Extra-Gruppenarbeitsbogen an.
2. Nun könnt ihr einmal schnuppern.

# Detektivauftrag 6

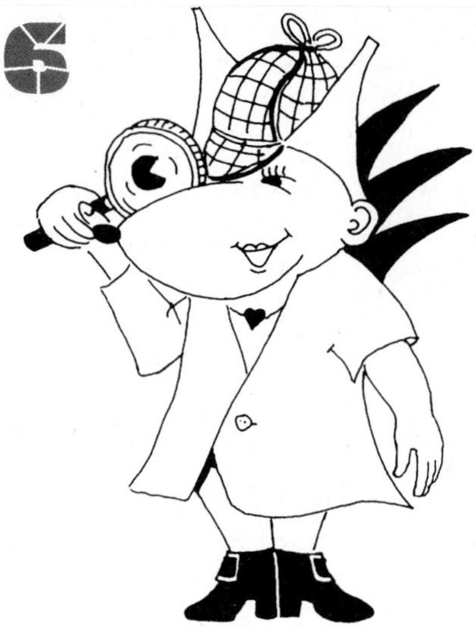

*Euer Auftrag lautet:*

**Findet heraus, warum Leute rauchen.**

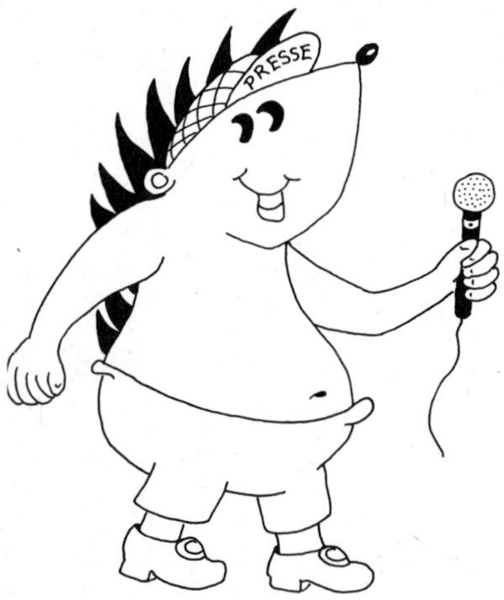


Reporter-Team:

Name: ____________________

Name: ____________________

Name: ____________________

Name: ____________________

Bevor ihr mit Klassenkameraden Leute befragt, sollt ihr selber Vermutungen anstellen und diese hier eintragen.

**Unsere Vermutungen, warum Leute rauchen:**

Denkt daran, dass ihr euch als Reporter vorstellt.
Seid freundlich zu den Leuten.
Stellt eure Fragen deutlich.
Bedankt euch für das Interview.

# Fragebogen

**PERSON 1**

| | |
|---|---|
| **1. Rauchen Sie?** **ja** ○ | **nein** ○ |
| **2. Warum rauchen Sie?** | **Warum rauchen Sie nicht?** |
| Weil es schmeckt ○ | Weil es mir nicht schmeckt ○ |
| Weil ich es brauche ○ | Weil es zu teuer ist ○ |
| Weil ich es mir angewöhnt habe ○ | Weil es gesundheitsschädlich ist ○ |
| Weil ich es toll finde ○ | Weil man davon gelbe Zähne und gelbe Finger bekommt ○ |
| Weil es mich beruhigt ○ | Hab mal probiert, konnte nichts Besonderes daran finden ○ |
| **3. Warum haben Sie mit dem Rauchen angefangen?** | |
| Weil meine Freunde oder meine Familie geraucht haben ○ | Wegen der tollen Werbung ○ |
| Weil ich „in" sein wollte ○ | Um es mal zu probieren ○ |
| Aus Langeweile ○ | Weil mir etwas fehlte ○ |

**PERSON 2**

| | |
|---|---|
| **1. Rauchen Sie?** **ja** ○ | **nein** ○ |
| **2. Warum rauchen Sie?** | **Warum rauchen Sie nicht?** |
| Weil es schmeckt ○ | Weil es mir nicht schmeckt ○ |
| Weil ich es brauche ○ | Weil es zu teuer ist ○ |
| Weil ich es mir angewöhnt habe ○ | Weil es gesundheitsschädlich ist ○ |
| Weil ich es toll finde ○ | Weil man davon gelbe Zähne und gelbe Finger bekommt ○ |
| Weil es mich beruhigt ○ | Hab mal probiert, konnte nichts Besonderes daran finden ○ |
| **3. Warum haben Sie mit dem Rauchen angefangen?** | |
| Weil meine Freunde oder meine Familie geraucht haben ○ | Wegen der tollen Werbung ○ |
| Weil ich „in" sein wollte ○ | Um es mal zu probieren ○ |
| Aus Langeweile ○ | Weil mir etwas fehlte ○ |

**PERSON 3**

| | |
|---|---|
| **1. Rauchen Sie?** **ja** ○ | **nein** ○ |
| **2. Warum rauchen Sie?** | **Warum rauchen Sie nicht?** |
| Weil es schmeckt ○ | Weil es mir nicht schmeckt ○ |
| Weil ich es brauche ○ | Weil es zu teuer ist ○ |
| Weil ich es mir angewöhnt habe ○ | Weil es gesundheitsschädlich ist ○ |
| Weil ich es toll finde ○ | Weil man davon gelbe Zähne und gelbe Finger bekommt ○ |
| Weil es mich beruhigt ○ | Hab mal probiert, konnte nichts Besonderes daran finden ○ |
| **3. Warum haben Sie mit dem Rauchen angefangen?** | |
| Weil meine Freunde oder meine Familie geraucht haben ○ | Wegen der tollen Werbung ○ |
| Weil ich „in" sein wollte ○ | Um es mal zu probieren ○ |
| Aus Langeweile ○ | Weil mir etwas fehlte ○ |

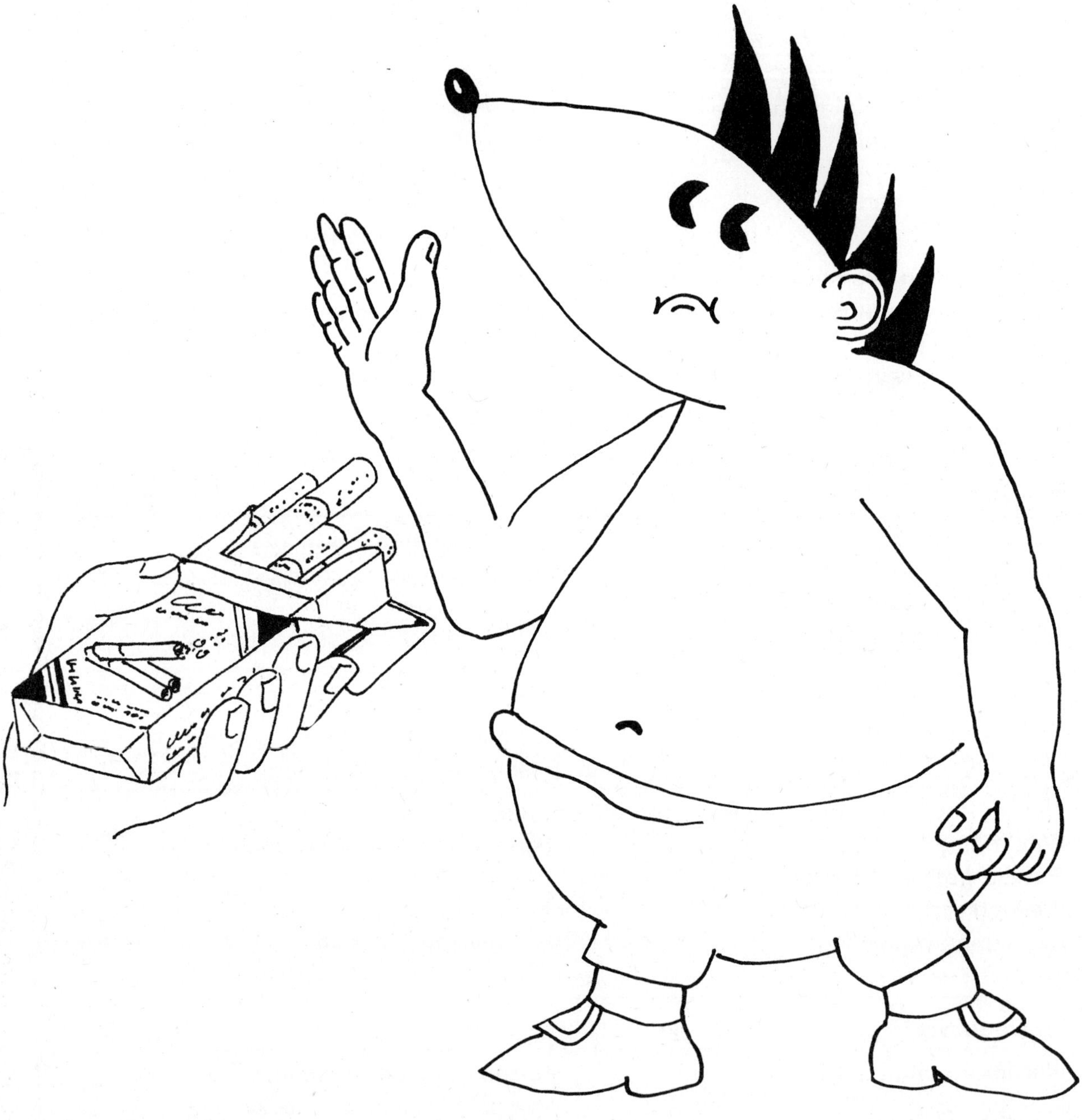

# Auf dem Spielplatz

Spielt die Situation:
Ihr befindet euch auf dem Spielplatz.
Es ist Nachmittag. Erwachsene sind nicht zu sehen.
Es ist ziemlich langweilig.

Du heißt jetzt **Igor**.
Du kommst etwas später, weil du für deine Mutter noch einkaufen solltest.
Peter bietet dir eine Zigarette an. Eigentlich findest du Rauchen blöd, aber du möchtest gerne mit Peter befreundet sein.

Du heißt jetzt **Isabella**.
Du findest rauchen doof. Peter magst du nicht so gerne. Er gibt immer so an. Igor findest du toll.

Du heißt jetzt **Peter**.
Du hast schon öfter mal geraucht. Igor magst du, weil er dir im Unterricht immer hilft. Du bietest ihm eine Zigarette an und forderst ihn auf zu rauchen.

Du heißt jetzt **Paul**.
Du hast schon mal geraucht und findest es total aufregend. Du findest, dass Igor feige ist, wenn er nicht mitraucht.

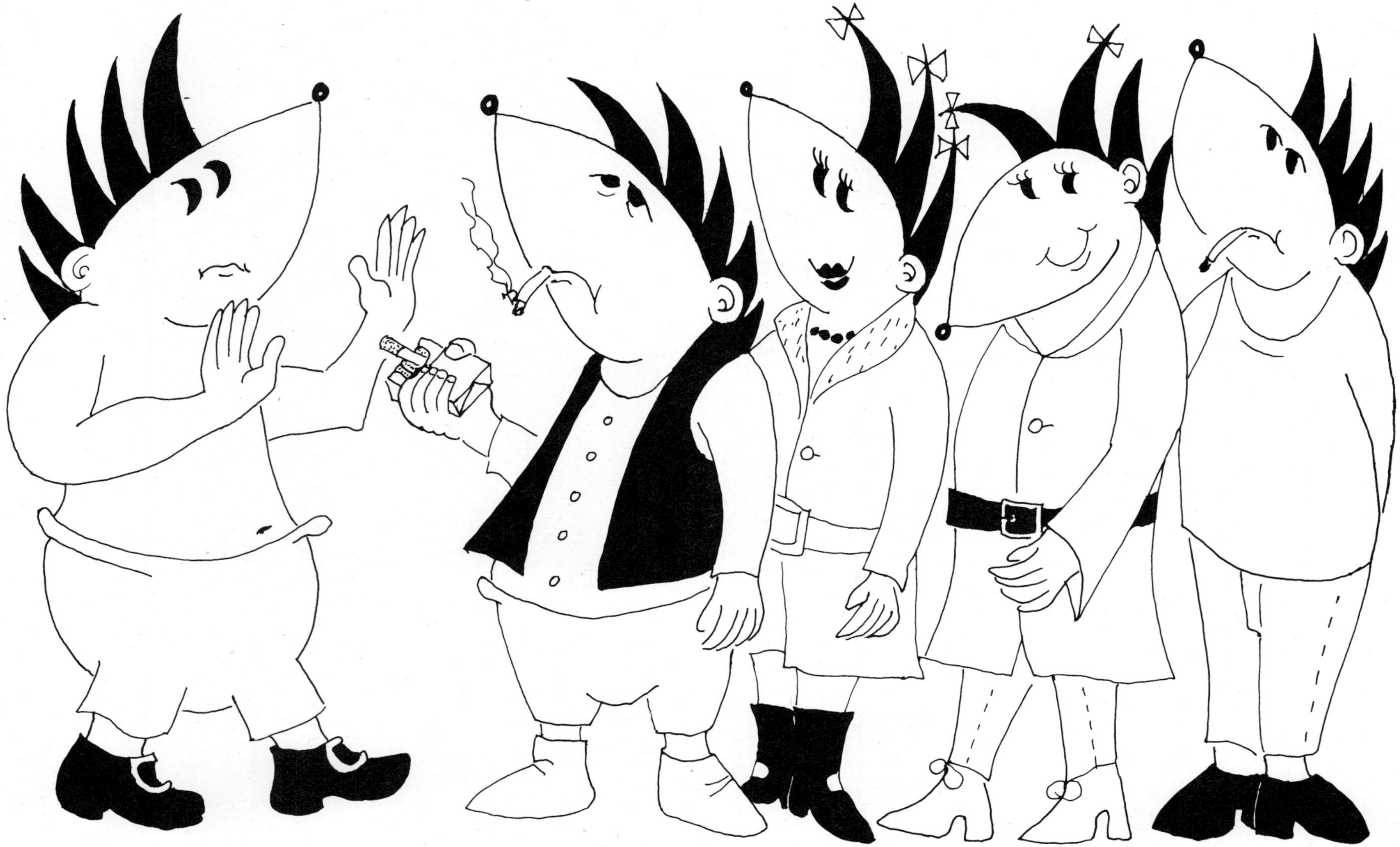

# Detektivauftrag 7

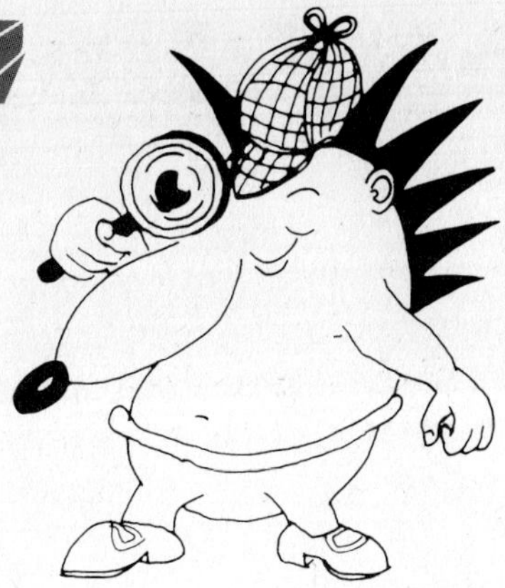

Ich heiße ______________________

und bin mein eigener Detektiv.

*Mein Auftrag lautet:*

**Ich sage Nein, wenn ich nicht will.**

**Ich begründe meine Meinung.**

In der folgenden Situation habe ich Nein gesagt:

| **Situation:** | **Deshalb habe ich Nein gesagt:** |
|---|---|
| | |
| | |
| | |
| | |
| | |
| | |
| | |
| | |
| | |
| | |

Wenn du keine Situation erlebt hast, kannst du dir auch eine ausdenken.

# Detektivauftrag 8

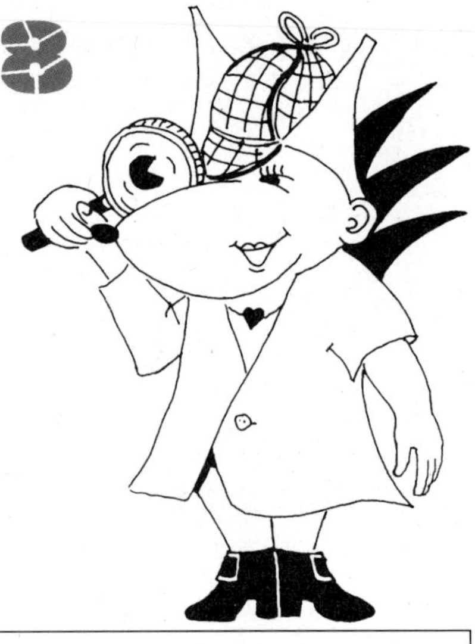

Ich heiße ____________________

und bin mein eigener Detektiv.

*Mein Auftrag lautet:*

**Ich verändere etwas in meinem Alltag.**

**Suche dir eine der folgenden Regeln aus oder finde eine eigene. Wenn du die Regel ausprobiert hast, kreuze den lachenden Igor an.**

**Beispiele:**

**Diese Regel habe ich ausprobiert**

Statt vor dem Video oder Fernseher zu hocken, nehme ich mir vor

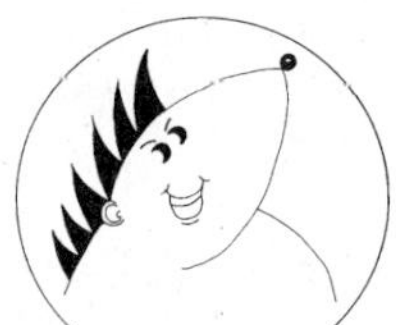

Wenn ich etwas zu erledigen habe, mache ich es gleich (nicht auf morgen verschieben).

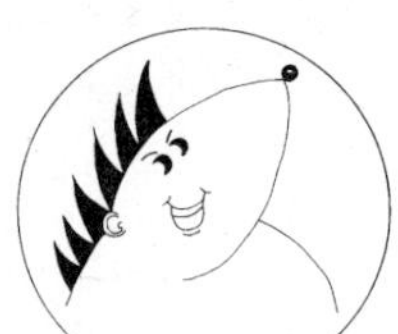

Wenn ich ein Versprechen gegeben habe, halte ich es ein.

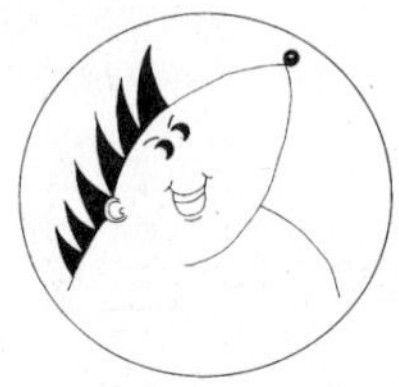

Weißt du noch eine andere Regel?

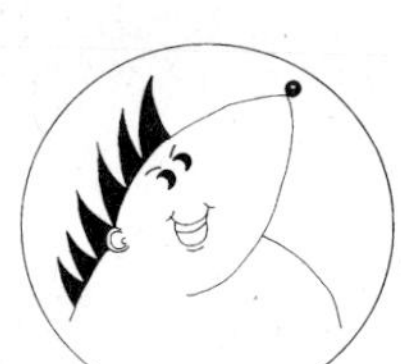

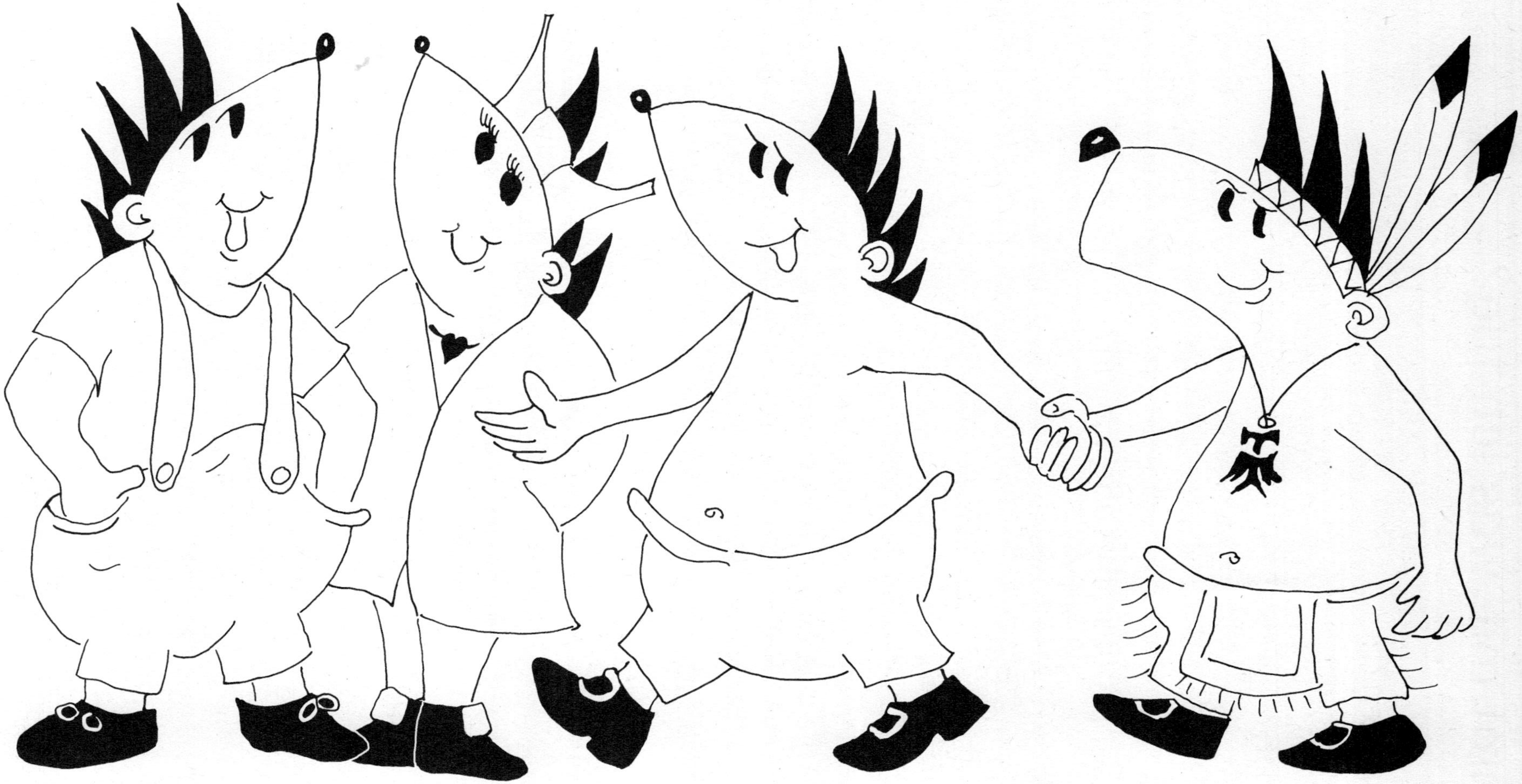

# Alltägliche Entscheidungen: Wer bestimmt mit, was ich tue?

1. Wer darf mitspielen?
2. Mit wem spiele ich?
3. Womit spiele ich?
4. Was ziehe ich an?
5. Was esse ich?
6. Welches Fernsehprogramm sehe ich an?
7. Was lese ich?
8. Wann gehe ich ins Bett?

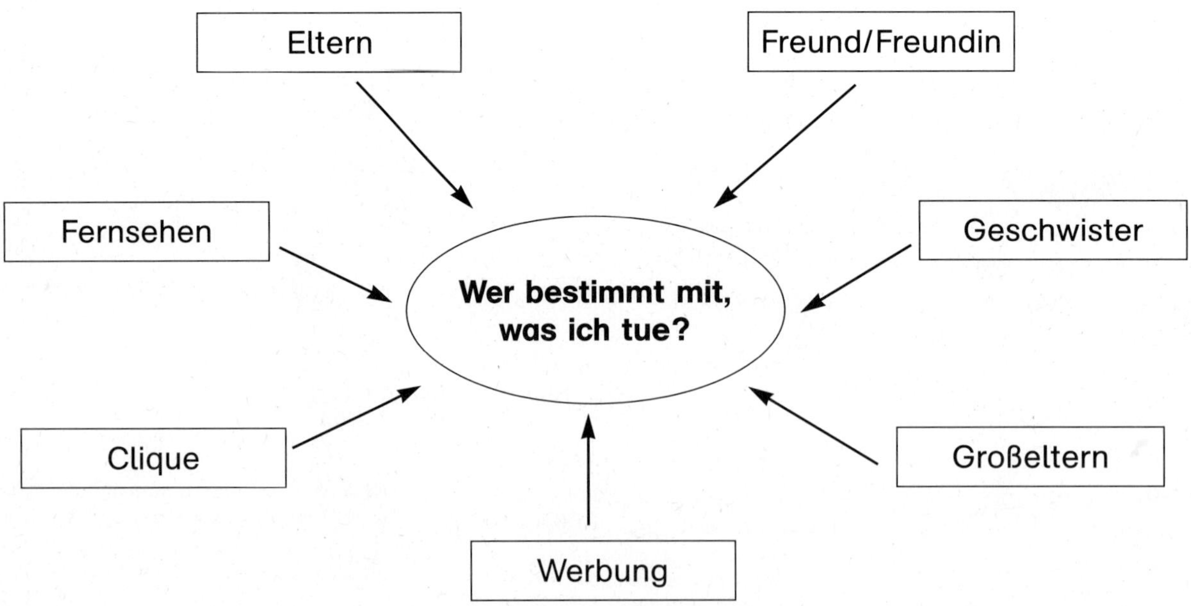

# Detektivauftrag 9

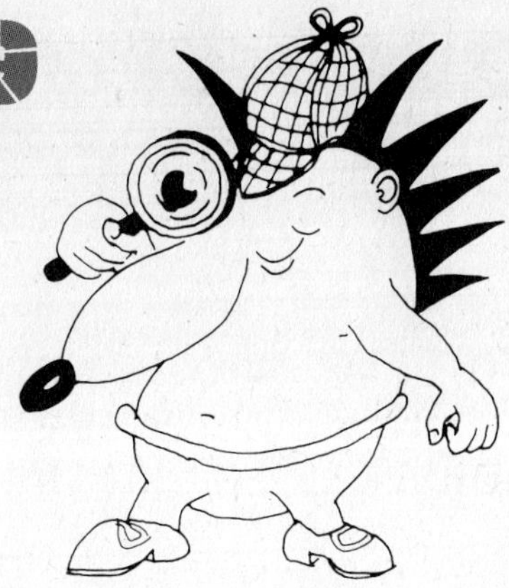

Ich heiße ______________________________

und bin mein eigener Detektiv.

*Mein Auftrag lautet:*

**Ich bringe Verständnis für andere auf.**

Entscheide dich für eine Aufgabe und probiere sie aus.

**Beispiel:**

☺ Ich gehe in der Pause auf ein Kind zu, das ich eigentlich gar nicht richtig kenne, und bemühe mich es näher kennen zu lernen.

☺ Ich gehe in der Pause auf ein Kind zu, das öfters abseits steht, und bemühe mich mit ihm ins Gespräch zu kommen.

**Zusatzaufgabe:**

Wann bin ich Außenseiter und werde nicht akzeptiert?

________________________________________________

________________________________________________

________________________________________________

________________________________________________

Welcher Person gegenüber war ich heute ungeduldig?

________________________________________________

________________________________________________

________________________________________________

# Detektivauftrag 10

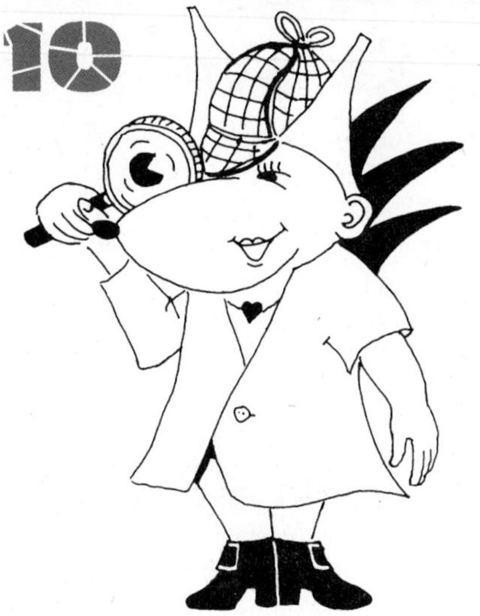

Ich heiße ______________________

und bin mein eigener Detektiv.

| *Mein Auftrag lautet:* |
|---|
| **Ich denke mir einen eigenen Mut-Spruch aus.** |

Diese Merksprüche kenne ich bereits:

1. Immer nur mit Mut voran, Igor, stell dich nicht so an.
2. Nicht verzagen, auch was wagen.
3. Grusel, Grusel, Furcht und Schreck,
   Angst verschwinde, Angst geh weg.

**Mein Mut-Spruch lautet:**

______________________________________________

______________________________________________

______________________________________________

# Woran kann ich merken, dass ich Stress habe?

**An meinen Gefühlen und Gedanken:**

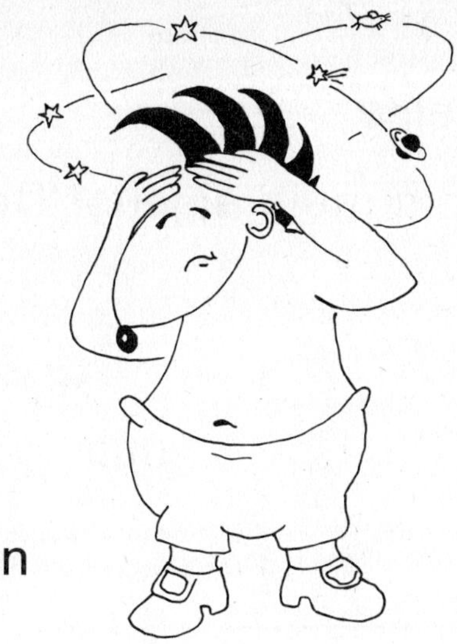

- ○ Ich habe Angst
- ○ Ich ärgere mich
- ○ Ich denke: „Das schaffe ich nie!“
- ○ Ich denke: „Jetzt ist alles aus!“
- ○ Ich denke: „Ich muss das ganz alleine schaffen!“
- ○ Ich kann mich nicht mehr konzentrieren

**An meinem Körper:**

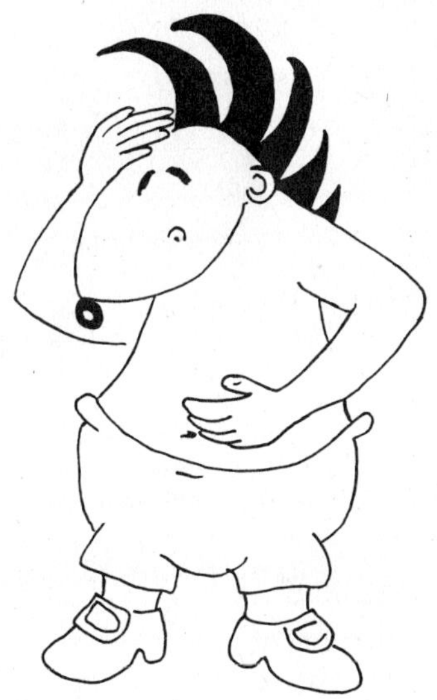

- ○ Ich habe Kopfweh
- ○ Ich habe Bauchweh
- ○ Mir ist schwindelig
- ○ Ich bin erschöpft
- ○ Ich kann nicht einschlafen
- ○ Ich muss andauernd zur Toilette gehen
- ○ Mir ist übel
- ○ Ich mag nichts essen

**An dem, was ich tue**

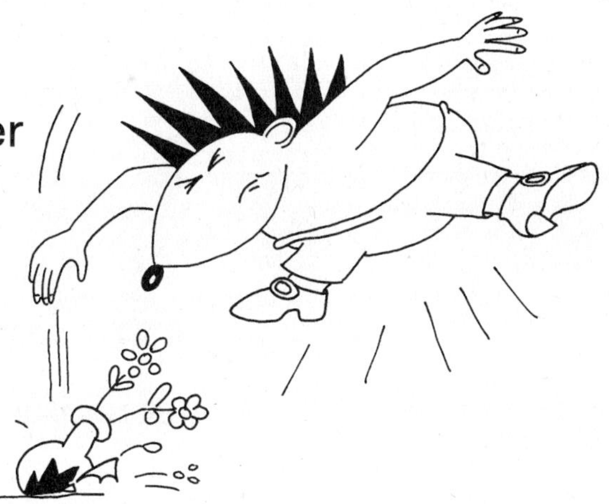

- ○ Ich mache alles durcheinander
- ○ Ich mache Dinge falsch
- ○ Ich werde schnell wütend
- ○ Ich mache keine Pausen
- ○ Ich beeile mich sehr
- ○ Ich esse viele Süßigkeiten

# Detektivauftrag 11

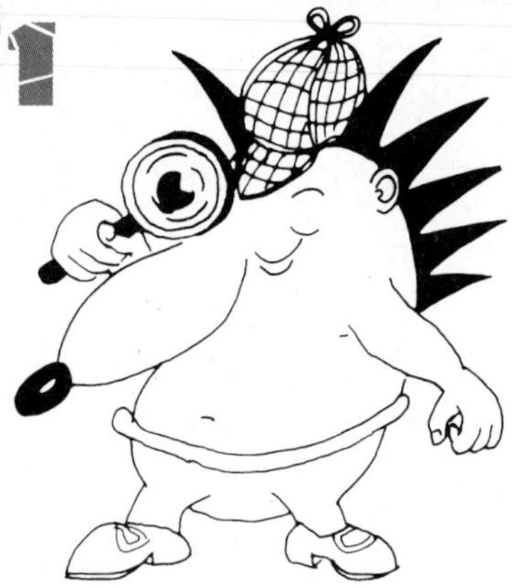

Ich heiße ______________________

und bin mein eigener Detektiv.

**Hier bin ich im Stress:**

(male oder schreibe etwas dazu)

**Folgendes könnte ich gegen diesen Stress tun:**

☺ Ich kann mich entspannen.

# Igors Anti-Stress-Tipps

Hallo Kinder!

Wir Igelkinder haben manchmal auch ganz schön viel Stress. Deshalb habe ich andere Igelkinder nach ihren besten Tipps und Tricks gegen Stress gefragt. Die folgenden Tipps habe ich selber schon mal ausprobiert und sie haben mir gut geholfen. Du weißt vielleicht noch andere Tipps. Schreibe deine eigenen „Anti-Stress-Mittel" noch dazu!

☞ **Ich sage mir, was ich alles gut kann.**

☞ **Ich übe vor schwierigen Aufgaben.**

☞ **Ich erledige meine Aufgaben sofort.**

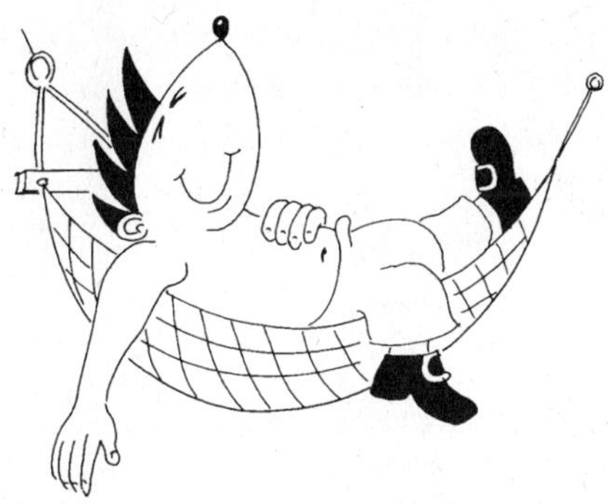

☞ **Ich frage um Rat.**

☞ **Ich mache eine Pause.**

☞ **Ich entspanne mich.**

☞ **Ich denke in Ruhe über mein Problem nach.**

☞ **Ich sage mir einen Mut-Spruch vor.**

# Detektivauftrag 12

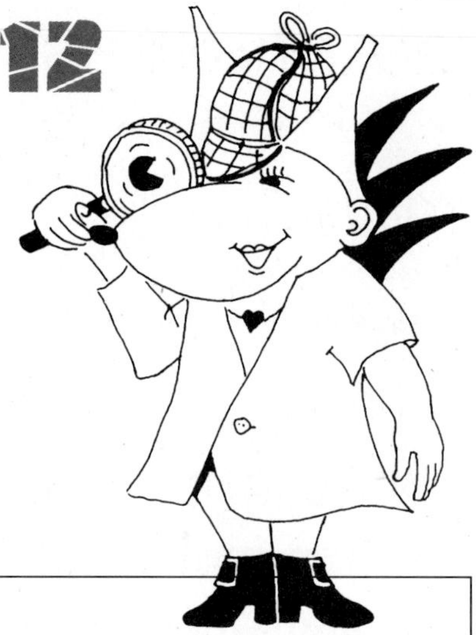

Ich heiße ______________________________

und bin mein eigener Detektiv.

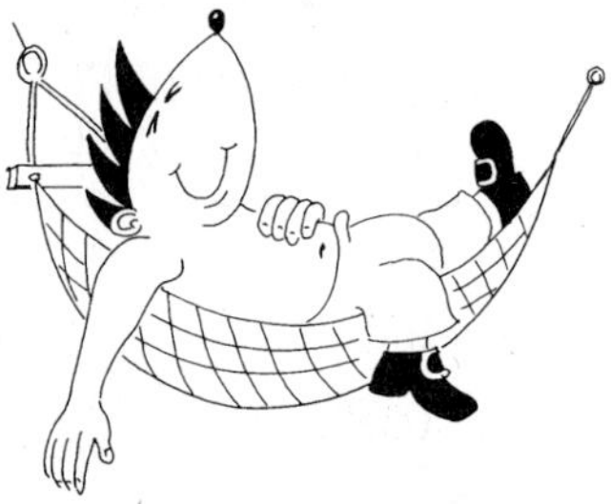

**Heute habe ich einen Anti-Stress-Tipp ausprobiert!**

Wenn du einen Tipp ausprobiert hast, schneide ihn unten aus.
Klebe ihn dann unter einen Kreis und kreuze oder male den Kreis an!

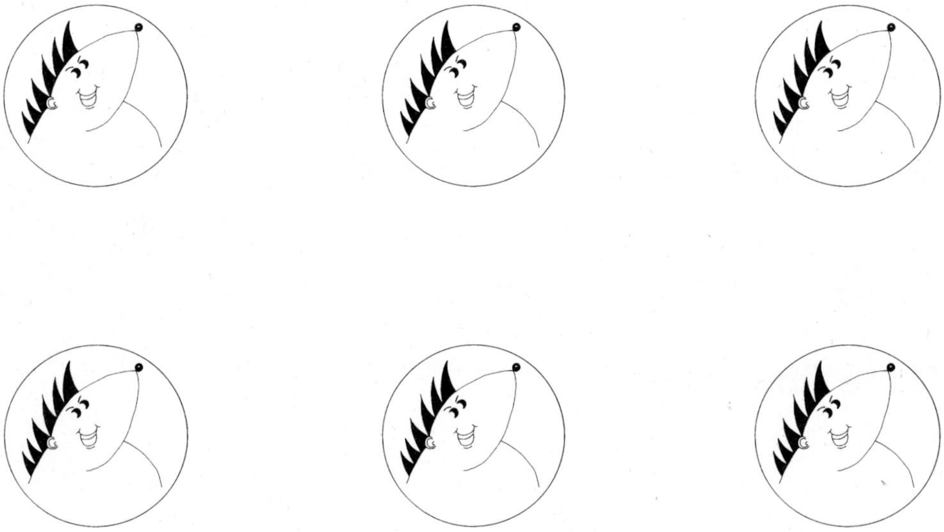

| | | | |
|---|---|---|---|
| Ich frage um Rat. | Ich erledige meine Aufgaben sofort. | Ich entspanne mich. | Ich mache eine Pause. |
| Ich sage mir, was ich alles gut kann. | Ich übe vor schwierigen Aufgaben. | Ich denke in Ruhe über mein Problem nach. | Ich sage mir einen Mut-Spruch vor. |

☞ **Hier kannst Du eigene Tipps hinschreiben und ausschneiden:**

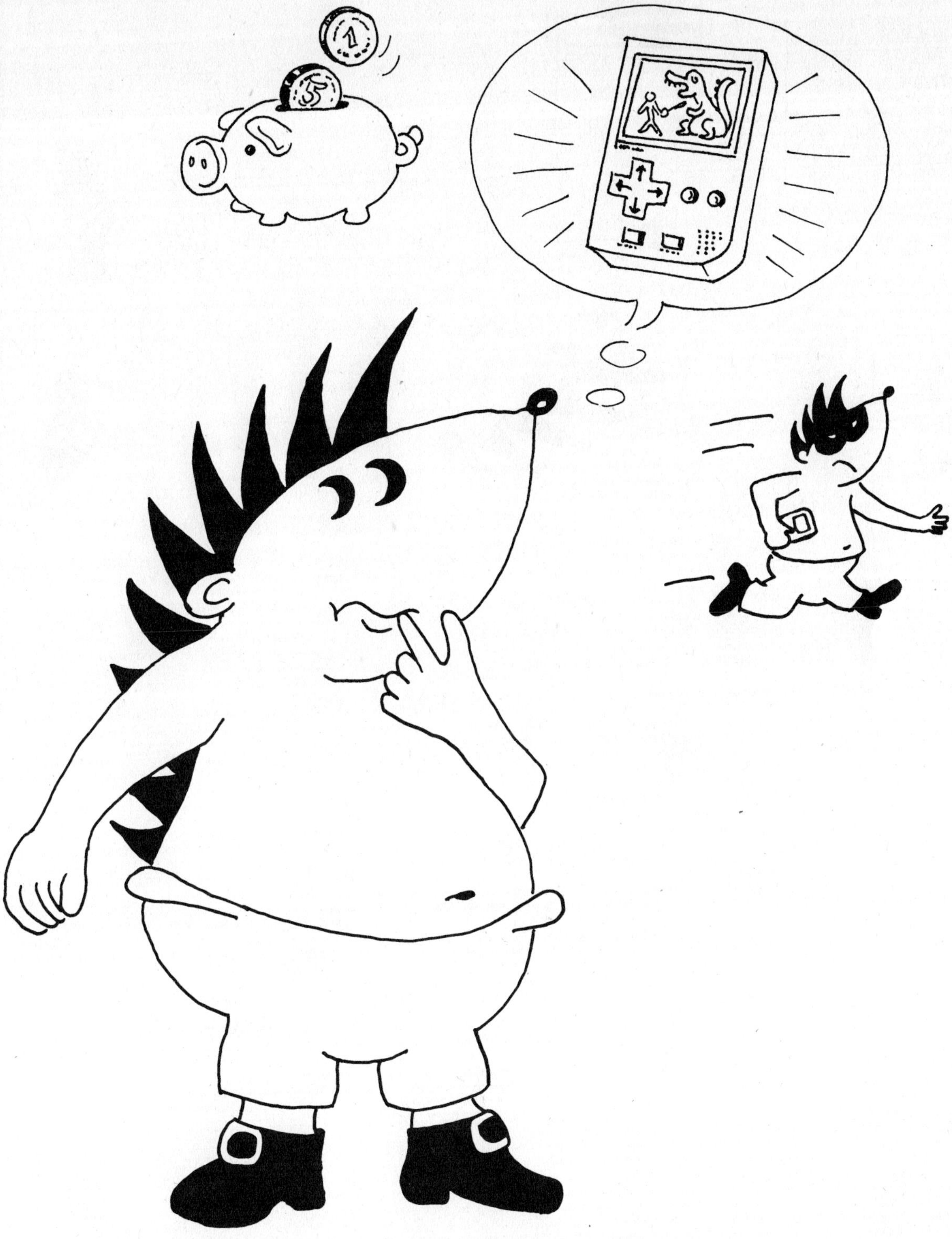

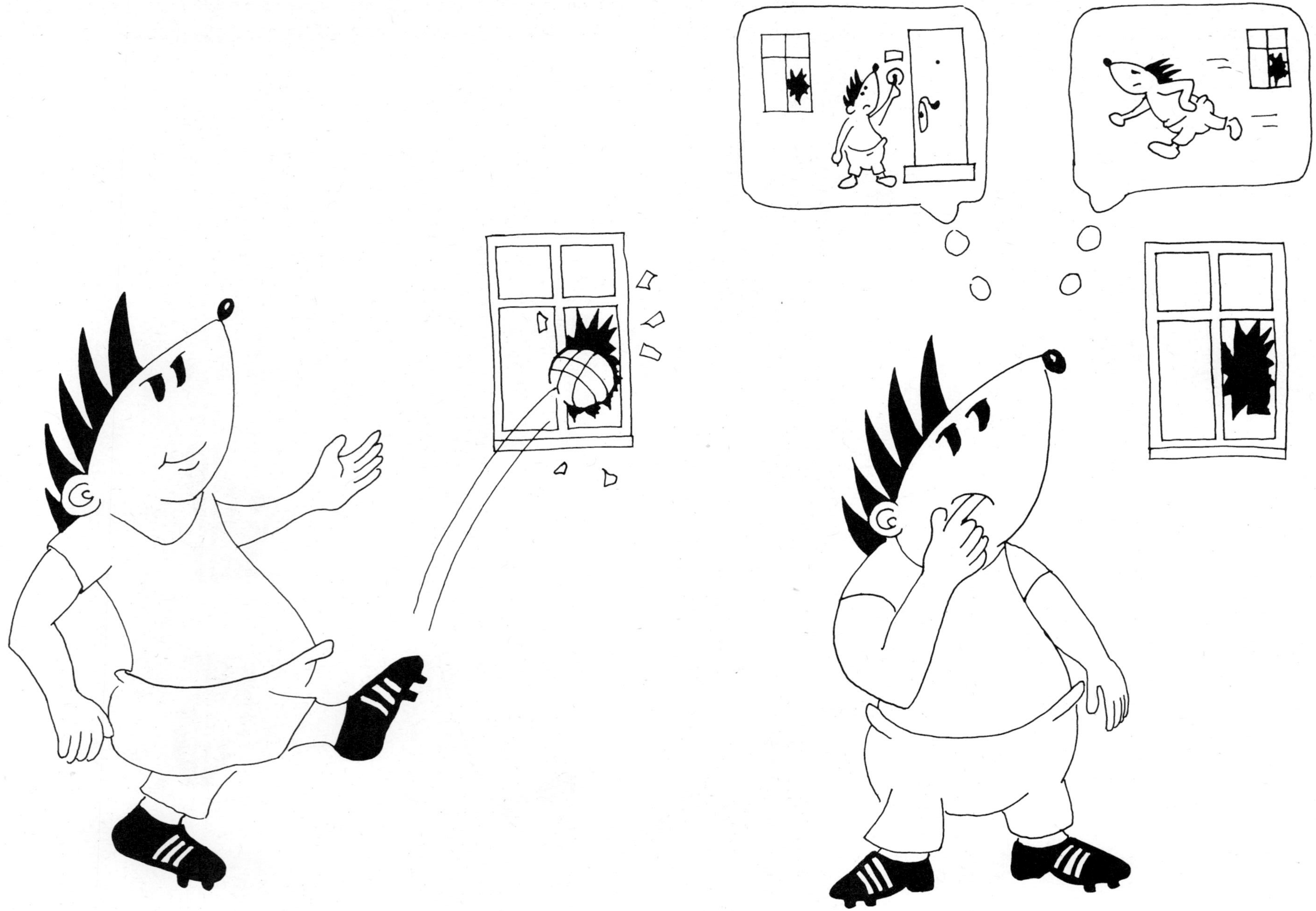

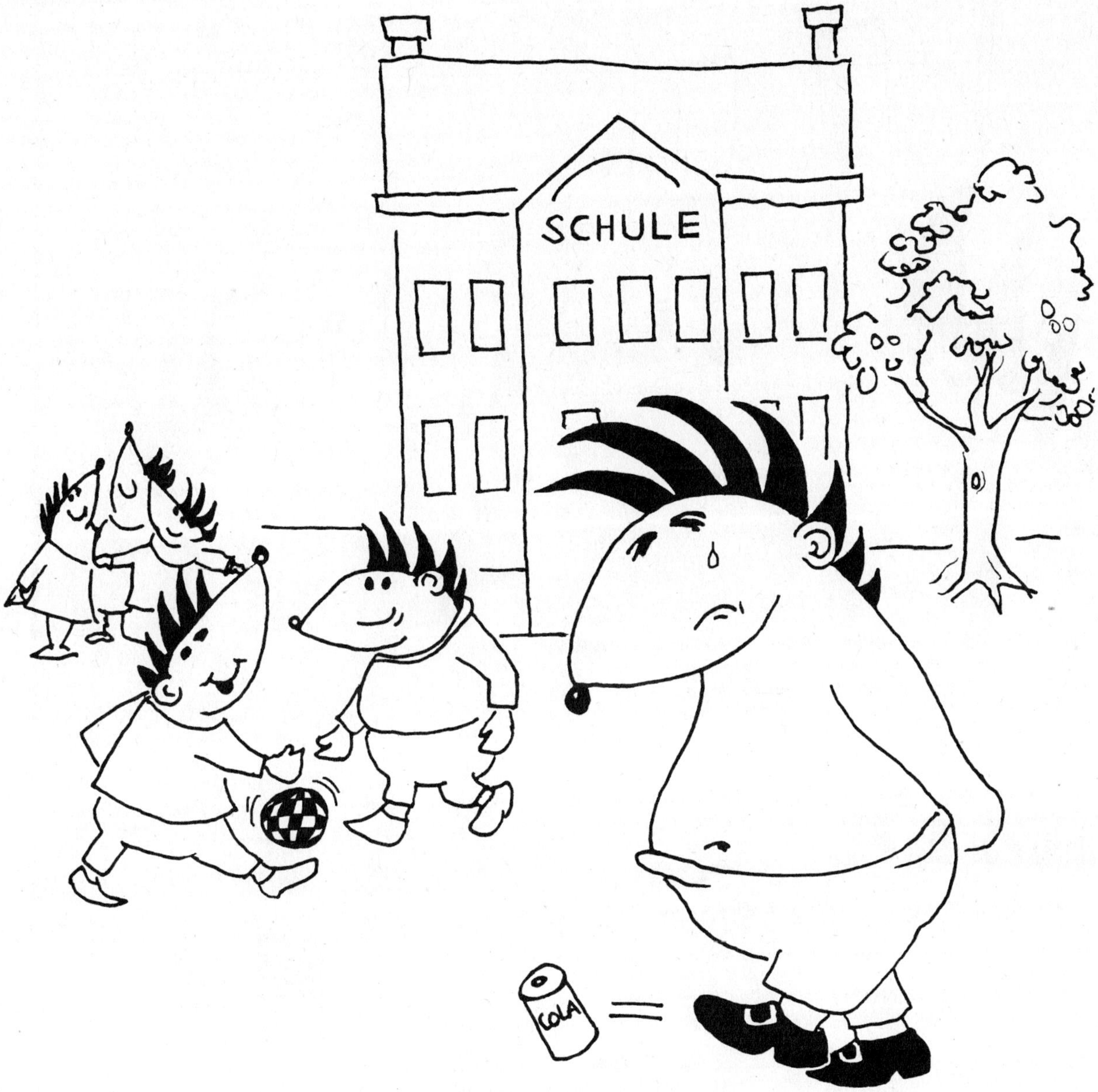
SCHULE
COLA

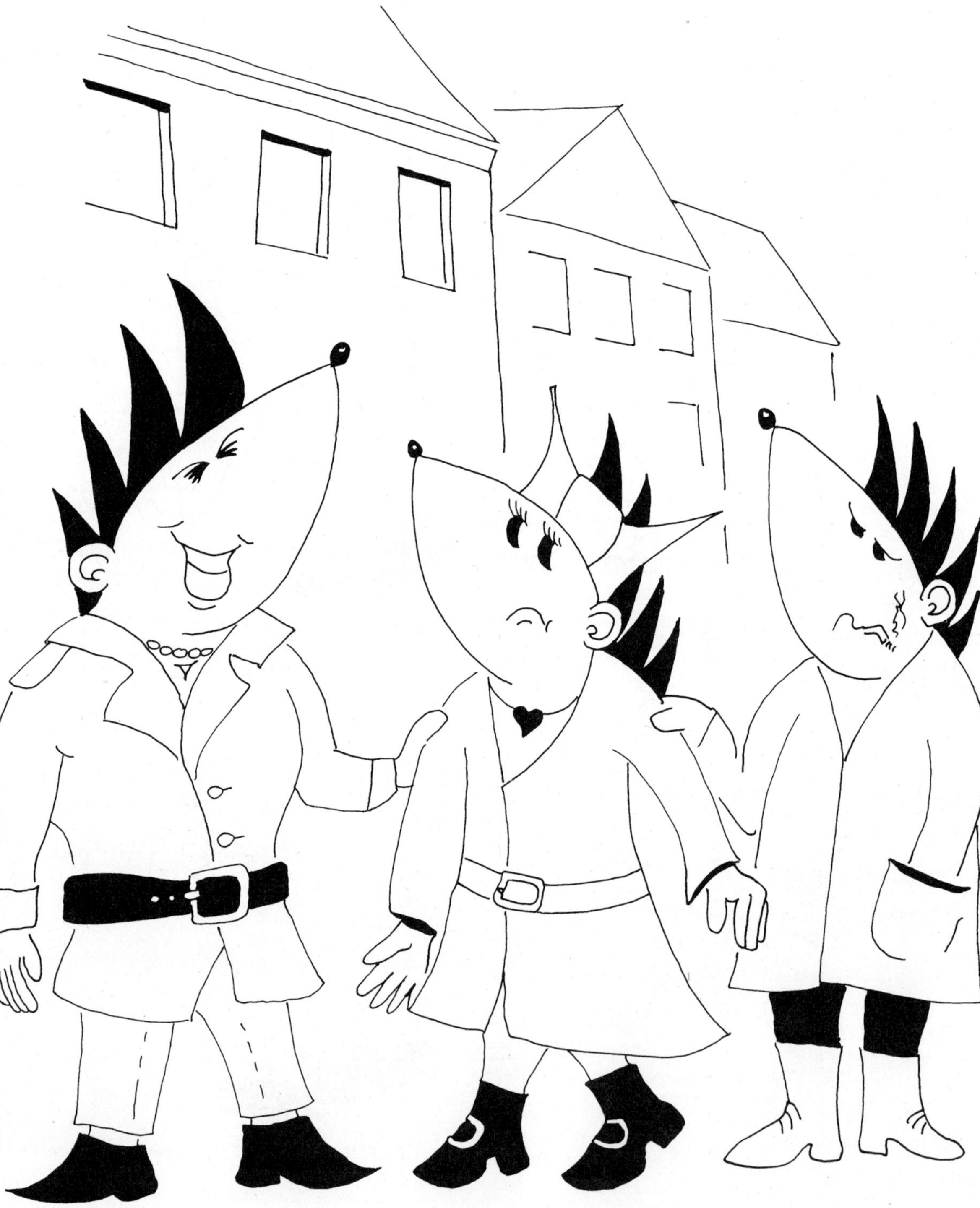

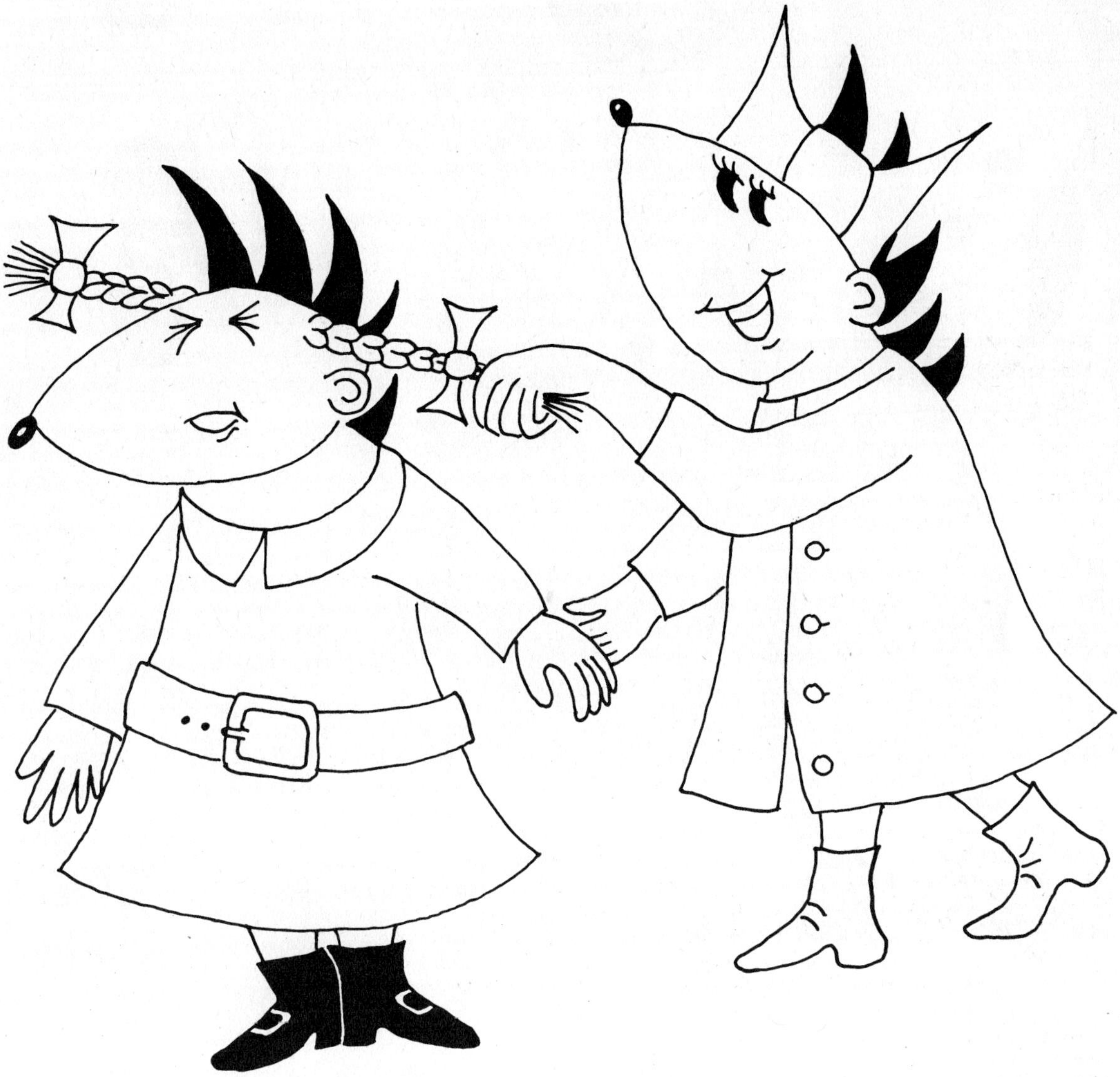

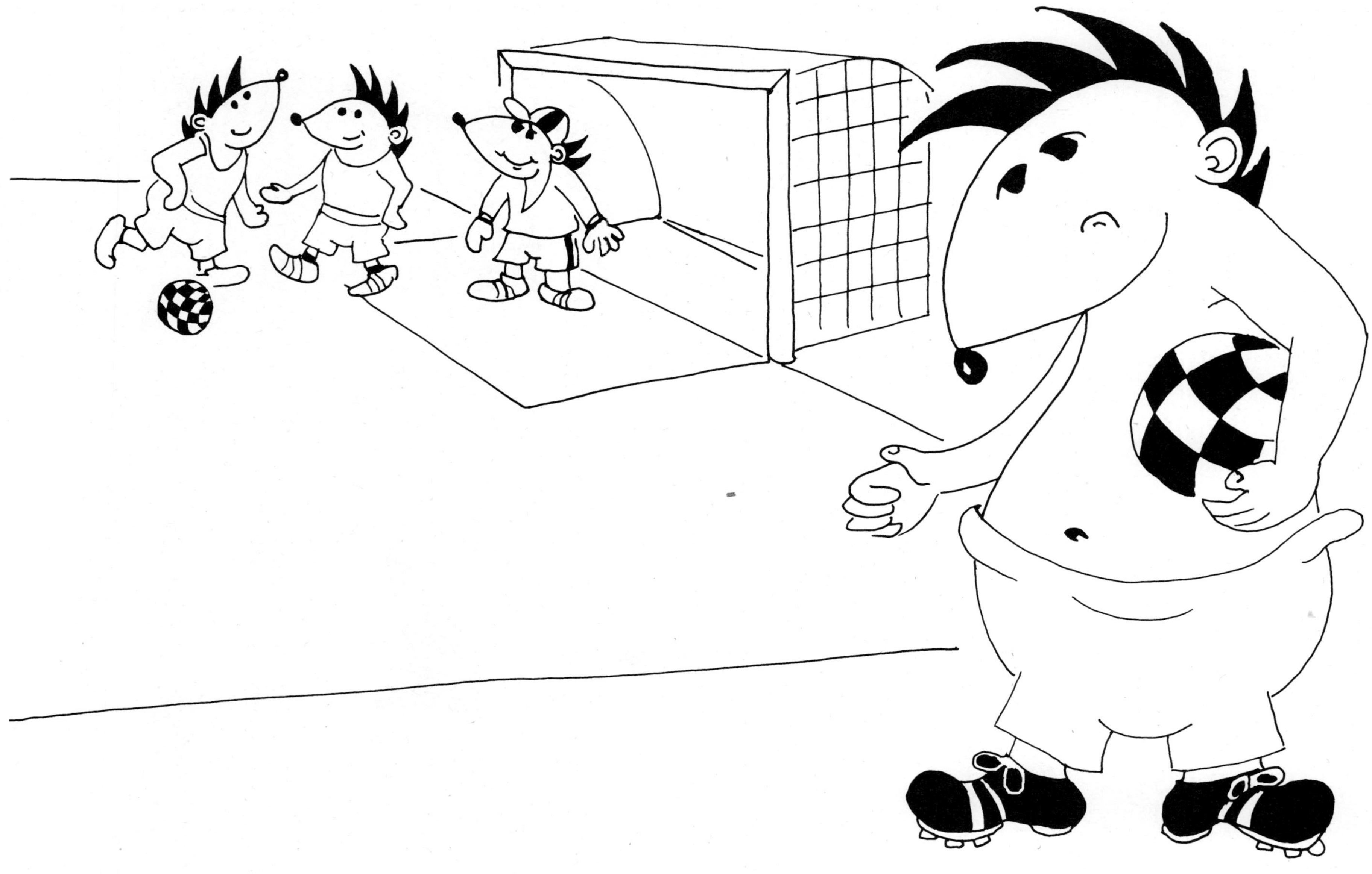

# Nachdenkstuhl

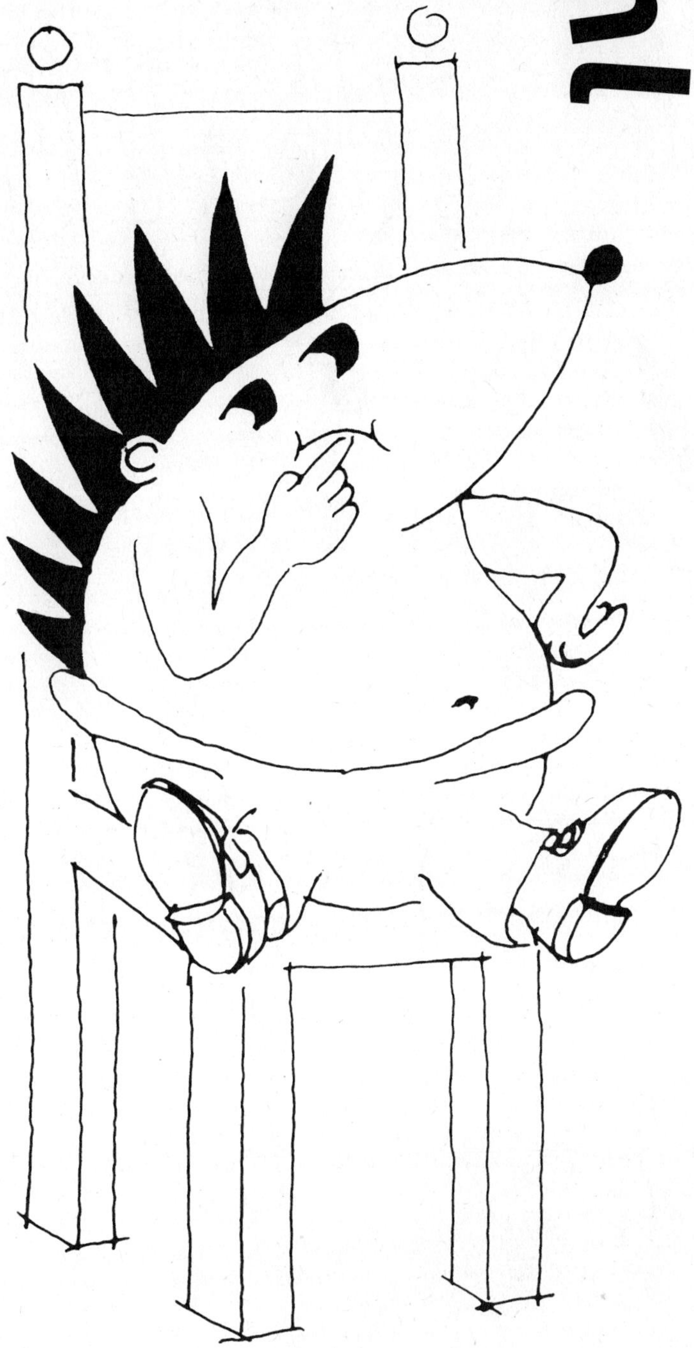

# Stop-Schild

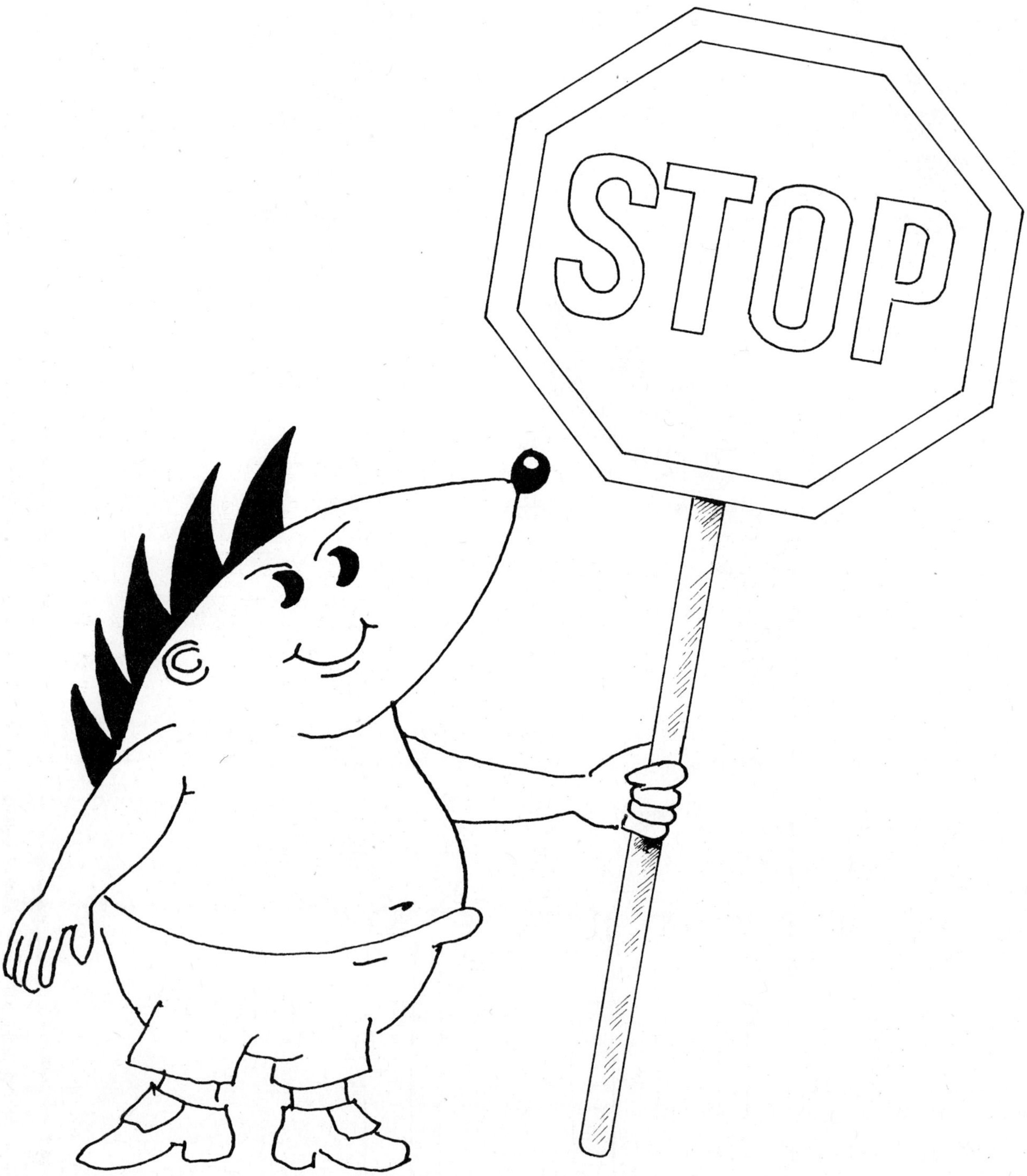

# Lösungsstuhl

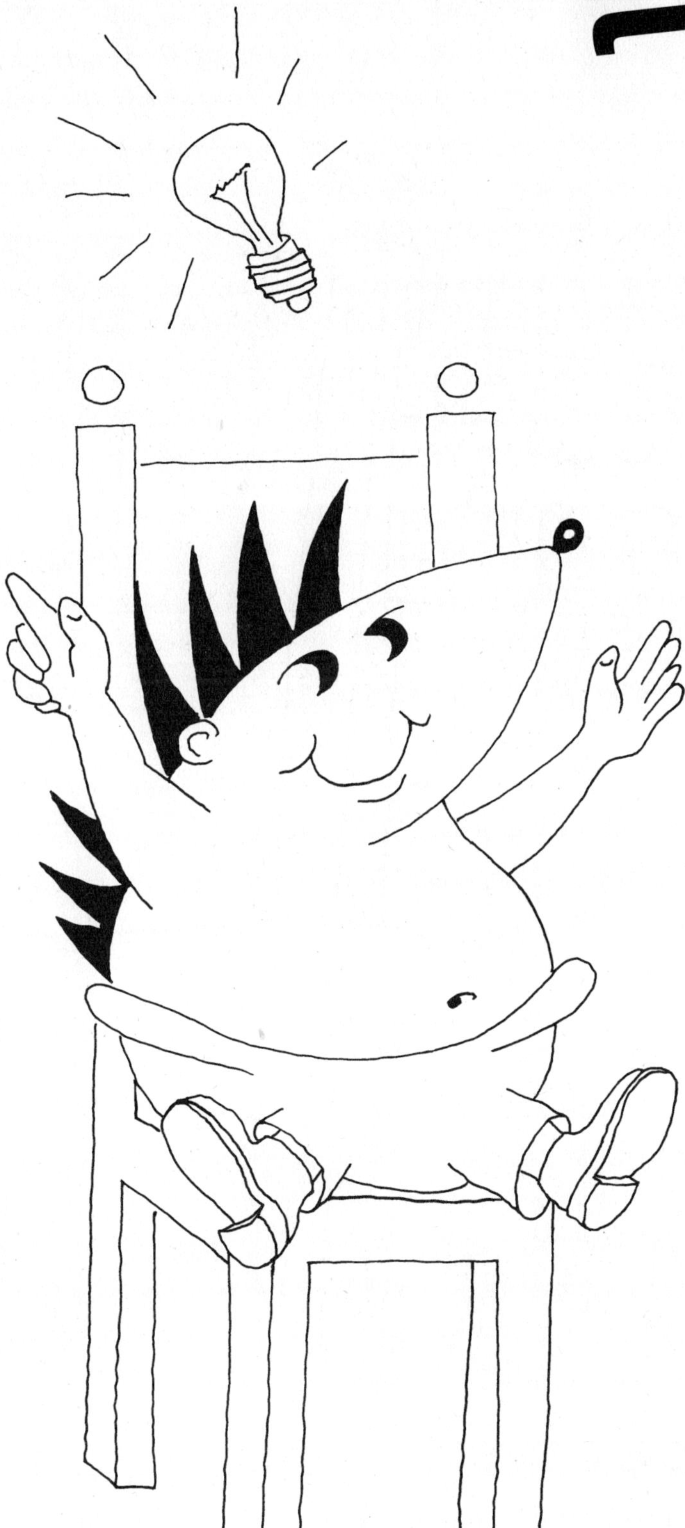

# Folgenstuhl

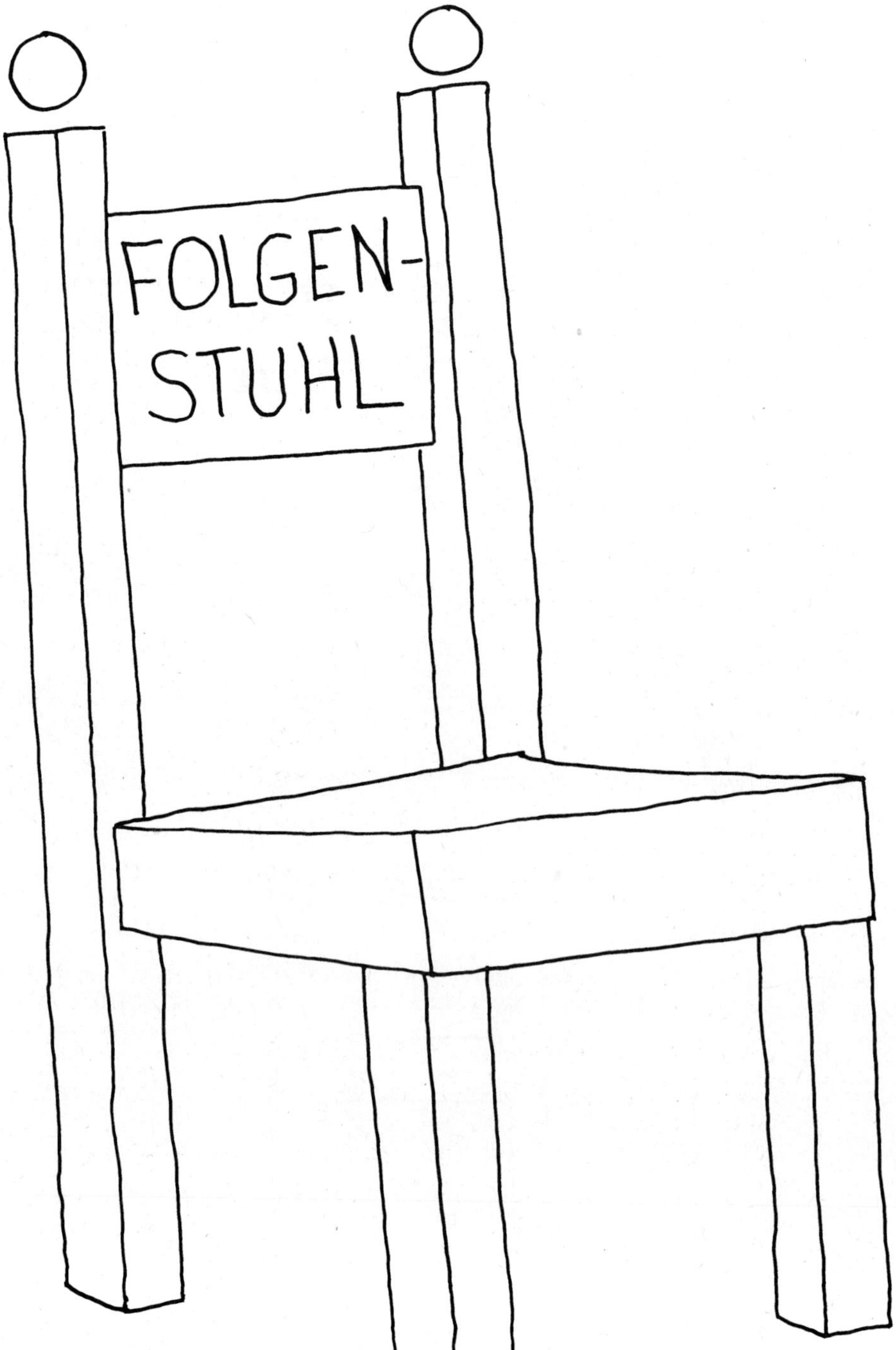

# Problemlöse-Merkblatt

**1. Was genau ist hier eigentlich los?**
*Nicht vergessen:*

Erst mal nachdenken. Was ist denn jetzt überhaupt mein Problem?

**2. Und was kann ich jetzt alles tun?**
*Nicht vergessen:*

Mir fallen bestimmt mehrere Lösungen ein!

**3. Und was passiert dann?**
*Nicht vergessen:*

Mal angenommen, ich entscheide mich für diese Lösung. Was passiert dann wohl?

**4. Dafür entscheide ich mich.**
*Nicht vergessen:*

Super, jetzt habe ich eine Lösung gefunden! Das mache ich jetzt!

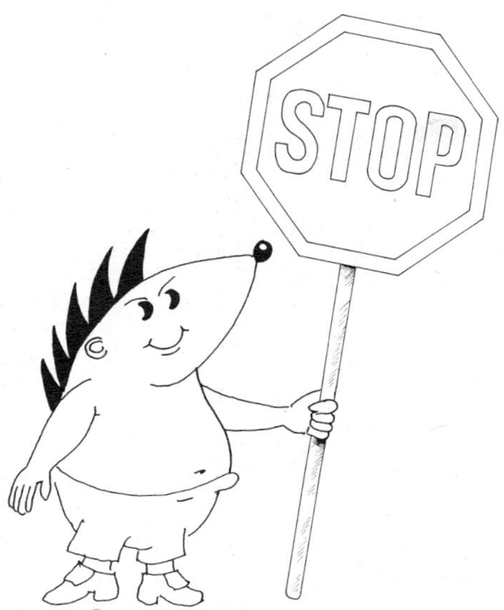


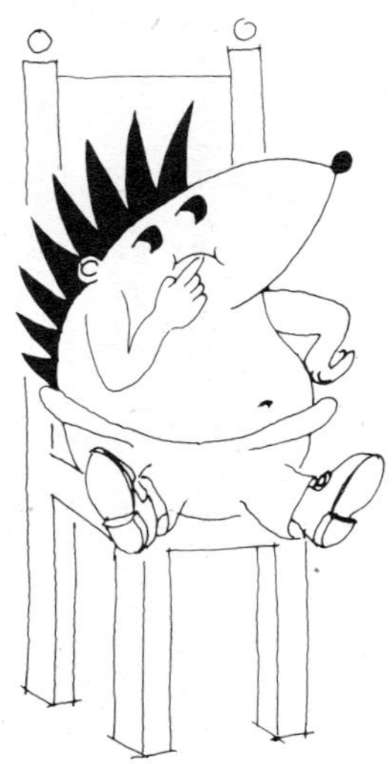

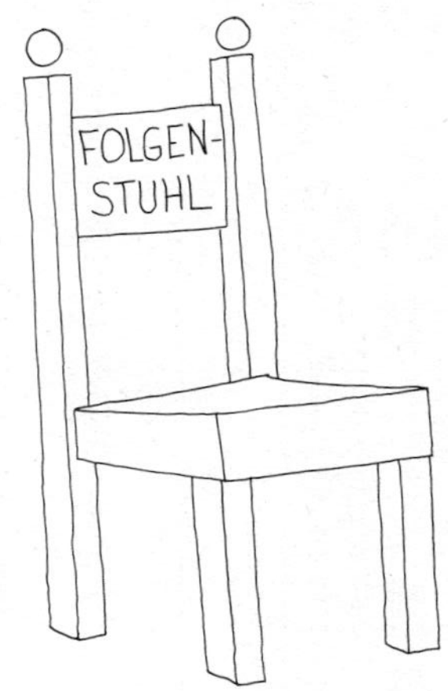


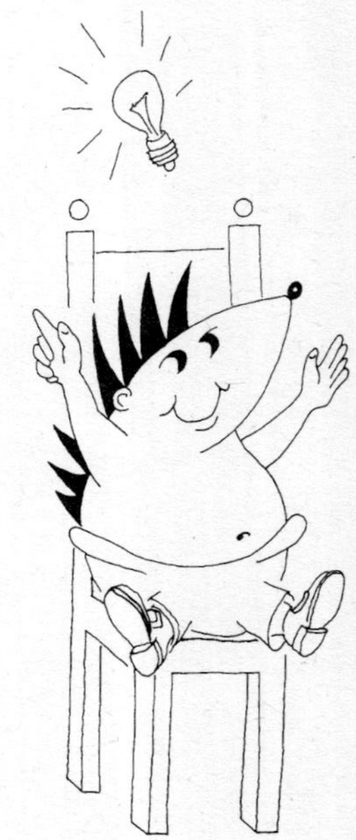

# Detektivauftrag 13

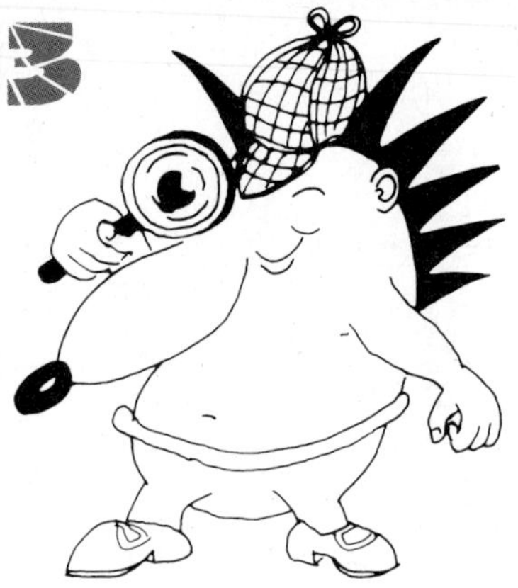

Ich heiße ______________________

und bin mein eigener Detektiv.

*Mein Auftrag lautet:*

**Ich möchte** ______________________

______________________

______________________

(persönliche Notiz: dabei nicht das Problemlöse-Merkblatt vergessen)

1. Was ist eigentlich genau mein Problem?

2. Und was kann ich jetzt alles tun?

3. Und was passiert dann?

4. Dafür entscheide ich mich:

# Stationenplan

(Du musst heute nicht alle Stationen durchführen. Drei wären aber schön.)

| **Station** | **Wie fand ich diese Station?** | |
|---|---|---|
| | **gut** | **schlecht** |
| 1<br>Wir kennen uns jetzt besser | ☺ | ☹ |
| 2<br>Mein Begleiter für die Zukunft | ☺ | ☹ |
| 3<br>Ich bin fit | ☺ | ☹ |
| 4<br>Ich kann Probleme besser lösen | ☺ | ☹ |
| 5<br>Nur kein Stress! | ☺ | ☹ |
| 6<br>Wir sind stark – wir rauchen nicht | ☺ | ☹ |
| 7<br>Sprache ohne Worte | ☺ | ☹ |

Liebe

Erst einmal möchte ich dir ein ganz dickes Lob für deine tolle Mitarbeit an den Igel-Stunden aussprechen. Mir hat besonders gut gefallen, dass du

Außerdem fand ich es prima, dass du

Ich wünsche mir, dass du

Viel Glück für die Zukunft wünscht dir

Igor Igel

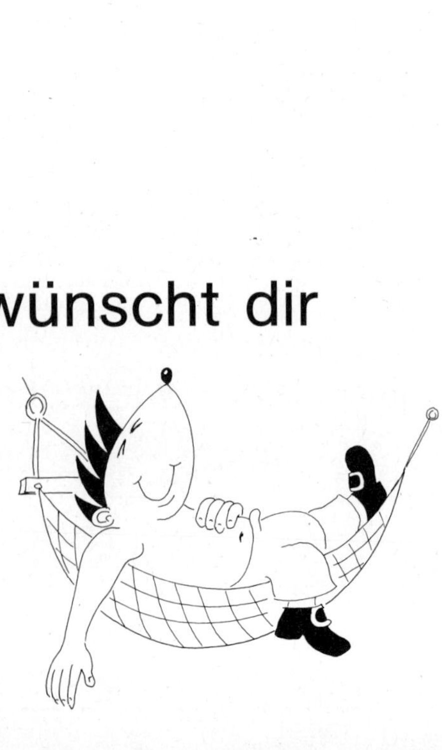